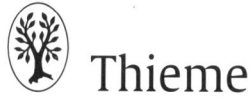

Erste Hilfe

Herausgegeben von
Edzard Köhnlein
Siegfried Weller

Unter Mitarbeit von

Thomas Iber
Thomas Meinertz
Gabriele Nöldge-Schomburg
Hans-Karl Weitzel

10., aktualisierte Auflage

131 Abbildungen
   4 Tabellen

Georg Thieme Verlag
Stuttgart · New York

Bibliographische Information
Der Deutschen Bibliothek

Die Deutsche Bibliothek verzeichnet diese Publikation in der Deutschen Nationalbibliographie; detaillierte bibliographische Daten sind im Internet über http:/dnb.ddb.de abrufbar

1. Auflage 1967
2. Auflage 1970
3. unveränderte Auflage 1972
4. Auflage 1975
5. Auflage 1978
6. Auflage 1982
7. unveränderte Auflage 1985
8. Auflage 1987
9. Auflage 1991

Wichtiger Hinweis: Wie jede Wissenschaft ist die Medizin ständigen Entwicklungen unterworfen. Forschung und klinische Erfahrung erweitern unsere Erkenntnisse, insbesondere was Behandlung und medikamentöse Therapie anbelangt. Soweit in diesem Werk eine Dosierung oder eine Applikation erwähnt wird, darf der Leser zwar darauf vertrauen, dass Autoren, Herausgeber und Verlag große Sorgfalt darauf verwandt haben, dass diese Angabe **dem Wissensstand bei Fertigstellung des Werkes** entspricht.
Für Angaben über Dosierungsanweisungen und Applikationsformen kann vom Verlag jedoch keine Gewähr übernommen werden. **Jeder Benutzer ist angehalten**, durch sorgfältige Prüfung der Beipackzettel der verwendeten Präparate und gegebenenfalls nach Konsultation eines Spezialisten festzustellen, ob die dort gegebene Empfehlung für Dosierungen oder die Beachtung von Kontraindikationen gegenüber der Angabe in diesem Buch abweicht. Eine solche Prüfung ist besonders wichtig bei selten verwendeten Präparaten oder solchen, die neu auf den Markt gebracht worden sind. **Jede Dosierung oder Applikation erfolgt auf eigene Gefahr des Benutzers.** Autoren und Verlag appellieren an jeden Benutzer, ihm etwa auffallende Ungenauigkeiten dem Verlag mitzuteilen.

© 2004 Georg Thieme Verlag
Rüdigerstraße 14
D-70469 Stuttgart
Telefon: + 49/0711/ 8931–0
Unsere Homepage: http:/www.thieme.de

Printed in Germany

Zeichnungen: Rose Baumann, Schriesheim
Umschlaggestaltung: Thieme Verlagsgruppe
Umschlagfoto: MEV Verlag, Augsburg
Satz: Fotosatz Buck, Kumhausen
Druck: Druckerei Götz, Ludwigsburg

ISBN 3-13-362310-9   1 2 3 4 5 6

Anschriften

Dr. med. Thomas Iber
Klinik und Poliklinik für
Anästhesiologie und Intensivtherapie
der Medizinischen Fakultät
der Universität Rostock
Schillingallee 35
18057 Rostock

Prof. Dr. Edzard Köhnlein
Med. Dir. Univ. Prof.
Münchner Straße 66
86899 Landsberg

Prof. Dr. med. Thomas Meinertz
Universitätsklinikum Hamburg-Eppendorf
Herzzentrum
Medizinische Klinik III
Martinistraße 52
20246 Hamburg

Prof. Dr. med. Gabriele Nöldge-Schomburg
Klinik und Poliklinik für
Anästhesiologie und Intensivtherapie
der Medizinischen Fakultät
der Universität Rostock
Schillingallee 35
18057 Rostock

Prof. Dr. med. Hans-Karl Weitzel
Leite 47
14532 Klein Machnow

Herrn
Prof. Dr. med. h. c. mult. Siegfried Weller
Engelfriedshalde 47
72076 Tübingen

▬▬▬ *Geleitwort*

Jahr für Jahr wird in Deutschland als Ausdruck notfallmedizinischer Interventionen bei mehr als 4,4 Millionen Bürgern der Einsatz von Rettungsdienst und Notarzt erforderlich. Bis diese beim Patienten eintreffen, dauert es 8–9 Minuten im Durchschnitt. Diese Zeit gilt es mit einer suffizienten Ersten Hilfe zu überbrücken.

Dass eine Erste Hilfe durch Notfallzeugen eine wesentliche Verschlechterung vermeiden oder sogar das Leben retten kann, ist keine Erkenntnis der modernen Notfallmedizin des 21. Jahrhunderts. Bereits im Jahre 1776 sind erste Denkanstöße zur Personenrettung in dem Erste-Hilfe Patent von Sachsen-Weimar zu finden, wo auf die Atemspende hingewiesen und deren Durchführung im Einzelnen erklärt wird. So ist auch erklärlich, dass sich nach der ersten Auflage dieses Buches 1967 bis heute nichts an dem Ziel geändert hat, einem möglichst großen Leserkreis das Thema Erste Hilfe bei der Vielzahl möglicher Schädigungsfolgen näher zu bringen.

Die Rechtfertigung für dieses Unterfangen ist nicht nur in der Tatsache zu sehen, dass Notfälle eine konstante Begleitung unseres täglichen Lebens sind und deshalb eine Vorbereitung darauf erforderlich ist, sondern dass die Anzahl derer, die in der Lage sein sollten sachgerecht Hilfe zu leisten, im Laufe der Jahre nicht größer geworden ist. In einer repräsentativen Bevölkerungsumfrage im Jahre 2000 im Auftrag des Deutschen Roten Kreuzes wurde festgestellt, dass 21 % der Bevölkerung keinerlei Erste-Hilfe-Ausbildung haben, was dafür spricht, dass bei vielen die Notwendigkeit für eine entsprechende Qualifikation nicht gesehen wird. 46 % aller Befragten waren nach eigenen Angaben auch noch nie mit einer Notfallsituation konfrontiert. Sofern die Befragten einen Notfall erlebt hatten, wussten 65 % nicht ganz genau, was zu tun war.

Unterstellt man eine allgemeine Hilfebereitschaft in der Bevölkerung, kann die Erklärung für eine unterlassene Hilfe nur die fehlende Kompetenz sein. Das vorliegende Buch in seiner 10. Auflage kann damit eine Hilfestellung zur Vertiefung des Wissens und als Nachschlagemöglichkeit bei Unsicherheiten dienen. Nachdem Erste Hilfe auch praktische Maßnahmen umfasst, stellt das Buch aber keinen Ersatz für einen Unterricht dar, sondern ist eine Ergänzung insbesondere für diejenigen, die vor vielen Jahren einen Kurs gemacht haben. Immerhin haben 21 % der Bevölkerung ihren Kurs vor mehr als 24 Jahren absolviert. Andererseits hat sich die Notfallmedizin in den letzten 20 Jahren ständig weiterentwickelt, was nicht ohne Auswirkungen auf die Erste Hilfe bleiben konnte. Wenn heute eine Neuauflage des Buches vorgelegt wird, dann sind darin auch Neuerungen enthalten, was besonders im Bereich der Reanimation deutlich wird.

Zu unterscheiden ist bei einer Hilfeleistung, ob diese ohne Hilfsmittel von einem medizinischen Laien oder aber von einem Arzt z.B. mit einer Notfallausrüstung durchgeführt wird. Aus diesem Grunde finden sich auch differente Hinweise, die sich an diesen Vorgaben orientieren. Somit ist das Buch an einen weiten Leserkreis gerichtet, der eines gemeinsam hat – eine sachkompetente Hilfe bis zur Übernahme der Hilfe durch professionelles Personal zu leisten. Aus diesem Grunde kann dem Buch nur eine weite Verbreitung gewünscht werden.

Prof. Dr. med. Peter Sefrin
Vorsitzender der Sektion Rettungswesen/Katastrophenmedizin der Deutschen Interdisziplinären Vereinigung für Intensiv- und Notfallmedizin (DIVI)

Vorwort zur 10. Auflage

Die „Erste Hilfe" hat – seit dem ersten Erscheinen dieses Buches vor 37 Jahren – an Aktualität nichts eingebüßt, sondern eher an Bedeutung zugenommen.

Häusliche, Arbeits- und Straßenverkehrsunfälle, der Massentourismus mit seien vielfältigen Sport- und Freizeitaktivitäten („zu Wasser – zu Lande und in der Luft") während des gesamten Jahresablaufs haben eine vollständige Überarbeitung mit Ergänzung neuer Erfahrungen und Erkenntnissen im Rahmen der Verhütung und Notversorgung, das heißt der Erste-Hilfe-Maßnahmen, erforderlich gemacht. Dazu musste auch die Gruppe kompetenter Autoren neu formiert werden.

Wir hoffen, dass unser Leitfaden in seiner Neubearbeitung auch weiterhin jedem, der plötzlich „Erste Hilfe" vor Ort leisten muss oder sich im Rahmen aller notwendigen und geforderten Erste-Hilfe-Kurse ergänzend informieren, aus- und weiterbilden möchte, als aktueller Ratgeber dienen und auf dem neuesten Wissens- und Kenntnisstand halten kann.

Im April 2004

Edzard Köhnlein
Siegfried Weller

▬▬▬ *Vorwort zur 1. Auflage*

In unserem technisierten Zeitalter nimmt die Zahl der Unfälle auf der Straße, in den Betrieben und im Haushalt ständig zu. Die technischen Hilfsmittel, die uns allen unentbehrlich geworden sind, bringen neben der Erleichterung des Lebens auch eine zunehmende Gefährdung mit sich.

Da es ganz unmöglich ist, bei jedem Unfall sofort einen Arzt oder auch nur einen medizinisch gut ausgebildeten Helfer herbeizuholen, muss die Erste Hilfe in zunehmendem Maße von Laien geleistet werden. Da heute jeder von uns täglich in die Lage kommen kann, einem anderen helfen zu müssen, ist es dringend notwendig geworden, dass jedermann weiß, was bei akuten Notfällen getan werden muss und getan werden darf. Noch wichtiger ist es jedoch zu wissen, was nicht getan werden darf.

Das dazu nötige Wissen kann heute nur noch in Erste-Hilfe-Kursen mit praktischen Übungen vermittelt werden. Dieses Büchlein soll als Leitfaden und zur Ergänzung des im Unterricht Gelernten dienen. Um einen gewissen Eindruck zu vermitteln, welche ärztlichen Maßnahmen die Erste Hilfe später fortsetzen müssen, sind einige dieser ärztlichen Aufgaben den einzelnen Kapiteln im Kleindruck angefügt.

Der Helfer selbst soll mit seinen Handlungen akute Lebensgefahr abwenden und dafür sorgen, dass kein zusätzlicher Schaden mehr durch Schmerz oder Infektion eintreten kann. Er muss sich dabei darüber im Klaren sein, dass ein Arzt die Verantwortung für das weitere Ergehen des Verletzten übernehmen muss. Dies gilt im besonderen Maße für schwere Verletzungen. Damit sind schon die Grenzen abgesteckt, die der Ersten Hilfe und damit dem Helfer gesetzt sind. Ein Überschreiten dieser Grenzen kann den Helfer leicht zum Pfuscher werden lassen, der anstatt zu helfen schadet.

Es ist selbstverständlich nicht der Sinn dieses Büchleins, die ärztlichen Versorgungsmöglichkeiten im Einzelnen zu schildern. Es soll lediglich versucht werden, dem Leser durch einige praktische Hinweise die Möglichkeit zu geben, im Ernstfall wenigstens eine Verschlimmerung des Schadens durch falsche Hilfeleistung zu verhüten. Der Sinn einer Ausbildung in Erster Hilfe ist v.a. die Verhütung von Unfällen.

Die Erfahrung hat nämlich gezeigt, dass diejenigen, die in Erster Hilfe ausgebildet wurden, sich auch der Gefahren eher bewusst werden. Sie werden daher viel seltener von Unfällen betroffen als andere. Weiter soll der zukünftige Helfer lernen, zur rechten Zeit das Richtige zu tun, d.h. noch lange nicht, dass er dazu schon ein halber Arzt werden muss. Ganz besonders wichtig ist bei Straßenunfällen die richtige Lagerung und der richtige Transport eines Verletzten.

Hier muss entschieden der weit verbreiteten Meinung entgegengetreten werden, es sei v.a. wichtig, dass der Verletzte in rasender Eile in ein Krankenhaus gebracht wird. Jährlich sterben viele Schwerverletzte nur deshalb, weil sie in schnell fahrenden Kraftwagen hin und her geschüttelt werden und nur dadurch innerlich verbluten. Behutsamkeit und Ruhe ist das oberste Gebot der Ersten Hilfe, v.a. wenn es gilt, übereifrige Schaulustige an falscher Geschäftigkeit zu hindern. Sollte es diesem Büchlein gelingen, dass wenigstens einem Teil der Tausenden von Verletzten, die jährlich durch gut gemeinte falsche Hilfeleistungen in Gefahr gebracht werden, in Zukunft richtig geholfen wird, so hat es seinen Zweck erfüllt.

Im September 1967 *Die Verfasser*

Inhaltsverzeichnis

1 Allgemeine Richtlinien für die Erste Hilfe

Unter Erster Hilfe versteht man die ersten Hilfsmaßnahmen, die an Ort und Stelle eingeleitet werden, bevor der Verletzte oder akut Kranke ärztlicher Behandlung zugeführt wird. Die Erste Hilfe wird damit in der Mehrzahl aller Fälle nicht vom Arzt, sondern von Laien, Rettungssanitätern und Angehörigen der Berufsfeuerwehr sowie der Polizei durchgeführt. Von der Art der Ersten Hilfe wird es in vielen Fällen abhängen, ob der Verletzte oder akut Kranke überlebt oder stirbt.

Wirkungsvolle Erste Hilfe setzt eine gute Schulung voraus, denn die plötzliche Notwendigkeit zur Hilfeleistung lässt keine Zeit, nachzulesen, welche Art der Ersten Hilfe geleistet werden muss. Alle in der Ersten Hilfe tätigen Personen wie Laienhelfer, Krankenschwestern oder Krankentransportpersonal, aber auch Ärzte sollen ihre Fähigkeiten, aber auch die Grenzen ihrer Möglichkeiten klar erkennen, um falsche Entscheidungen und falsche Maßnahmen zu vermeiden.

Nicht selten bestehen bei einem Verletzten mehrere Verletzungen zugleich. Hier muss rasch erkannt und entschieden werden, welche Verletzung vorrangig versorgt werden muss. Es ist z.B. falsch, mit der Stillung einer kleinen Blutung wertvolle Zeit zu verlieren, wenn die Atemwege verlegt sind und dem Verunglückten oder Kranken der Tod durch Ersticken droht. Es ist klüger, sich auf einfache, leicht zu handhabende und sicher beherrschte Maßnahmen zu beschränken und Maßnahmen zu vermeiden, die Ärzten vorbehalten sind.

Dabei ist zu beachten:
- schnell, aber ohne Hast handeln,
- den Verletzten (Erkrankten) beruhigen,
- dafür sorgen, dass ein Arzt oder der Rettungsdienst verständigt wird.

Im Rahmen dieses Leitfadens werden jedoch auch die ersten ärztlichen Hilfsmaßnahmen kurz dargestellt, um ein besseres Verständnis für die Art, den Umfang und die Wirkung der Ersten Hilfe zu erreichen.

Ziel der Ersten Hilfe ist es:
- das Leben zu erhalten,
- lebensbedrohliche Zustände wie Atemstillstand und Kreislaufstillstand zu verhindern oder zu beheben,

- einen drohenden Schock zu bekämpfen,
- Blutungen zu stillen,
- dem Verletzten oder Kranken unnötige Schmerzen zu ersparen,
- eine Überwärmung oder Unterkühlung zu verhindern,
- einen schonenden Transport ins Krankenhaus vorzubereiten.

Reihenfolge der Maßnahmen. Dementsprechend werden folgende Maßnahmen durchgeführt:
1. Atemwege freihalten bzw. freimachen. Bei Atemstillstand oder ungenügender Atmung Atemspende.
2. Bei Kreislaufstillstand Herzdruckmassage, kombiniert mit Atemspende.
3. Blutstillung und Schockbekämpfung.
   Nur eine lebensbedrohliche Blutung darf den Vorrang vor einer erforderlichen Atemspende und Herzdruckmassage haben. Es ist unsinnig, wegen einer geringfügigen Blutung die Wiederbelebung zu verzögern.
4. Lagerung des Verletzten und Schutz vor Überwärmung bzw. vor Unterkühlung.
5. Transport ins Krankenhaus.

Verpflichtung zur Hilfeleistung

Die Verpflichtung zur Hilfeleistung eines jeden ergibt sich neben der moralischen Pflicht auch aus §323c des Strafgesetzbuches: „Wer bei Unglücksfällen oder gemeiner Gefahr oder Not nicht Hilfe leistet, obwohl dies erforderlich und ihm den Umständen nach zuzumuten, insbesondere ohne erhebliche eigene Gefahr und ohne Verletzung anderer wichtiger Pflichten möglich ist, wird mit Freiheitsstrafe bis zu einem Jahr oder mit Geldstrafe bestraft."

Verhaltensmaßregeln

Begleitumstände beachten

Notfälle ereignen sich in allen Bereichen des täglichen Lebens. Im Beruf, in den Betrieben, beim Sport, in der Familie und im Haushalt, beim Reisen und nicht zuletzt im Straßenverkehr. Um eine lebensbedrohliche Situation zu erkennen, muss man zunächst genau beobachten, z.B.:

+ Liegt die verunfallte Person reglos im Raum und ist sie bewusstlos?
+ Sitzt sie mit aufgerichtetem Oberkörper? Dann bestehen Probleme mit der Atmung oder mit dem Herz.
+ Liegt sie sich krümmend auf der Seite? Dann bestehen Bauchprobleme.
+ Blaufärbung weist auf Sauerstoffmangel hin, fahle Blässe auf Kreislaufstörungen.

Eine sorgfältige Beachtung der Unfallentstehung kann die Feststellung der Unfallfolgen erleichtern. Allgemeine Hinweise darf man nicht unbeachtet lassen, wie z.B. eine umgestürzte Leiter, einen verrutschten Teppich oder die Tatsache, dass eine verletzte Person am Fuß einer Treppe liegt. Weisen die Umstände darauf hin, dass der Verletzte absichtlich verletzt wurde, so ist die Polizei zu verständigen. Mit diesen Feststellungen darf jedoch keine Zeit verloren und die Einleitung der ersten Hilfsmaßnahmen nicht verzögert werden.

Weiter ist es wichtig, darauf zu achten, ob Medikamentenpackungen herumliegen, ob Essensreste herumstehen wie z.B. ein Pilzgericht. Gibt es sichtbare Verletzungen mit Blutungen oder erkennbarer Fehlstellung von Extremitäten? Liegt ein auffälliges Verhalten vor? Welche Hinweise können andere Personen geben, z.B. Verwandte oder Passanten?

Vorsichtsmaßnahmen

Einige allgemeine Verhaltensregeln sollte man zur eigenen Sicherheit immer beachten:
+ Bei freigesetzten **Gasen** (z.B. Gasgeruch, verdächtige Gasflaschen, Gasherd):
  - Niemals Feuer oder Funken verwenden (auch Stromschalter können Funken erzeugen!).
  - Ganz wichtig, nicht klingeln, nicht telefonieren (mögliche Funkenbildung!).
  - Bei Gasaustritt sofort die Absperrvorrichtungen betätigen.
  - Zuerst den Raum durchlüften, bevor ein Betroffener ohne Eigengefährdung daraus gerettet werden kann.
  - Kohlenmonoxid kann zusammen mit Sauerstoff ein explosives Gasgemisch bilden.
  - Kohlendioxid ist schwerer als Luft und sammelt sich daher am Boden von Jauchegruben, Silos und Weinkellern. Wenn bei der Rettung keine Atemschutzmaske zur Verfügung steht, muss der Helfer angeseilt werden, damit er nicht selbst zum Opfer wird.

✚ **Fettbrände,** z.B. in der Küche, darf man nicht mit Wasser löschen. Die Temperatur des heißen Fettes liegt deutlich über dem Siedepunkt des Wassers, das förmlich explodieren würde. Brennendes Fett oder Öl in einem Topf löschen, indem man einen Deckel, ein Brett o.Ä. auf den Topf legt.

✚ Bei **Starkstromunfällen** sollte man einen Sicherheitsabstand von mindestens 5–10 m zu spannungsführenden Teilen einhalten, da sonst ein Lichtbogeneffekt oder ein Spannungstrichter eintreten kann.

✚ Bei **Wasserrettung** nie mit einen Kopfsprung in unbekanntes Wasser springen, sondern in Hockestellung.

✚ Bei **Eisunfällen** grundsätzlich – außer bei Kreislaufstillstand bei Erwachsenen und Kindern > 8 Jahren ("phone first") – sich auf allen vieren annähern und die Auflagefläche möglichst vergrößern, z.B. durch Verwendung einer Leiter, eines Bretts etc.

✚ Ein **Notruf** sollte immer erst nach lebensrettenden Sofortmaßnahmen abgesetzt werden. Bundesweit erreicht man über die Nummer 112 die Feuerwehr und den Rettungsdienst. In vielen größeren Betrieben gibt es Notrufsäulen. Ältere Mitbürger haben oft Hausnotrufgeräte. An den Autobahnen weisen Pfeile auf den Flächenbegrenzungspfosten auf die nächste Notrufsäule hin. Außerdem kann man den Betriebsfunk von Taxis, Bussen und Straßenbahnen nutzen.

Sicherung der Unfallstelle bei Verkehrsunfällen

Zur Vermeidung einer zusätzlicher Gefährdung des Verunfallten, weiterer Verkehrsteilnehmer und des Helfers durch Auffahrunfälle ist umgehend die Absicherung der Unfallstelle durchzuführen.

Zur Sicherung der Unfallstelle gehören:

- Aufstellen von Warndreieck und/oder Warnblinklichtern in etwa 100 m Entfernung auf Landstraßen, in 200 m auf Autobahnen und Schnellstraßen.
- Bei Kurven und Bergkuppen erstes Zeichen vor der Kurve oder vor der Bergkuppe aufstellen.
- Dem laufenden Verkehr durch Auf- und Abwärtsbewegung des Armes in halber Körperhöhe zum Langsamfahren auffordern.
- Weitere Verkehrsteilnehmer um Mithilfe bitten; Warnung auch des Gegenverkehrs und Meldung des Unfalls.

- Bei Nacht zusätzliche Warnung durch Warnblinkleuchten, Taschenlampe oder Auf- und Abbewegungen der Lampe.
- Laufenden Motor des Unfallwagens abstellen, Zündschlüssel abziehen bzw. bei Dieselmotoren ggf. die Treibstoffzufuhr unterbinden.
- Brand mit Feuerlöscher, Decken, Tüchern oder Sand löschen.
- Verklemmte Wagentüren öffnen.
- Keine Beruhigungszigarette (evtl. ausgelaufener Kraftstoff könnte sich entzünden)!
- Einmalhandschuhe anziehen *vor* dem Kontakt mit Körperflüssigkeit, Blut oder auslaufenden Giften.
- Unfallopfer aus dem Fahrzeug und aus seiner Nähe retten.

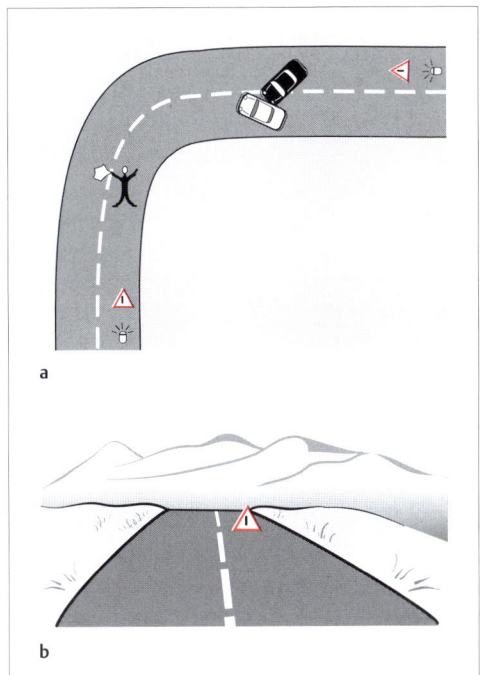

Abb. 1.**1a** u. **b** Sicherung der Unfallstelle bei Verkehrsunfällen vor einer Kurve (**a**) bzw. einer Kuppe (**b**).

2 Aufbau und Funktion des Körpers (Anatomie und Physiologie)

Die Anatomie ist die Lehre vom Aufbau des gesunden menschlichen Körpers. Die Lehre von der Arbeitsweise der verschiedenen Gewebe wird als Physiologie bezeichnet. Ein Mechaniker kann eine defekte Maschine nicht reparieren, wenn er die normale Arbeitsweise dieser Maschine nicht kennt. Genauso wenig kann der Helfer sinnvolle Hilfe leisten, wenn er nicht einiges über den Aufbau des menschlichen Körpers und seine Funktionen weiß. Es ist daher nötig, dass wir uns an dieser Stelle etwas mit Anatomie und Physiologie beschäftigen.

Skelett

Alle Knochen zusammen bilden das Skelett, das dem Körper Festigkeit verleiht, die Körperhöhlen bildet und die inneren Organe vor Verletzungen schützt. Die Knochen dienen außerdem als Ansatzpunkte für die Muskeln und machen so die Bewegungen möglich (Abb. 2.**1**).

Kindliche Knochen sind weicher als die der Erwachsenen, heilen aber schneller, wenn sie gebrochen sind. Die Knochen alter Menschen heilen dagegen nur langsam. Wie alle anderen Gewebe sind auch die Knochen von Blutgefäßen durchwachsen, die ihre Ernährung und Sauerstoffversorgung gewährleisten.

Schädel

Die Schädelknochen umgeben das Gehirn und bilden das Gesichtsskelett. Der Schädel sitzt beweglich auf der Wirbelsäule. Die knöcherne Schale, die das Gehirn umgibt, besteht aus 8 Knochen, deren Verbindungslinien fest ineinander verzahnt sind. Zwischen dem weichen Gehirn und seiner harten Knochenschale liegt nur ein ganz schmaler, mit Flüssigkeit gefüllter Raum. Wie andere geschädigte Gewebe schwillt auch das Gehirn, wenn es bei einem Schlag oder einem Aufprall gequetscht wird. Es kann so stark schwellen, dass es gegen die umgebende Knochenschale drückt.

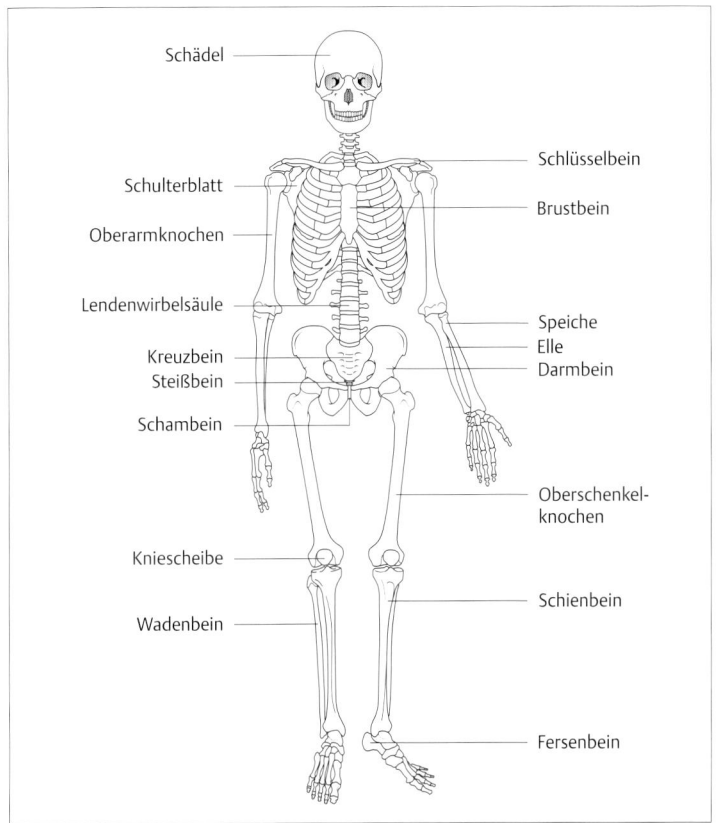

Abb. 2.**1** Das Skelett des Menschen.

Dieser erhöhte Hirndruck kann zu Bewusstlosigkeit und Tod führen. Im Boden des Hirnschädels, der Schädelbasis, sind zahlreiche Öffnungen, durch die Blutgefäße und Nerven hindurchtreten. Die größte Öffnung befindet sich über dem Wirbelkanal. Durch sie zieht das Rückenmark vom Gehirn aus nach unten. Der Gesichtsschädel besteht aus 14 Knochen, die – mit Ausnahme des Unterkiefers – unbeweglich zusammengewachsen sind (Abb. 2.**2**).

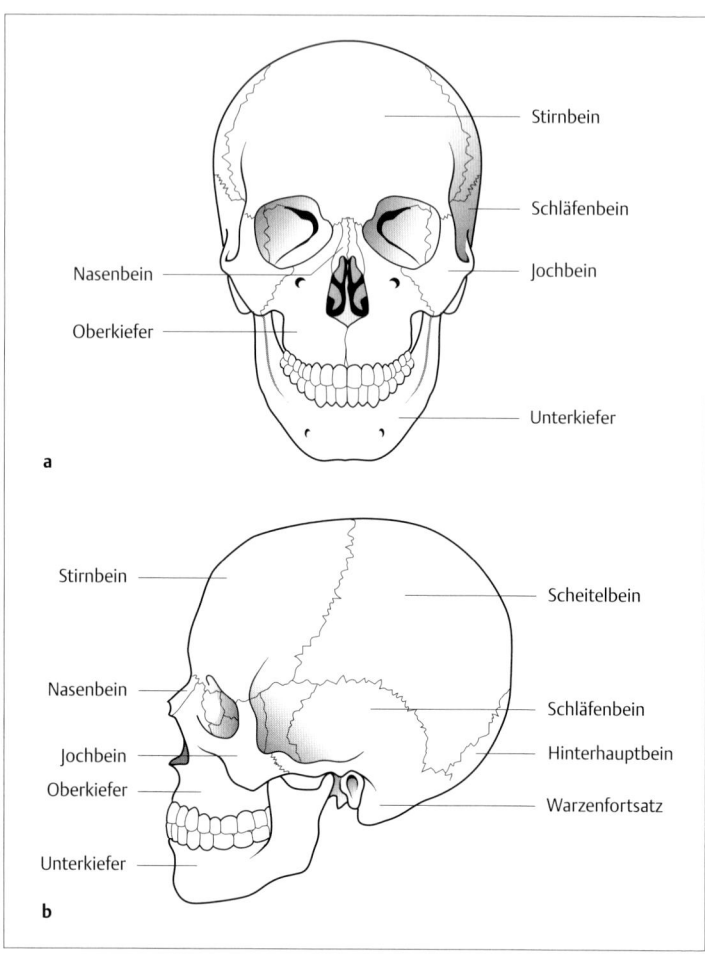

Abb. 2.**2a** u. **b** Die Schädelknochen des Menschen.
a von vorne
b von seitlich

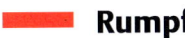

Rumpf

Das Skelett des Rumpfes besteht aus der Wirbelsäule, dem Brustbein, den Rippen und dem Becken. Eine dünne Muskelmembran, das Zwerchfell, teilt den Rumpf in Brust- und Bauchhöhle.

Wirbelsäule

Die Wirbelsäule besteht aus 33 einzelnen Wirbeln (7 Hals-, 12 Brust- und 5 Lendenwirbel), zwischen denen sich Knorpelscheiben (Bandscheiben) befinden, die durch ihre Verformbarkeit die Beweglichkeit der Wirbelsäule gewährleisten. Die untersten 5 Kreuzbein- und 4 Steißbeinwirbel sind dagegen fest zusammengewachsen und unbeweglich. Alle Wirbel haben dieselbe Grundform: Von einem massiven Wirbelkörper vorne entspringt hinten ein knöcherner Ring, der das Rückenmark umschließt (Abb. 2.**3** und Abb. 2.**4**).

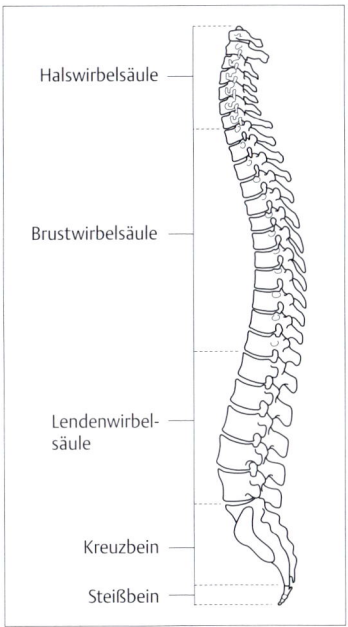

Halswirbelsäule

Brustwirbelsäule

Lendenwirbel-säule

Kreuzbein

Steißbein

Abb. 2.**3** Menschliche Wirbelsäule, von der Seite gesehen.

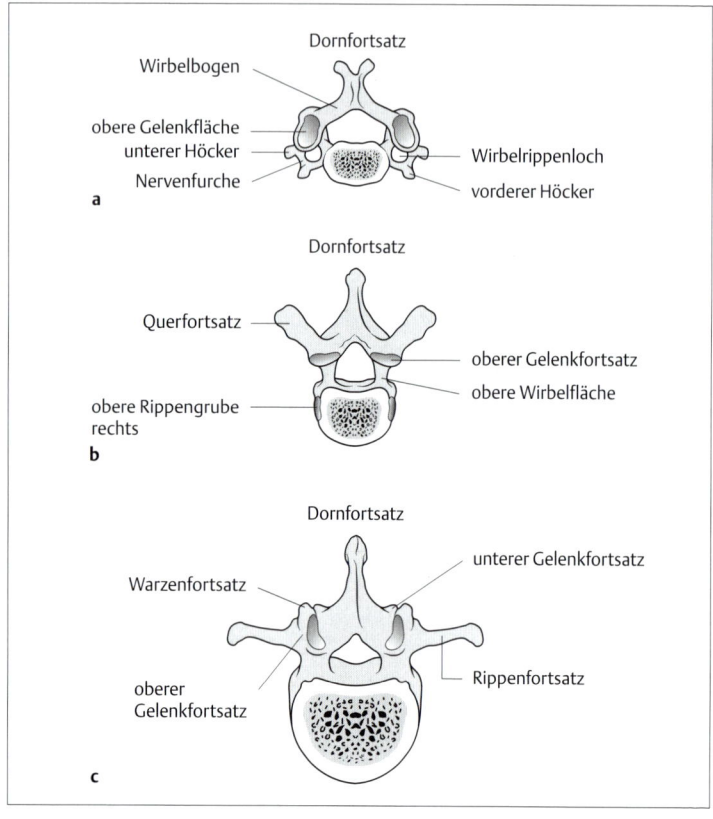

Abb. 2.**4a–c** Wirbelknochen.
a Halswirbel von oben
b Brustwirbel von oben
c Lendenwirbel von oben

Brustkorb

Der Brustkorb wird seitlich von den Rippen und Zwischenrippenmuskeln, hinten von der Wirbelsäule, vorne vom Brustbein und unten vom Zwerchfell begrenzt. Das Brustbein ist ein langer, flacher Knochen, der die Mitte der vorderen Brustwand bildet. Das obere Ende des Brustbeins trägt die Gelenke für die Schlüsselbeine. Die meisten Rippen sind über

Knorpel seitlich am Brustbein befestigt. Auf jeder Seite wird das Gerüst des Brustkorbs durch 12 Rippen gebildet. Jede Rippe hat ein gut bewegliches Gelenk an der Wirbelsäule. Die obersten 7 Rippen sind vorne direkt am Brustbein verankert, während die 8. bis 10. Rippe über Knorpel mit der 7. Rippe verbunden sind. Die 11. und 12. Rippe sind an ihren vorderen Enden überhaupt nicht befestigt.

In der Brusthöhle befinden sich die beiden Lungen und das Herz. Die Lungen dehnen sich bei der Einatmung aus und verkleinern sich bei der Ausatmung. Da die Lungen für die Atmung beweglich sein müssen, sind sie nicht fest am Herzen und an den Rippen angewachsen, sondern werden von beiden durch einen flüssigkeitsgefüllten, schmalen Hohlraum getrennt, der mit einer feinen Haut, dem Rippenfell, überzogen ist. Das Herz liegt vorne links zwischen den Lungen. Die linke Lunge ist daher etwas kleiner. Die Speiseröhre führt in der Mitte durch den hinteren Abschnitt des Brustkorbs nach unten durch das Zwerchfell in den Magen. Hinter dem Herzen liegen auch die großen Blutgefäße und die Luftröhre mit ihren Aufzweigungen, den Bronchien, die in die Lungen führen.

Bauchhöhle und Becken

Bauchhöhle. Die Innenseite des Beckens bildet die untere Begrenzung der Bauchhöhle. Die obere Begrenzung der Bauchhöhle ist das nach oben gewölbte Zwerchfell, die Hinterwand bildet die Wirbelsäule, während die anderen Wände der Bauchhöhle aus Muskeln bestehen. Viele wichtige Organe liegen in der Bauchhöhle: oben rechts, noch ganz unter den Rippen, die Leber. Oben links, teilweise noch unter den Rippen, der Magen. Dahinter, etwa in der Mitte des Oberbauches die wichtigste Verdauungsdrüse, die Bauchspeicheldrüse. Hoch oben liegen hinten auf beiden Seiten die Nieren und links unter den Rippen die Milz. Die Harnblase liegt hinter dem vordersten schmalen Teil der Hüftknochen, den man auch als Schambein bezeichnet. Der größte Teil der Bauchhöhle ist jedoch durch Dünndarm und Dickdarm ausgefüllt (Abb. 2.**5**).

Becken. Aufgrund ihrer Form bezeichnet man die Knochen am unteren Ende des Rumpfes als Becken. Das Becken befindet sich zwischen der beweglichen Wirbelsäule, die es trägt, und den unteren Gliedmaßen, die es unterstützen. Das Becken besteht aus 4 Knochen: dem Kreuzbein und dem Steißbein hinten und den beiden Hüftbeinen, jeweils bestehend aus Darmbein und Sitzbein, seitlich und vorne. Außen an den Hüftbeinen sitzen tiefe Gelenkpfannen, in die die Köpfe der Oberschenkelknochen eingebettet sind.

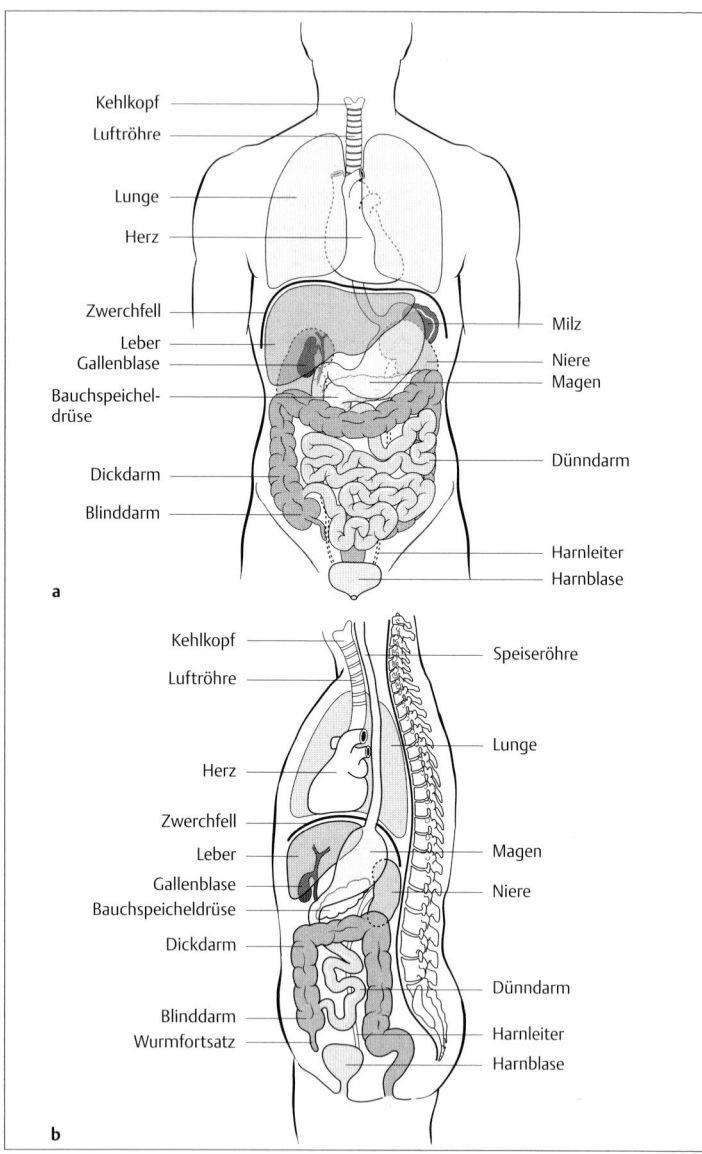

Abb. 2.**5a** u. **b** Lage der Eingeweide des Menschen.
a von vorne
b von seitlich

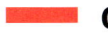 Obere Gliedmaßen

Schulter und Oberarm. Der oberste Knochen der oberen Gliedmaßen ist das Schlüsselbein, das vor und über der ersten Rippe liegt. Das eine Ende ist mit dem Brustbein verbunden, das andere Ende mit dem Schulterblatt. Das Schlüsselbein sichert die richtige Stellung des Schultergelenkes. Das Schulterblatt ist ein flacher, dreieckiger Knochen, der hinten und außen auf dem Brustkorb liegt. Am äußeren oberen Winkel trägt das Schulterblatt die Gelenkpfanne für den Kopf des Oberarmknochens. Der Oberarmknochen reicht von der Schulter bis zum Ellbogengelenk.

Unterarm. Am Unterarm gibt es 2 Knochen. Beide reichen vom Ellbogen bis zum Handgelenk. Der Knochen an der Daumenseite der Hand heißt Speiche und bildet den größten Teil des Handgelenkes. Der Knochen auf der Kleinfingerseite des Handgelenkes heißt Elle und bildet an seinem oberen Ende den Hauptteil des Ellbogengelenkes.

Hand. In der Hand gibt es 8 kleine Handwurzel- und 5 Mittelhandknochen, die durch zahlreiche kleine Gelenkflächen die vielfältigen Bewegungen der Hand ermöglichen. Schließlich gibt es noch die Fingerknochen, an jedem Finger 3 und am Daumen 2 (Abb. 2.**6**).

Untere Gliedmaßen

An den unteren Gliedmaßen entspricht dem Oberarm der Oberschenkelknochen. Er ist der längste und stärkste Knochen des Körpers und reicht vom Hüft- bis zum Kniegelenk. Vorne wird das Kniegelenk durch die dreieckige Kniescheibe geschützt, die man leicht unter der Haut fühlen kann. Am Unterschenkel gibt es wieder 2 Knochen, die vom Kniegelenk bis zum Sprunggelenk reichen. Innen liegt das große Schienbein, das oben die Gelenkfläche für das Kniegelenk und unten die für das Sprunggelenk trägt. Das viel kleinere Wadenbein liegt auf der Außenseite. Es bildet den äußeren Anteil des Sprunggelenkes, aber nicht des Kniegelenkes. Es gibt 5 unregelmäßige Fußwurzelknochen, deren größter, das Fersenbein, gut von außen unter der Ferse getastet werden kann, sowie 5 Mittelfußknochen. Die Zahl der Zehenknochen entspricht der der Fingerknochen (Abb. 2.**6**).

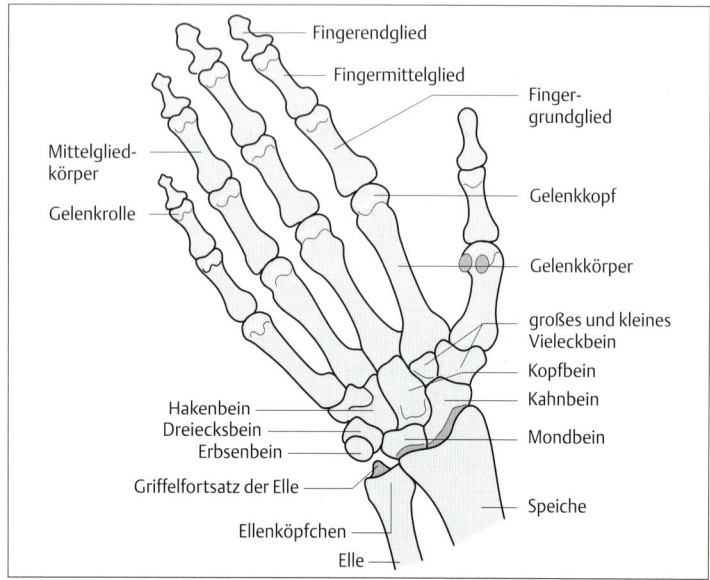

Abb. 2.**6** Das menschliche Handskelett (nach Rauber/Kopsch).

Gelenke und Bänder

Überall wo 2 oder mehr Knochen zusammenkommen, bilden sie ein Gelenk (Abb. 2.7). Einige Gelenke, z.B. an den Schädelknochen, sind unbeweglich. Sie spielen in der Ersten Hilfe keine Rolle. Bei beweglichen Gelenken sind die Knochenenden mit Knorpel überzogen. Die Gelenke werden durch starkes, faseriges Gewebe – die Bänder – zusammengehalten, die von einem Knochenende zum anderen reichen und das gesamte Gelenk umspannen. Die Innenseite der Bänder und die Knorpelenden sind von einer weichen Membran überkleidet, die eine Schmierflüssigkeit für die Gelenke absondert. Bei Gelenkverletzungen werden die Bänder häufig zerrissen oder vom Knochen abgerissen. Sie heilen dann nur langsam.

Muskeln und Sehnen

Die Knochen sind hauptsächlich von Muskeln umgeben, die alle die Fähigkeit haben, sich zusammenzuziehen und zu verkürzen, wenn ihnen

Abb. 2.7 Schnitt durch das Großzehengrundgelenk als Beispiel für den Aufbau eines Gelenkes.
1 Sehnenscheide;
2 Sehne des langen Beugers;
3 Sehnensatz des kurzen Beugers am Knochen;
4 Gelenkhöhle;
5 faserige Kapselschicht (Membrana fibrosa);
6 Gelenkinnenhaut (Membrana synovialis) der Kapsel;
7 Teilungsstelle der Sehne des oberflächlichen Beugers in 2 Zipfel;
8 Markhöhle;
9 Bälkchenknochen;
10 hyaliner Knorpel des Gelenkkopfs;
11 Gelenkspalt

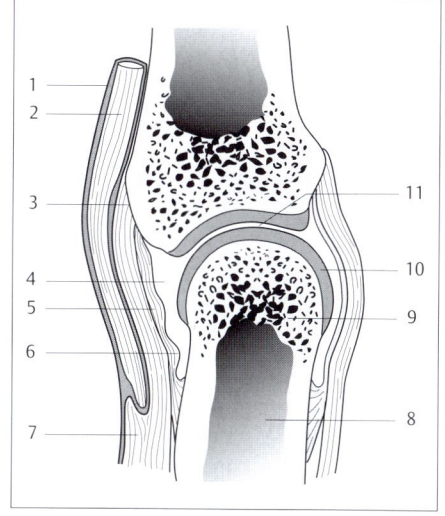

vom Gehirn aus ein Nervenimpuls zugeleitet wird. Die meisten dieser Muskeln sind der Kontrolle durch den Willen unterworfen, wie z.B. bei den Bewegungen der Beine. Andere Muskeln wieder, wie z.B. der Herzmuskel, sind der Willenskontrolle völlig entzogen. Die meisten Muskeln sind an beiden Enden direkt oder über Sehnen am Knochen befestigt. Wenn sich ein Muskel zusammenzieht, zieht er die beiden Knochen, an denen er befestigt ist, näher aneinander und löst so Bewegungen aus. Bei den meisten Knochenbrüchen löst der Schmerz ein unwillkürliches Zusammenziehen der Muskeln, auch Spasmus genannt, aus. Dadurch werden die Bruchenden gegeneinander verschoben und der betroffene Körperteil gebrauchsunfähig. Zwischen Haut und Muskeln liegt ein lockeres Gewebe, in das auch das meiste Körperfett eingelagert ist. Man bezeichnet es als Bindegewebe.

Haut

Die Haut ist sowohl die äußere Schutzhülle des Körpers als auch das Organ der Berührungsempfindlichkeit. Die in der Haut befindlichen Schweißdrüsen unterstützen die Wärmeregulation des Körpers. Durch die bei der Verdunstung des Schweißes entstehende Kälte wird die Körpertemperatur herabgesetzt. Die verschiedenen Körperöffnungen sind statt mit Haut mit Schleimhaut ausgekleidet. Die Schleimhaut hat keine Hornschicht und keine Haare, dafür viele Drüsen, und sie ist sehr dünn.

Blut und Kreislauf

Blut. In einem Erwachsenen befinden sich zwischen 5 und 7 Liter Blut in ständigem Kreislauf. Das Blut besteht aus einer klaren gelblichen Flüssigkeit, dem Plasma, das einerseits die Nährstoffe zu den Körperzellen und andererseits die Abfallprodukte zu den Ausscheidungsorganen transportiert. Im Blut schwimmen die kleinen roten Blutkörperchen (4,5–5 Millionen pro mm^3). Der Blutfarbstoff (Hämoglobin), der in ihnen enthalten ist, verleiht dem Blut seine rote Farbe und bringt den lebensnotwendigen Sauerstoff zu den Zellen. Außerdem finden sich im Blut die weißen Blutkörperchen (4000–6000 pro mm^3). Sie sind die Träger der Abwehrfunktionen und damit der Hauptschutz des Körpers gegen Infektionen. Im normalen Kreislauf ist das Blut immer flüssig. Wenn aber Blutgefäße durchtrennt werden, so gerinnt das Blut in 3–6 Minuten und bildet ein festes Gerinnsel. Dem Blut mancher Menschen, den „Blutern", fehlt diese Gerinnungsfähigkeit. Sie können daher aus kleinen Wunden verbluten.

Herz und Blutkreislauf. Der Blutkreislauf wird durch das als zentrale Pumpe wirkende Herz aufrechterhalten. Das Herz ist in eine rechte und eine linke Kammer unterteilt. Jeder Kammer ist eine Vorkammer vorgeschaltet. Zwischen den Vorkammern und den Kammern sowie an den Austrittsöffnungen aus den Herzkammern sind Ventilklappen eingebaut, die die Stärke des Blutstroms regulieren und ein Zurückfließen des Blutes in der falschen Richtung verhindern. Die rechte Herzkammer pumpt das Blut in die Lungen. Dort gibt das Blut Kohlendioxid ab und wird frisch mit Sauerstoff aufgeladen. Aus der Lunge fließt das Blut in die linke Herzkammer, die es über ein Netz von Blutgefäßen, die Arterien, in alle Teile des Körpers pumpt.

Nachdem das Blut die Nährstoffe und den Sauerstoff an die Zellen abgegeben hat, kehrt es über die Venen wieder zur rechten Herzkammer zurück. Der Erste-Hilfe-Leistende muss die größeren Arterien kennen, bei deren Verletzung es zu einer schweren Blutung kommen kann. Diese Arterien werden im Kapitel „Blutstillung" im Einzelnen besprochen. Der Blutdruck in den Venen, die das Blut zum Herz zurückbefördern, ist viel niedriger als in den Arterien. Man kann an den Venen daher keinen Puls

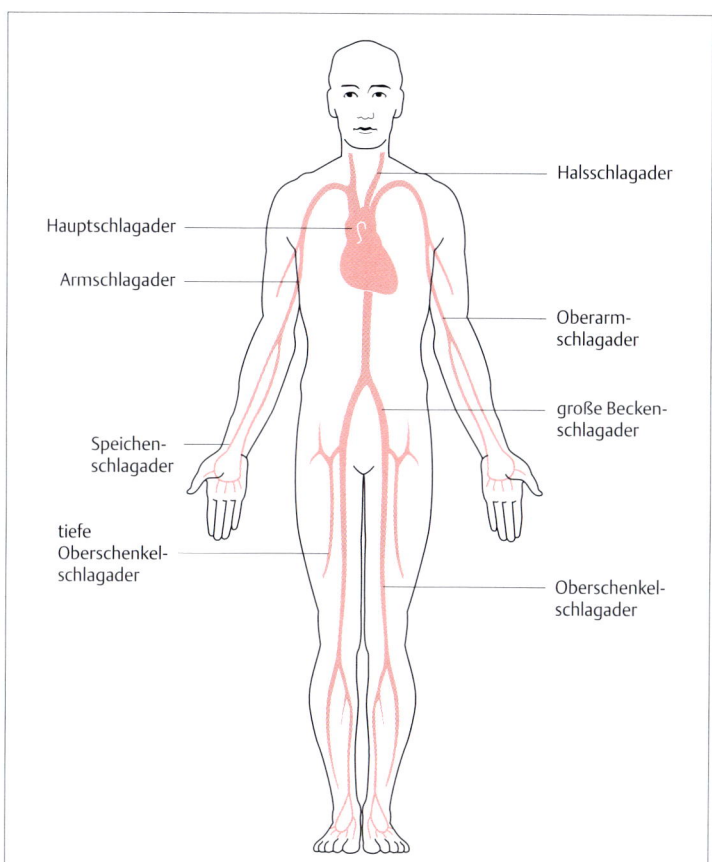

Abb. 2.**8** Die Lage der großen Schlagadern und des Herzens.

fühlen wie an den Arterien. Venenblutungen können gewöhnlich durch einfachen Druck beherrscht werden (Abb. 2.**8**). Sie sind dadurch erkennbar, dass das Blut nicht pulsierend austritt und von dunkler Farbe ist.

Atemsystem

Die Atmung versorgt das Blut mit Sauerstoff. Normale Luft enthält ca. 21 % Sauerstoff. Bei der Ausatmung werden aus dem Blut Kohlendioxid,

Wasser und einige andere Stoffwechselprodukte abgegeben. Die ausgeatmete Luft enthält nur noch 16 % Sauerstoff. In Ruhe macht ein Erwachsener normalerweise ca. 17 Atemzüge in der Minute. Die Zahl der Atemzüge ist aber vom Alter und der Aktivität abhängig. Bei ruhiger Atmung werden bei jedem Atemzug etwa 500 ml Luft ein- und ausgeatmet. Schon bei einem tiefen Atemzug kann sich diese Menge vervierfachen.

Normalerweise wird durch die Nase geatmet. Die Luft wird dabei erwärmt, gefiltert und befeuchtet. Von der Nase kommt die Luft in den hinteren Rachenraum und dann in die Luftröhre. Die Luftröhre wird an ihrem Eingang durch eine falltürartige Klappe, den Kehldeckel, gesichert. Der Kehldeckel schließt sich beim Schlucken automatisch, sodass keine Nahrungsbestandteile in die Luftröhre geraten können. Im Zustand der Bewusstlosigkeit kann die Kehldeckelfunktion ausfallen. Der Patient kann dann ersticken, wenn z.B. Nahrungsreste beim Erbrechen in die Luftröhre geraten.

Die Luftröhre teilt sich im Brustkorb in die beiden Bronchien für die rechte und linke Lunge. Die Bronchien teilen sich in den Lungen baumartig auf und enden schließlich in traubenförmigen Hohlräumen, den Alveolen. Die Wände dieser Hohlräume sind mit einem feinen Netzwerk dünnster Blutgefäße überzogen, deren Wände der Luftsauerstoff ohne Schwierigkeit durchdringen kann. Ebenso verlässt Kohlendioxid das Blut in umgekehrter Richtung. Die Atmung wird von einem Atemzentrum im Gehirn aus reguliert, das durch Kohlendioxid angeregt wird. Von diesem Zentrum aus gehen Impulse über die Nerven zu den Brustmuskeln und dem Zwerchfell. Jeder Unfall, der dieses Hirnzentrum schädigt, verursacht eine Atemlähmung, die, wenn sie nicht sofort bekämpft wird, zum Tode führt.

Verdauungssystem

Die Stoffe, die der Körper für Wachstum, Gewebeersatz, Wärme und Energie benötigt, entnimmt er der Nahrung. Die Nahrung wird im Mund gekaut und mit Speichel durchmischt, der die Nahrung anfeuchtet, sodass sie geschluckt werden kann. Auch unterstützt der Speichel die Verdauung stärkehaltiger Nahrungsmittel. Durch die Speiseröhre kommt die Nahrung dann in den Magen. Hier sammelt sich die Nahrung, der Magensaft beginnt die Verdauung der Eiweiße mit Hilfe der in ihm enthaltenen Salzsäure und anderer Stoffe, die man Enzyme nennt. Die Nahrung verbleibt 2–3 Stunden im Magen. In kurzen Zeitabständen öffnet sich der Schließmuskel am Magenausgang und lässt kleinere Mengen Mageninhalt in den Dünndarm austreten. Während der Passage durch den Dünndarm wird der Darminhalt mit Galle aus der Leber und dem Saft der Bauchspeicheldrüse vermischt. Drüsen in den Darmwänden sondern weitere Verdauungssäfte ab. Allmählich wird die Nahrung in mikroskopisch kleine Teile aufgelöst. Diese kleinen Teile können durch die Wände der kleinen Blutgefäße in den Darmwänden hindurchtreten und mit dem Blutstrom in alle Teile des Körpers gebracht werden. Die unverdaulichen Bestandteile der Nahrung gehen indessen durch den Dickdarm ab. Einige Nahrungsbestandteile werden mit Sauerstoff zusammen verbrannt und liefern so die Energie für die Körperzellen. Andere Nahrungsteilchen werden in der Leber zu Reservestoffen umgebaut. Die Abfallprodukte des Körpers werden durch den Darm, über die Haut, die Lungen und v.a. durch die Nieren entfernt. Die Nieren spielen hierbei eine besonders wichtige Rolle. Sie sollten in ihrer Arbeit durch eine tägliche Flüssigkeitsaufnahme von 1–1,5 Liter unterstützt werden.

Nervensystem

Das Zusammenspiel aller Organe des Körpers wird durch das Nervensystem reguliert. Das Nervensystem besteht aus den Nervenzentren und den aus ihnen wie elektrische Leitungen entspringenden Nerven. Die meisten Nervenzentren befinden sich im Gehirn und im Rückenmark. Beide zusammen bezeichnet man auch als Zentralnervensystem. Die einzelnen Nerven sind runde, weiße Stränge, die aus zahlreichen kleinen Nervenfasern bestehen, die die Verbindung zwischen den Zentren und den Nervenendigungen herstellen. Ein Teil der Fasern (die zum Gehirn führen) vermittelt sensible Impulse, die durch Schmerz, Hitze, Kälte und Berührung ausgelöst werden. Die anderen – motorischen – Nervenfasern vermitteln die Bewegungsimpulse von den Zentralen zu den Muskeln. Wenn ein Nerv durchtrennt ist, hat der Körperteil, den er versorgt, weder Gefühl noch kann er bewegt werden. Bei gebrochener Wirbelsäule kann das Rückenmark durch den Druck der gebrochenen Wirbel oder eine Blutung so geschädigt werden, dass es keinerlei Impulse mehr leiten kann. Die Folge ist die völlige Lähmung und das Ersterben des Gefühls unterhalb der Druckstelle. Sitzt die Verletzung im hirnnahen Rückenmark, so tritt meist der sofortige Tod ein (z.B. Genickbruch). Tiefer liegende Verletzungen können dagegen häufig überlebt werden, wobei die Höhe und das Ausmaß der Schädigung eine Rolle spielen. Günstig zu beurteilen sind Erschütterungen des Marks, bei denen sich Gefühlsstörungen und Lähmungen (Arme, Beine, Mastdarm, Blase) rasch zurückbilden.

3 Allgemeine Symptome bei Verletzungen und akuten Erkrankungen

Um Erste Hilfe leisten zu können, müssen die wichtigsten Symptome bei Verletzungen und bei akuten Krankheiten erkannt und richtig gedeutet werden.

Blutung (s.a. S. 106)

Eine Blutung ist häufig ein alarmierendes Zeichen. Eine Blutung aus einer offenen Wunde ist leichter zu erkennen als eine Blutung in die Körperhöhlen, z.B. die Bauch- oder Brusthöhle oder eine Hirnblutung. Quetschungen des Brustkorbs oder des Bauches führen meist nicht zu offenen Wunden, sind aber immer als ernst zu betrachten, weil sie durch große Blutverluste in die Brusthöhle – z.B. bei Rippenbrüchen – und in die Bauchhöhle – z.B. bei Leber- oder Milzeinrissen – zum Schock und Tode führen können. Die Blutungen in die Weichteile bei Knochenbrüchen – z.B. Oberschenkelbruch und Beckenbruch – werden i.d.R. unterschätzt; sie können jedoch bis zu mehreren Litern betragen (Schockgefahr).

Atemstillstand (s.a. S. 32 und 34)

Der Atemstillstand führt ohne sofortige Hilfe zum Tode. Bei vielen Erkrankungen oder Verletzungen mit Atemstillstand schlägt das Herz zunächst weiter. Das Leben kann hier erhalten werden, wenn sofort mit der Freilegung der Atemwege und/oder mit der Atemspende begonnen wird. Zahlreiche Ursachen, wie z.B. schwerer Schock, Verlegung der Atemwege durch Fremdkörper oder Zurückfallen der Zunge und des Unterkiefers bei Bewusstlosen und Vergiftungen führen zum Atemstillstand.

Dagegen ist bei Erschöpfung, Schock und Herzkrankheiten die Atmung beschleunigt, ebenso bei einer teilweisen Verlegung der Luftwege. Abnorme pfeifende oder röchelnde Atemgeräusche (Stridor) weisen auf eine teilweise Verlegung hin. Eine unregelmäßige Atmung lässt an Hirn-verletzungen, aber auch an einen Schlaganfall denken. Asthma und akutes Herzversagen lösen ebenfalls Atemnot aus.

Bewusstlosigkeit (s.a. S. 69)

Bewusstlosigkeit ist eine schwere Komplikation. Sie tritt ein bei Kopfverletzungen mit Beteiligung des Hirns (Schädel-Hirn-Trauma), bei Schlaganfall (Apoplexie), beim Zusammenbruch des Leberstoffwechsels (Leberkoma) und des Zuckerstoffwechsels (diabetisches Koma). Auch bei zu niedrigem Zuckergehalt im Blut (hypoglykämischer Schock) und Vergiftungen kann u.a. Bewusstlosigkeit auftreten. Schwere Störungen der Herz- oder Kreislauffunktion, Sauerstoffmangel und Verletzungen oder Verlegung der Luftwege führen ebenfalls zur Bewusstlosigkeit.

Lähmungen

Lähmungen sind immer ein ernstes Zeichen. Sie treten beim Schlaganfall (gestörte Hirndurchblutung) oder bei Hirntumoren und Hirnverletzungen auf. Dabei sind der rechte Arm und das rechte Bein oder der linke Arm und das linke Bein gelähmt (Halbseitenlähmung). Wegen der Kreuzung der Hirnnervenbahnen liegt die Schädigung des Gehirns auf der der Lähmung entgegengesetzten Seite. Sind beide Beine oder beide Beine und Arme gelähmt, so ist das Rückenmark durch eine Wirbelsäulenverletzung geschädigt (Querschnittslähmung). Die Lähmung eines Armes oder eines Beines weist auf einen peripheren Nervenschaden hin.

Krämpfe

Krämpfe bieten oft ein dramatisches Bild. Beim Kind tritt der Krampfanfall nicht selten anstelle eines Schüttelfrostes auf.
Die Krampfanfälle können in 2 Gruppen eingeteilt werden:

✚ *Symptomatische Krämpfe mit bekannter Ursache:* Die symptomatischen Krämpfe sind wesentlich häufiger als die idiopathischen Krampfanfälle. Bei Kindern und Säuglingen kann jede schwere Allgemeinerkrankung mit einem Krampfanfall beginnen. Auch Keuchhusten, Mittelohrentzündung, Lungenentzündung sowie hohes Fieber führen häufig zu Krampfanfällen, ebenso die Atropinvergiftung (Tollkirsche!).

Beim Erwachsenen können Krampfanfälle bei oder nach schweren Schädel-Hirn-Verletzungen, bei Urämie (durch akutes oder chronisches Nierenversagen), schwerer Hypertonie (Bluthochdruck), Schwangerschaftstoxikose, Hirntumoren, Hitzeschäden und schließlich auch bei der Hysterie auftreten.

+ *Idiopathische Krämpfe (Epilepsie):*
- Beim großen Anfall (Grand mal) kommt es zu Bewusstseinsverlust, Krämpfen, Harninkontinenz (Abgang von Urin), Zungenbiss, Zyanose (blaue bzw. violette Verfärbung) und evtl. zu vorübergehendem Herzstillstand.
- Beim kleinen Anfall (Petit mal) dauert der Bewusstseinsverlust nur wenige Sekunden. Krämpfe treten nicht auf.
- Beim Status epilepticus – dies ist die schwerste Form – treten Dauerkrämpfe auf. Ein akutes Herzversagen kann im Status epilepticus zum Tode führen.
- Beim hysterischen Anfall fehlen im Gegensatz zur Epilepsie Bewusstlosigkeit, Inkontinenz und Zungenbiss.

+ Sofortmaßnahmen

Schutz vor weiteren Verletzungen durch Entfernen von Stühlen und geeignete Lagerung, evtl. Polsterung, evtl. Mundkeil, um Verletzungen der Zunge zu vermeiden. Bei Herzstillstand Atemspende und Herzdruckmassage.

+ Ärztliche Maßnahmen

Benzodiazepininjektion i.v., wobei die Dosierung nach Wirkung erfolgen soll. Evtl. Barbiturat-Suppositorien.

▬▬ Hautveränderungen

Änderung der Farbe und der Temperatur der Haut müssen sorgfältig beobachtet werden, da sie wichtige Hinweise auf den Zustand des Verletzten oder akut Kranken geben können. Kalte und feuchte Haut weist auf einen Schockzustand oder auch auf starke Schmerzen hin. Eine Blauverfärbung (Zyanose) sieht man bei Herzkrankheiten, bei unzureichender Atmung und bei manchen Vergiftungen. Gasvergiftungen können sowohl eine Rötung als auch eine Blauverfärbung der Gesichtshaut hervorrufen. Bei der Atropinvergiftung ist die Haut trocken, heiß und scharlachrot verfärbt.

Man denke aber daran, dass auch körperliche Anstrengung, Fieber und Alkoholgenuss eine Rötung der Haut bewirken.

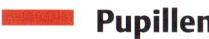 **Pupillen**

Die Pupillen geben wichtige Hinweise. Nach eingetretenem Tod sind beide Pupillen weit, lichtstarr und entrundet. Eine einseitig erweiterte Pupille deutet auf eine Hirnblutung oder Hirnquetschung der gleichen Seite hin (z.B. bei Schädel-Hirn-Verletzungen). Pupillenveränderungen findet man auch bei Vergiftungen. Am häufigsten sind Schlafmittelvergiftungen, bei denen die Pupillen aber erst nach eingetretener Atemlähmung weit werden. Enge Pupillen weisen auf die Einnahme von Morphium und anderen morphinartigen Arzneimitteln oder auf Drogenkonsum (Heroin) sowie auf Vergiftungen mit Pflanzenschutzmitteln (z.B. E 605) hin. Weite Pupillen findet man u.a. bei der Atropinvergiftung (z.B. Vergiftung mit Tollkirschen).

Bluthusten

Bluthusten – das Blut ist meist hellrot und etwas schaumig – kann bei Lungenverletzungen, Taucherunfällen (Barotrauma), Lungentuberkulose oder Lungenkrebs und bei verschiedenen anderen fortgeschrittenen Erkrankungen auftreten. Bei Verkehrsunfällen führen häufig Rippenbrüche zu Verletzungen der Lunge und damit zu Blutungen.

Erbrechen

Erbrechen wird bei zahlreichen Verletzungen und Erkrankungen beobachtet. Die häufigste Ursache ist der Schock, das Schädel-Hirn-Trauma (Gehirnerschütterung, Schädelbruch), besonders aber dann, wenn der Verletzte kurz vor dem Unfall gegessen oder getrunken hat. Auch durch chemische Gifte und Nahrungsmittelvergiftungen wird Erbrechen hervorgerufen, ebenso durch zahlreiche Erkrankungen des Magen- und Darmkanals. Erbrochenes Blut bei Magenblutungen oder verschlucktes Blut bei Blutungen im Nasen-, Mund- und Rachenraum ist im Gegensatz zum Bluthusten durch die Einwirkung der Magensalzsäure häufig dunkel verfärbt.

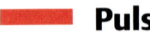 **Puls**

Radialis-, Karotis- oder Femoralispuls (Handgelenks-, Hals- oder Bein-schlagaderpuls) erlauben schnell eine Beurteilung des Kreislaufs und der Herztätigkeit. Fehlen des Pulses und der Atmung bei weiten Pupillen sollen aber nicht davon abhalten, Wiederbelebungsversuche zu unternehmen, obwohl sie Hinweise auf den Tod sein können. Im schweren Schock kann der Radialispuls fehlen, meist wird jedoch der Karotispuls noch schwach tastbar sein. Akute Herzattacken können unterschiedliche Veränderungen des Pulses hervorrufen: Pulslosigkeit, Pulsverlangsamung (Bradykardie), Pulsbeschleunigung (Tachykardie) und Unregelmäßigkeit des Pulses (Arrhythmie). Ein Absinken der Herzfrequenz wird relativ selten beobachtet, so z.B. beim orthostatischen Kollaps, z.B. durch zu langes Stehen, oder beim Ansteigen des Hirndrucks infolge Blutung in das Schädelinnere oder schwerer Quetschung des Hirns.

Beurteilung von Puls, Blutdruck und Atmung

Puls

Es wird gewöhnlich der Radialispuls (Abb. 3.**1**) dicht oberhalb der Beugeseite des Handgelenks in Verlängerung des Daumenballens gefühlt. Bei schlechten Kreislaufverhältnissen tastet man besser den Puls der Halsschlagader (Abb. 3.**2**).

> **!** Die normale Pulsfrequenz beträgt:
> - bei Säuglingen und Kleinkindern   100–140 Schläge/min,
> - bei Schulkindern   90–100 Schläge/min,
> - bei Jugendlichen und Erwachsenen   60– 80 Schläge/min.

Bei einer Pulsfrequenz von über 100 bei Erwachsenen muss man immer an einen Schockzustand denken.

Blutdruck

Unter dem Blutdruck versteht man den Druck, der vom Blut auf die Wände der Arterien ausgeübt wird. Er wird gewöhnlich an der Armschlag-

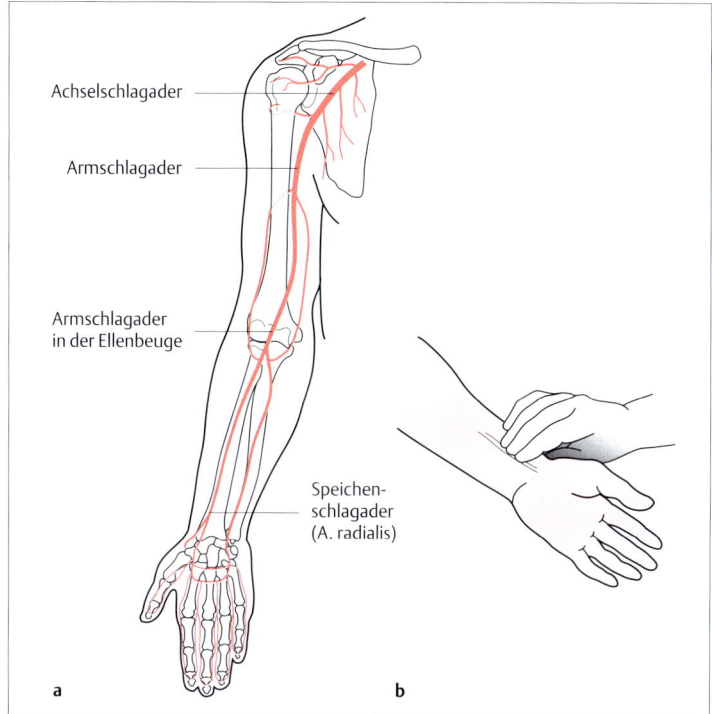

Achselschlagader

Armschlagader

Armschlagader
in der Ellenbeuge

Speichen-
schlagader
(A. radialis)

a   b

Abb. 3.**1a** u. **b** Arm mit eingezeichneten Schlagadern (Arterien, **a**) und typische Pulstaststelle (**b**).

ader, an der Innenseite des Oberarms, oder auf der Beugeseite des Ellen-
bogengelenkes gemessen (Abb. 3.**1**). Während der Kontraktion des Herzens (Systole) ist er am höchsten, während der Erschlaffung des Herzens
(Diastole) ist er am niedrigsten. Er wird mit einem Manometer gemessen
und in mmHg (Millimeter Quecksilbersäule) angegeben.

Blutdruckmessung

+ Eine aufblasbare Gummimanschette wird um den Oberarm gelegt und
  mit einem Manometer verbunden (Abb. 3.**3**).
+ Die Manschette wird bis über 200 mmHg aufgeblasen.

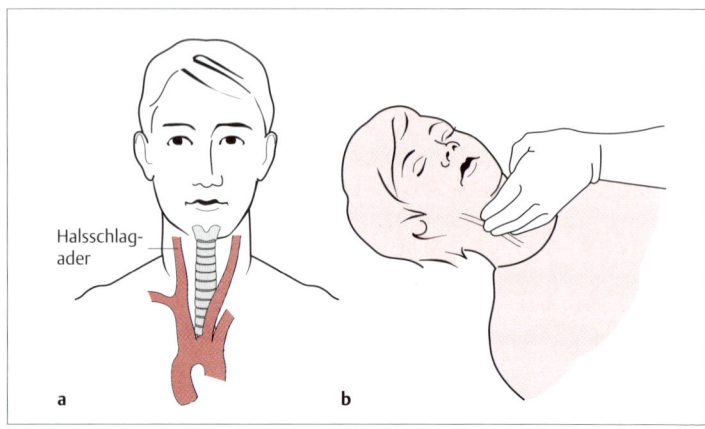

Abb. 3.**2a** u. **b** Kopf und Hals mit eingezeichneter Halsschlagader (A. carotis, **a**) und typische Pulstaststelle (**b**).

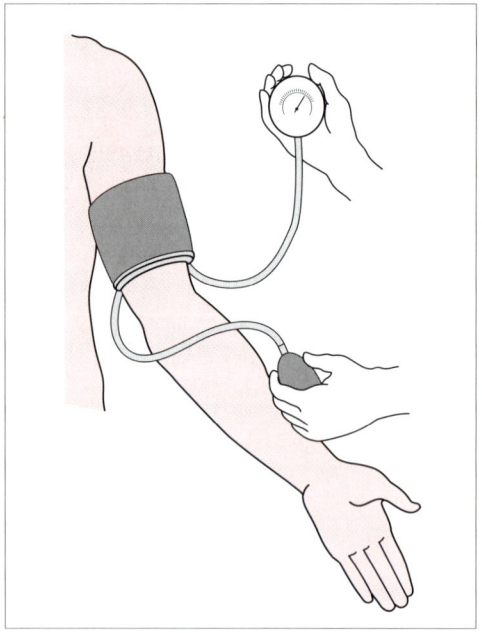

Abb. 3.**3** Am Oberarm angelegte Manschette mit Manometer zur Blutdruckmessung.

✚ Nun lässt man die Luft langsam ab. Der Puls wird für den Finger fühlbar bzw. bei Messung mit dem Stethoskop für das Ohr hörbar, wenn der systolische Blutdruck erreicht ist. Beim Schwinden des Pulses ist der diastolische Wert erreicht. Beide Werte werden notiert.

Normalerweise liegt der systolische Blutdruck über 100 mmHg. Sinkt bei Blutungen der systolische Blutdruck unter 100 mmHg und steigt der Puls über 100 Schläge pro Minute an, so muss ein Blutverlust von etwa 30 % der gesamten Blutmenge angenommen werden, bei 70 mmHg ein Blutverlust von etwa 40 % und bei einem Blutdruck von unter 70 mmHg ein Blutverlust von schon etwa 50 %.

Der diastolische Blutdruck liegt normalerweise unter 90 mmHg. Bei einem diastolischen Blutdruck über 100 mmHg sollte man u.a. an eine Nierenerkrankung oder an erhöhten Hirndruck denken.

Atmung

Die normale Atmung ist rhythmisch und ruhig. Auf die Ein- und Ausatmung folgt jeweils eine kurze Pause.

Die normale Atemfrequenz beträgt:	
• bei Säuglingen und Kleinkindern	32–40 Atemzüge/min,
• bei Schulkindern	24–28 Atemzüge/min,
• bei Jugendlichen und Erwachsenen	16–20 Atemzüge/min.

4 Schock

> Blasse Haut, Unruhe, Luftnot, Schwindel und Benommenheit bis Bewusstlosigkeit, flacher und schneller Puls, niedriger Blutdruck. Beim hämorrhagischen Schock Flachlagerung und Beine hochlagern (wenn unverletzt), beim kardiogenen Schock Oberkörper leicht hochlagern, Gabe von Sauerstoff, Patienten warm halten.

Definition und Verlauf des Schocks

Unter Schock versteht man das Versagen des Kreislaufs. Die Blutmenge, die vom Herz pro Minute in den großen Kreislauf gepumpt wird (Herzminutenvolumen, Herzzeitvolumen) ist dabei kritisch vermindert. Die Folge ist ein Missverhältnis zwischen Sauerstoffangebot (Sauerstofftransport) und Sauerstoffbedarf. Der Sauerstoffmangel im Gewebe (Hypoxie) führt zu einem beeinträchtigten Zellstoffwechsel, zur Bildung von sauren Stoffwechselprodukten (Metaboliten), zur Freisetzung zellschädigender Substanzen (freie Radikale, Mediatoren u.a.) und damit zur Ansäuerung des Gewebes (Azidose).

Es werden eine Früh- und Spätphase des Schockgeschehens unterschieden:

+ In der Frühphase des Schocks ist zunächst nur die Kreislaufperipherie von der Minderdurchblutung betroffen: die Extremitäten (Arme und Beine) sind kalt, blass und bläulich verfärbt (Kreislaufzentralisation). Dabei handelt es sich um eine Schutzreaktion des Körpers: Die Durchblutung wird auf die lebensnotwendigen Organe Herz, Lunge und Gehirn zuungunsten von Haut und Muskulatur umverteilt.

+ Das weitere Fortschreiten des Schocks mündet dann in die Spätphase mit einer erheblichen Minderdurchblutung sämtlicher Organe und ausgeprägten Störungen der Organfunktionen. Bei längerem Bestehen des Schocks, d.h., bei nicht rechtzeitigem Therapiebeginn und Nichtbeherrschung der Frühphase, führen nicht selten Durchblutungsstörungen sowie Sauerstoffmangel und Übersäuerung im Gewebe zu einem Versagen der Funktionen der lebenswichtigen Organe (multiples Organversagen). Der Schock wird unumkehrbar und führt schließlich zum Tod. Von einem solchen Geschehen bedrohte Organe sind die Lungen (akutes Lungenversagen), die Nieren (akutes Nierenversagen), das Herz (myokardiales Versagen), die Leber und das Zentralnervensystem.

Bei allen Schockformen entscheiden der schnelle Beginn und die Qualität der Schockbehandlung, ob der Patient überlebt oder nicht. Die Schockbehandlung muss deshalb Bestandteil der Ersten Hilfe und der notärztlichen außerklinischen Versorgung sein und darf nicht erst im Krankenhaus beginnen. Ziel der Schockbehandlung ist eine möglichst rasche Normalisierung des Kreislaufs und die Erhaltung bzw. rasche Wiederherstellung normaler Organfunktionen.

Ursachen des Schocks

✚ Verminderung des Blutvolumens durch eine äußere oder innere Blutung (hämorrhagischer Schock):
  • Verletzung von Blutgefäßen, insbesondere von Schlagadern,
  • Blutung in die Brusthöhle, Bauchhöhle oder in den Magen-Darm-Trakt,
  • Blutungen bei schweren Weichteilverletzungen und in das umgebende Gewebe bei Knochenbrüchen, insbesondere bei Brüchen des Oberschenkels und Becken.
✚ Verminderung des Eiweiß-, Wasser- oder Salzgehaltes (Volumenmangelschock):
  • bei Verbrennungen, Verbrühungen,
  • bei gehäuftem Erbrechen oder Durchfällen.
✚ Abnahme der Pumpleistung des Herzens (kardiogener Schock) bei (s.a. Kapitel „Herz-Kreislauf-Notfälle" S. 174):
  • Herzinfarkt,
  • Herzmuskelentzündung,
  • Herzklappenfehler,
  • Blutungen in den Herzbeutel (Herztamponade),
  • Lungenembolie,
  • Druckbelastung bei entgleistem Bluthochdruck.
✚ Gefäßweitstellung mit Durchblutungsstörung der Gewebe (distributiver Schock):
  • durch eine schwere Verletzung und Gewebezerstörung oder die Einschwemmung von Bakterien im Rahmen einer Infektion (systemische Entzündungsreaktion/septischer Schock),

- bei Überempfindlichkeit gegen Fremdeiweiß (Lebensmittel, Tiere) oder Arzneimittel (allergischer Schock),
- bei einer Verletzung des Rückenmarks (spinaler Schock).

Bei den ersten 3 genannten Schockformen (hämorrhagischer Schock, Volumenmangel- und kardiogener Schock) sind die peripheren Blutgefäße verengt. Diese Verengung kommt durch die Wirkung von körpereigenen gefäßverengenden Stoffen und durch den verminderten Blutdruck zustande. Schließlich kommt es durch die Gefäßverengung und den verlangsamten Blutstrom zu einer Zusammenballung der Blutplättchen und roten Blutkörperchen und dadurch zu einem Verschluss der kleinsten Blutgefäße.

Beim distributiven Schock entsteht durch Senkung des peripheren Gefäßwiderstandes dagegen eine Weitstellung der Gefäße. Während beim septischen Schock der Blutdruck meist nur mäßig erniedrigt ist, kommt es beim allergischen und spinalen Schock zu einem massiven Blutdruckabfall.

Bei primär verminderter Pumpleistung des Herzens (kardiogener Schock), z.B. beim Herzinfarkt oder der Lungenembolie, ist die Pulsfrequenz hoch, der Blutdruck aber kaum messbar. Der kardiogene Schock ist u.a. erkennbar an einer Stauung der Halsvenen. Herz- und Kreislaufmedikamente dürfen nur sehr vorsichtig und nur vom Arzt verabreicht werden.

Scharf zu trennen vom Schock durch Volumenmangel ist der orthostatische Kollaps (vasovagale Synkope), auch Ohnmacht genannt (s.S. 77).

Symptome des Schocks

Der Patient ist unruhig, ängstlich und häufig verwirrt. Er klagt über Schwindel und Durst. Pulsfrequenz und Blutdruck sind neben den allgemeinen Symptomen zur Erkennung eines Schocks, insbesondere aber auch zur Erkennung einer inneren Blutung, 2 wichtige Kriterien. Steigende Pulsfrequenz bei zunächst normalem, später aber abfallendem Blutdruck ist ein wichtiger Hinweis auf einen drohenden bzw. bereits vorliegenden Schock. Luftnot, d.h. das Verlangen des Verletzten oder Kranken nach mehr Luft, Unruhe und zunehmende Verwirrtheit bis hin zur Bewusstlosigkeit zeigen an, dass der Schockzustand bzw. der Blutverlust zunimmt.

Hämorrhagischer und Volumenmangelschock. Bei diesen beiden Schockformen ist der Puls beschleunigt und schwer tastbar. Der Blutdruck ist erniedrigt, die Blutdruckamplitude (Differenz zwischen systolischem und diastolischem Druck) ist klein. Die Haut – v.a. der Arme und Beine – ist blass, feucht und kalt. Die Venen sind nicht oder nur schlecht sichtbar.

Wie stark Schocksymptome bei einer Blutung ausgeprägt sind, hängt vom Ausmaß des Blutverlustes ab:

✚ Ein Blutverlust von bis zu 20 % geht jedoch aufgrund der körpereigenen Kompensationsmechanismen häufig ohne Veränderung von Blutdruck und Puls einher. Hierin liegt die besondere Gefahr, die Frühphase eines beginnenden Schockgeschehens zu verkennen.

✚ Bei einem Blutverlust von etwa 30–40 % bestehen folgende Symptome: Die Haut ist blass bis weiß und feucht, die Lippen sind kalt und klebrig, der Puls ist beschleunigt auf über 100 Schläge/min, der systolische Blutdruck liegt unter 100 mmHg, die Atmung ist beschleunigt.

✚ Bei einem Blutverlust von über 40 % ist der Verletzte leichenblass, seine Lippen sind kalt und blutleer, der Puls ist schwach und fadenförmig, die Zahl der Pulsschläge liegt über 140/min, der systolische Blutdruck liegt unter 70 mmHg, die Atmung ist schnell, flach und schnappend.

Kardiogener Schock. Beim kardiogenen Schock sind die Halsvenen gestaut. Sehr früh kommt es zu einer bläulichen Marmorierung der Haut an Hals, Brust und Extremitäten. Der Puls ist beschleunigt und erschwert tastbar. Der Blutdruck ist erniedrigt, die Blutdruckamplitude (Differenz zwischen systolischem und diastolischem Druck) ist klein. Die Haut ist feucht und kalt, insbesondere die Haut der Arme und Beine.

Allergischer und spinaler Schock. Hierbei ist der Blutdruck bei kleiner Blutdruckamplitude stark erniedrigt, der Puls ist beschleunigt und erschwert tastbar. Die Haut ist kühl und feucht.

Septischer Schock. Beim septischen Schock ist der Blutdruck meist nur mäßig erniedrigt, die Blutdruckamplitude ist groß (normaler bis leicht erniedrigter systolischer Druck und erniedrigter diastolischer Druck). Der Puls ist kräftig und auch an den Fingerkuppen tastbar, die Haut der Extremitäten ist warm und gut durchblutet (sog. hyperdyname Form des septischen Schocks).

+ Sofortmaßnahmen:

- Den Patienten in eine für ihn angenehme Lange bringen und vor Schmerzen durch unnötiges Umlagern oder falsche Lagerung bewahren, da diese den Schock verstärken können.
- Beine hoch lagern (nicht bei Kopf- und Brustverletzungen und bei Knochenbrüchen der Beine – dann flache Lagerung). Ausnahme kardiogener Schock: Hier wird der Oberkörper hoch, nahezu aufrecht gelagert.
- Notruf absetzen.
- Sobald wie möglich Sauerstoffzufuhr.
- Schutz des Verletzten sowohl vor Unterkühlung als auch vor Überwärmung.
- Dem Verletzten Mut zusprechen und seine Angst beschwichtigen.
- Rascher und schonender Transport nach Stabilisierung in ein Krankenhaus.

+ Ärztliche Maßnahmen

Die Maßnahmen der Schockbekämpfung haben zum Ziel, das verminderte Herzzeitvolumen zu normalisieren, den Blutdruck auf normale Werte anzuheben, den peripheren Gefäßwiderstand zu senken (nicht distributiver Schock), die Hypoxie und Azidose im Gewebe zu beseitigen sowie die Zusammenballung (Sludge) der Erythrozyten und Thrombozyten aufzulösen.

In der Notfallmedizin ist das primäre Ziel die Herstellung der Transportfähigkeit des Patienten. Als Kriterien für die Transportfähigkeit können rosiges Aussehen, warme und trockene Haut, Rückgang der Pulsbeschleunigung (möglichst unter 100/min) und ein steigender Blutdruck (möglichst über 100 mm Hg) gelten. Allerdings sollte insbesondere bei nicht komprimierbaren Blutungen keine Zeit verloren werden, da die einzig mögliche Hilfe die operative Versorgung in einer Klinik ist.

Blutungen: Bei akuter Blutung ist die frühzeitige und adäquate Volumensubstitution mit kristalloiden Lösungen, z.B. Ringer-Lösung und kolloidalen Volumenersatzmitteln – Gelatine oder Hydroxyethylstärke – entscheidend, solange die Transfusion von Erythrozytenkonzentraten oder Vollblut nicht möglich ist. Bei einer Pulsbeschleunigung von über 100 Schlägen/min und einem systolischen Blutdruck unter 100 mm Hg sowie bläulich verfärbten und kalten Extremitäten müssen häufig 1,5–2,5 l Volumen ersetzt werden.

Schmerztherapie: Je nach Verletzungsmuster und Schweregrad Piritramid 0,1 mg/kgKG i.v., oder Ketamin S 0,1–0,25 mg/kgKG. Bei Mehrfachverletzten und Patienten mit einer Einschränkung von Bewusstsein und Schutzreflexen ist die Indikation zur Narkoseeinleitung und kontrollierten Beatmung durch den Notarzt noch am Notfallort großzügig zu stellen.

Salz- und Wasserverlust: Elektrolytlösung (z.B. Ringer-Laktat) i.v. Es können mehrere Liter erforderlich sein.

Kardiogener Schock: Herz- und Kreislaufmedikamente; Katecholamintherapie, vorzugsweise mit Dobutamin. Volumensubstitution nur unter größter Vorsicht, wenn keine Stauungszeichen vorhanden sind.

Allergischer Schock: Corticosteroide, z.B. 250 mg Prednisolon i.v. oder Fortecortin (wirkt schneller), 10 ml Calcium langsam i.v., H_1- und H_2-Blocker, z.B. Tavegil und Tagamet, bei schwerer Hypotonie Adrenalin i.v. nach Wirkung titrieren.

Septischer und spinaler Schock: großzügige Volumensubstitution, Katecholamintherapie beim septischen Schock mit Noradrenalin und Dobutamin.

5 Wiederbelebung (Reanimation)

Lebensbedrohliche Zustände wie Atem- und Herz-Kreislauf-Stillstand können jedem von uns plötzlich und unerwartet begegnen. Bei Ausfall von Atmung und Kreislauf bricht das Transportsystem von Sauerstoff und Kohlendioxid zusammen. Sauerstoff ist für den Organismus überlebensnotwendig und muss den Organen und Geweben ständig zugeführt werden, um deren Funktionsfähigkeit aufrechtzuerhalten (Abb. 5.1).

Am empfindlichsten reagiert das Gehirn auf einen Sauerstoffmangel. Bei plötzlicher Unterbrechung der Sauerstoffzufuhr zum Gehirn tritt innerhalb weniger Sekunden ein Bewusstseinsverlust auf. Ein Mensch oh-

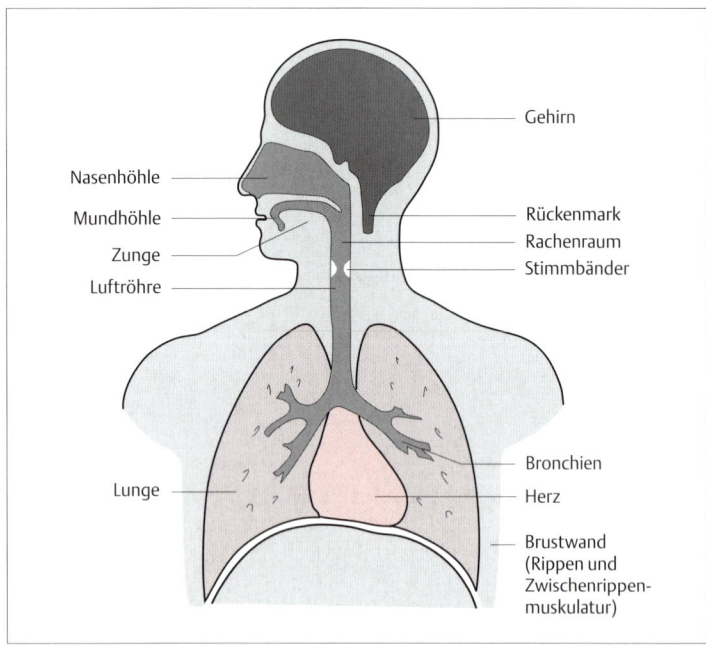

Abb. 5.**1** Zentrale Organe für Kreislauf und Atmung.

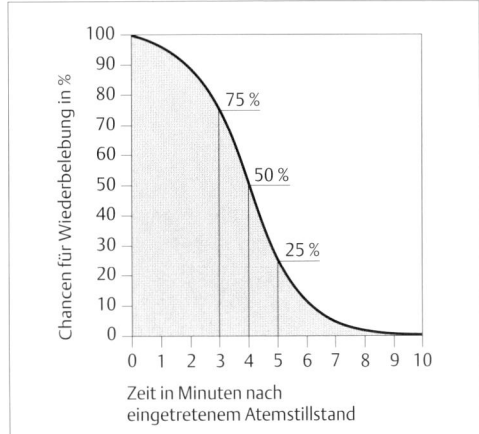

Abb. 5.**2** Zeitlicher Zusammenhang von Wiederbelebungschance und Beginn mit Wiederbelebung nach Atem- und Herzstillstand.

ne Sauerstoff kann nur 3–5 Minuten überleben. Eine Unterbrechung der Sauerstoffzufuhr zum Gehirn von etwa 3 Minuten und länger führt zu Gehirnschäden, die nicht mehr behoben werden können. Daraus ist ersichtlich, dass eine nur geringfügige Verzögerung der Wiederbelebungsmaßnahmen über Leben oder Tod entscheidet. Nur unter besonders günstigen Bedingungen wie starker Unterkühlung, z.B. bei Schiffbrüchigen, Verschütteten in Schneelawinen oder auch bei Schlafmittelvergiftungen, kann die Zeit, in welcher Wiederbelebungsversuche sinnvoll sind, verlängert sein (Abb. 5.**2**).

Aus dieser kurzen Zeitspanne erklärt sich die enorme Bedeutung des Ersthelfers bei lebensbedrohlichen Zuständen wie Atem- und Herz-Kreislauf-Stillstand. Damit akut lebensbedrohlich erkrankte Menschen eine höhere Überlebenschance haben, müssen alle mit den medizinischen und organisatorischen Problemen der Wiederbelebung vertraut sein.

Bei der Wiederbelebung handelt es sich nicht um die Wiedererweckung von den Toten, sondern um Maßnahmen zur Unterstützung oder den künstlichen Ersatz der erloschenen Funktionen Atmung und Kreislauf. Im Vordergrund stehen Atemspende (respiratorische Wiederbelebung) und Herzdruckmassage (zirkulatorische Wiederbelebung). Die respiratorische und zirkulatorische Wiederbelebung wird als kardiopulmonale Reanimation (CPR) bezeichnet.

Symptome und Ursachen von Atem- und Herz-Kreislauf-Stillstand

Atemstillstand

Symptome. Symptome des Atemstillstands sind:
+ keine Atmung (keine Bewegung des Brustkorbs, keine Luftbewegungen aus Nase oder Mund, keine Geräusche in Nase oder Mund),
+ Blauverfärbung der Haut,
+ Erweiterung der Pupillen,
+ Bewusstlosigkeit.

Ursachen. Dem Atemstillstand liegen eine oder mehrere der folgenden Ursachen zugrunde:
+ Teilweise oder völlige Verlegung der Atemwege durch
  • Zurückfallen der Zunge bei bewusstlosen Patienten,
  • Fremdkörper (Gebiss, Blut, Erbrochenes, Kleinteile bei Kindern),
  • Krämpfe oder Schwellungen der Stimmbänder,
  • Verletzungen der Atemwege. Verletzungen des Brustkorbs und der Lungen, wie z.B. Brustkorbquetschungen und Spannungspneumothorax, können ebenso wie schwere Blutungen lebensbedrohlich sein, da durch sie die Funktion von Atmung oder Kreislauf gestört wird. Solche Verletzungen erfordern schnellstens eine chirurgische Versorgung.
+ Störungen des Atemzentrums. Eine Depression des Atemzentrums führt zur Einschränkung der Spontanatmung mit fortschreitendem Sauerstoffmangel und Kohlendioxidüberschuss im Blut. Zunächst wirkt der Kohlendioxidüberschuss als Atemanreiz, da das Atemzentrum jedoch geschädigt ist, kommt es zu einer weiteren Einschränkung der Atmung bis zum Atemstillstand.
  Der Depression des Atemzentrums können verschiedene Ursachen zugrunde liegen:
  • Überdosierung von Schlaf-, Beruhigungs- und Narkosemitteln,
  • übermäßiger Alkoholgenuss,
  • Schlaganfall,
  • Hitzeschäden,
  • Gasvergiftungen,
  • Erkrankungen oder Verletzungen von Gehirn oder Rückenmark.
+ Herz-Kreislauf-Stillstand. Kommt es zu einem Herz-Kreislauf-Stillstand, so verliert der Patient innerhalb von 10–20 Sekunden das Be-

wusstsein. Weitere 20–30 Sekunden später ist der Sauerstoffmangel im Gehirn so groß, dass es auch zum Atemstillstand kommt.

Herz-Kreislauf-Stillstand

Symptome. Symptome des Herz-Kreislauf-Stillstands sind:

+ Atemstillstand, Schnappatmung,
+ Pulslosigkeit,
+ Bewusstlosigkeit,
+ weite Pupillen.

Ursachen. Mögliche Ursachen eines Herz-Kreislauf-Stillstands sind:

+ Herzinfarkt und Herzrhythmusstörungen,
+ Herzklappenschädigungen,
+ schwerer Schock,
+ Blitzschlag und Stromverletzungen,
+ Kohlenmonoxid- und Blausäurevergiftung.

Formen des Herz-Kreislauf-Stillstandes. Beim Herz-Kreislauf-Stillstand können folgende Formen unterschieden werden:

+ Pulslose elektrische Aktivität (PEA) (hypodynamer Kreislaufstillstand): Hierbei ist die Blutmenge, die bei einem Herzschlag ausgeworfen wird, zu klein. Es ist kein Puls am Handgelenk und oft auch kein Puls der Halsschlagader zu tasten. Dies ist z.B. beim schweren Schock durch Blutverlust, beim schweren kardiogenen Schock, bei starker Unterkühlung und bei Schlafmittelvergiftungen der Fall.
+ Kammerflimmern, pulslose ventrikuläre Tachykardie (hyperdynamischer Kreislaufstillstand): Beim Kammerflimmern ziehen sich die einzelnen Herzmuskelfasern aufgrund unkoordinierter elektrischer Aktivität nicht mehr zur gleichen Zeit zusammen. Deshalb wird auch kein Blut mehr in den Körper- und Lungenkreislauf gepumpt. Dies ist z.B. häufig beim Herzinfarkt, bei Stromverletzungen und beim Ertrinken im Süßwasser der Fall.
+ Asystolie: Zustand, in dem keinerlei elektrische oder mechanische Aktivität des Herzens vorhanden ist. Das Herz steht völlig still und wirft kein Blut mehr aus.

Technik der kardiopulmonalen Reanimation

Durchführung der Atemspende und Herzdruckmassage

> Mit der ABC-Regel kann man sich die einzelnen Schritte der Wiederbelebung gut einprägen:
> **A** Atemwege freihalten
> **B** Beatmung der Lunge
> **C** Zirkulation (Kreislauf) wieder herstellen

Atemwege freimachen

Überstrecken des Kopfes.   Die beste, schnellste und einfachste Methode zur Freihaltung der Atemwege ist die Überstreckung des Kopfes. Verlegte Atemwege werden in vielen Fällen durch diese Überstreckung freigemacht oder freigehalten (Abb. 5.**3**).

Esmarch-Handgriff. Genügt die alleinige Überstreckung des Kopfes nicht, kann zusätzlich der Esmarch-Handgriff angewendet werden (Abb. 5.**4**). Mit beiden Händen wird der Unterkiefer gehalten und kräftig nach vorn gezogen. Die Finger umfassen dabei den Kieferwinkel, die

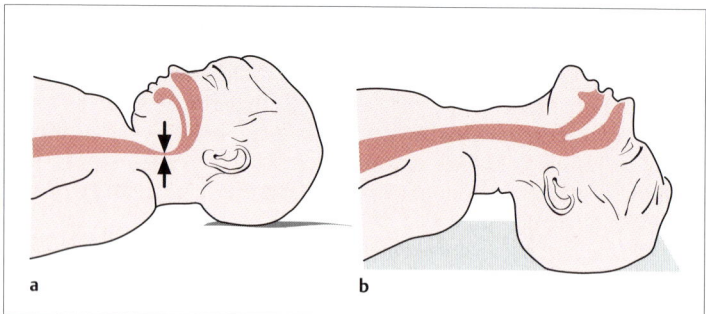

a   b

Abb. 5.**3a** u. **b** Einfluss der Kopf- und Halshaltung auf die Luftwege.
a Bei gebeugtem Hals verlegen die zurückgefallene Zunge und der Unterkiefer die oberen Luftwege.
b Durch Überstrecken des Halses werden die Luftwege frei.

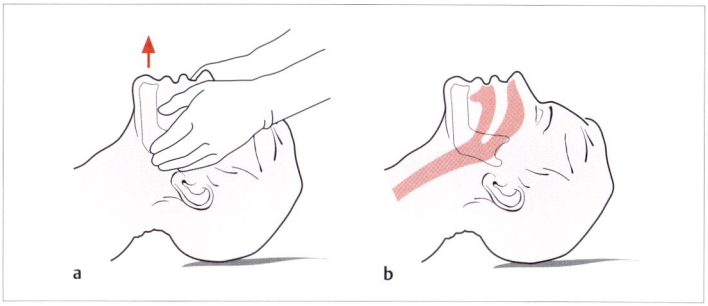

Abb. 5.**4a** u. **b** Esmarch-Handgriff. Der Unterkiefer wird kräftig nach vorn gezogen (**a**), um die Luftwege frei durchgängig zu machen (**b**).

leicht abgespreizten Daumen liegen auf. Atmet der Verletzte nun wieder, bringt man ihn aus der Rückenlage in die stabile Seitenlage.

Fremdkörper aus Mund und Rachen entfernen. Atmet ein Bewusstloser nach korrekt durchgeführtem Freimachen der Atemwege durch Überstrecken des Kopfes bzw. durch Esmarch-Handgriff nicht spontan oder lässt er sich bei Atemstillstand oder Schnappatmung nicht beatmen, muss eine Verlegung der Atemwege durch Schleim, Blut, Erbrochenes, Gebiss oder bei Kindern durch Fremdkörper angenommen werden. In diesem Fall muss der Mund mit dem Dreifach-Handgriff (Esmarch-Handgriff + Mundöffnung) weit geöffnet und der Fremdkörper mit dem Zeigefinger, der mit einem Stück weichen Stoffs umwickelt werden kann, oder mit Zeige- und Mittelfinger entfernt werden. Falls vorhanden, können Mund und Rachen mit einer Absaugpumpe gesäubert werden. Liegt eine Aspiration (Verschlucken von Fremdkörpern in die Luftröhre) vor, ist ein besonderes Vorgehen notwendig (siehe Abschnitt „Besonderheiten bei Ersticken", S. 57).

Stabile Seitenlage. Im Zustand tiefer Bewusstlosigkeit sind wichtige Schutzmechanismen wie der Husten-, Nies- und Würgereflex erloschen. Die Muskulatur ist erschlafft. Dadurch können Speichel, Schleim, Blut und Erbrochenes in die Luftröhre eindringen und innerhalb weniger Minuten den Tod durch Ersticken herbeiführen (Abb. 5.**5**). Durch die stabile Seitenlage, (Abb. 5.**6** und Abb. 5.**7**) kann dies verhindert werden. Etwa 10 % der Todesopfer im Verkehr erliegen nicht ihren Verletzungen, sondern sterben durch Eindringen von Blut oder Erbrochenem in die Luftwege und Lungen (Aspiration).

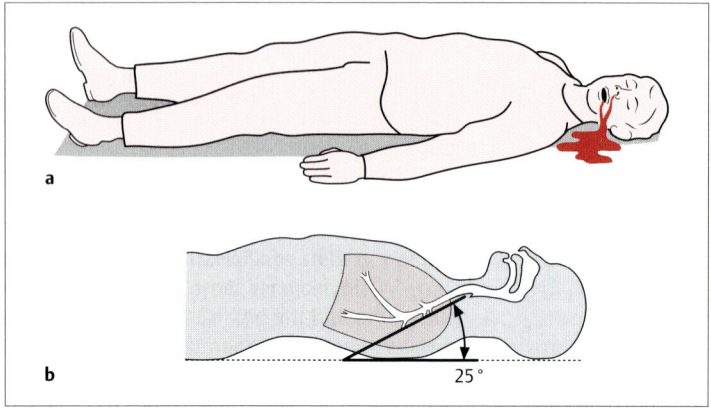

Abb. 5.**5a** u. **b** In Rückenlage droht beim Bewusstlosen die Verlegung der Luftwege durch Zurückfallen des Unterkiefers und der Zunge (**a**) und wegen des Gefälles der Luftröhre (**b**) die Aspiration (Eindringen von Fremdkörpern in die Luftröhre).

Um einen Bewusstlosen in die stabile Seitenlage zu bringen, geht man vor wie folgt: Seitlich an die Person herantreten (Abb. 5.**6**), sie in Hüfthöhe etwas anheben und den nahen Arm unter ihr Gesäß schieben. Nahes Bein des Bewusstlosen beugen und seinen Fuß an das Gesäß stellen. Arm vor dem Brustkorb überkreuzen. Schulter- und Hüftgegend der fernen Seite fassen, den Bewusstlosen behutsam zu sich rollen und stützen, damit er nicht in Bauchlage gerät. Den unter dem Körper liegenden Arm am Ellenbogengelenk etwas nach hinten ziehen und hinter dem Rücken im Ellenbogengelenk beugen. Kopf des Bewusstlosen im Nacken überstrecken und sein Gesicht etwas erdwärts drehen. Die Hand des oben liegenden Armes wird unter die Wange geschoben, die Handfläche liegt dabei auf dem Boden (Abb. 5.**7**).

Atemspende (respiratorische Wiederbelebung)

Die Technik der Atemspende ist selbst für Kinder leicht erlern- und durchführbar. Atmet der Kranke oder Verletzte nach Freimachen und Freihalten der Atemwege nicht, muss sofort die Atemspende eingeleitet werden. Sie wird durchgeführt als Mund-zu-Mund- oder Mund-zu-Nase-Beatmung. An der Atemspende sind die Hände des Helfers nur indirekt

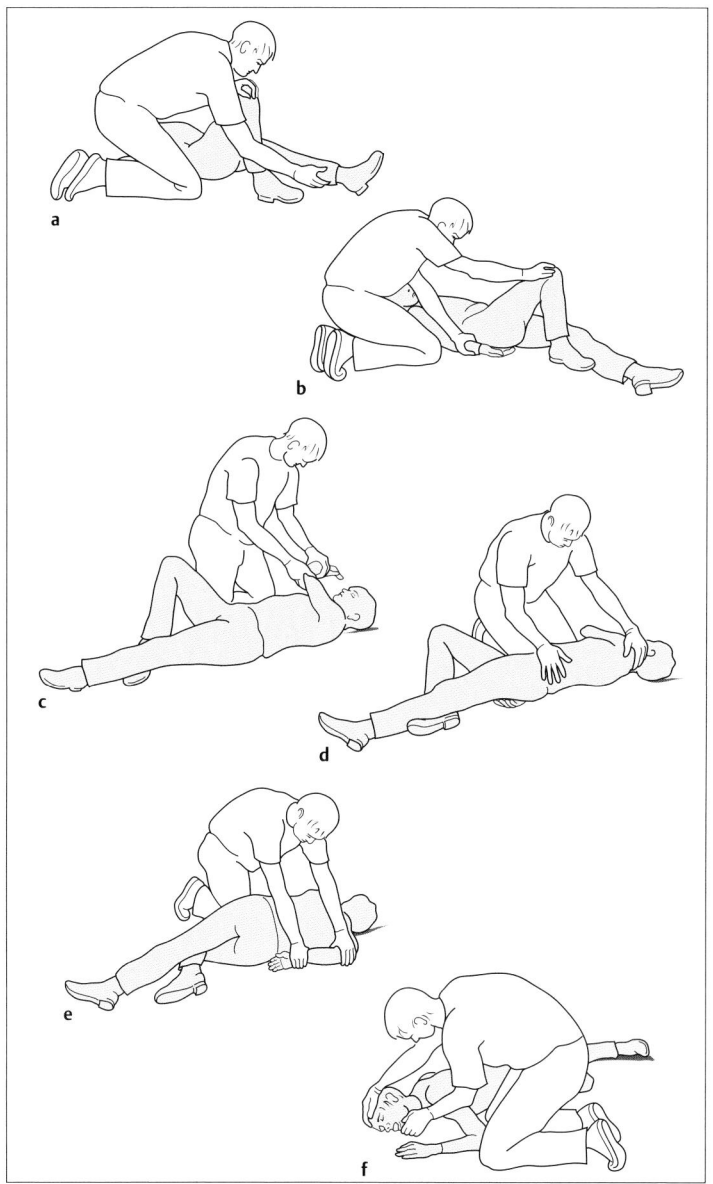

Abb. 5.**6** Drehen eines Bewusstlosen aus der Rückenlage in die stabile Seitenlage.

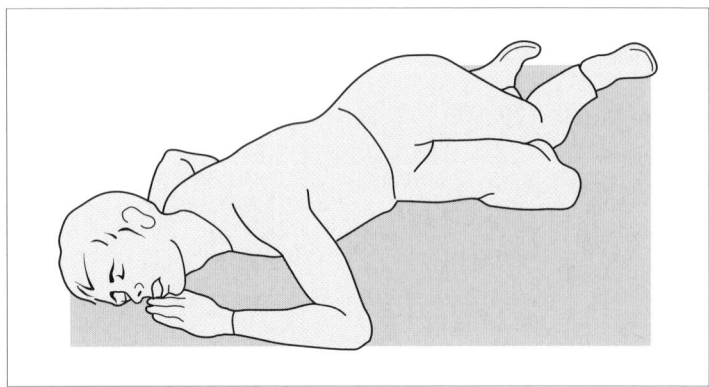

Abb. 5.7 Stabile Seitenlage (NATO-Lage), verhindert die Verlegung der Luftwege und das Eindringen von Fremdkörpern.

beteiligt, sie sorgen durch eine richtige Haltung des Kopfes für das Frei-halten der Atemwege und den Verschluss der Nase bei der Mund-zu-Mund-Beatmung.

Mitunter kommt es bei der Atemspende zur Entleerung des Magens durch Erbrechen. Zur Vermeidung einer Aspiration muss dann der Kopf sofort seitlich und tief gelagert werden, anschließend wird die Mund-höhle gesäubert und die Atemspende fortgesetzt.

Mund-zu-Mund-Beatmung (Abb. 5.8). Der Helfer kniet seitlich neben dem Kopf des Kranken oder Verletzten. Eine Hand drückt die Stirn zurück, während die andere Hand gleichzeitig den Unterkiefer anhebt oder den Mund weit öffnet. Mit kräftigen und gleichmäßigen, aber nicht überhasteten oder forcierten Stößen bläst der Helfer seine Atemluft in den Mund, den er mit seinen Lippen so abdichtet, dass keine Luft ent-weichen kann. Die Nasenlöcher des Verletzten müssen beim Einblasen der Luft durch die Wange oder mit Daumen und Zeigefinger verschlossen werden. Nach erfolgter Atemspende gibt der Helfer die Mund- und Na-senöffnung für die passive Ausatmung frei. Er selbst holt tief Luft und überzeugt sich mit einem raschen Blick, ob der Brustkorb des Verletzten sich wieder senkt. Ein geübter Helfer erkennt am Heben und Senken des Brustkorbs die richtig durchgeführte Atemspende.

Mit etwa 12–15 Atemstößen pro Minute wird eine ausreichende Beat-mung erreicht. Die Einleitung der Atemspende sollte mit 2 Atemstößen von je 2 Sekunden Dauer begonnen werden.

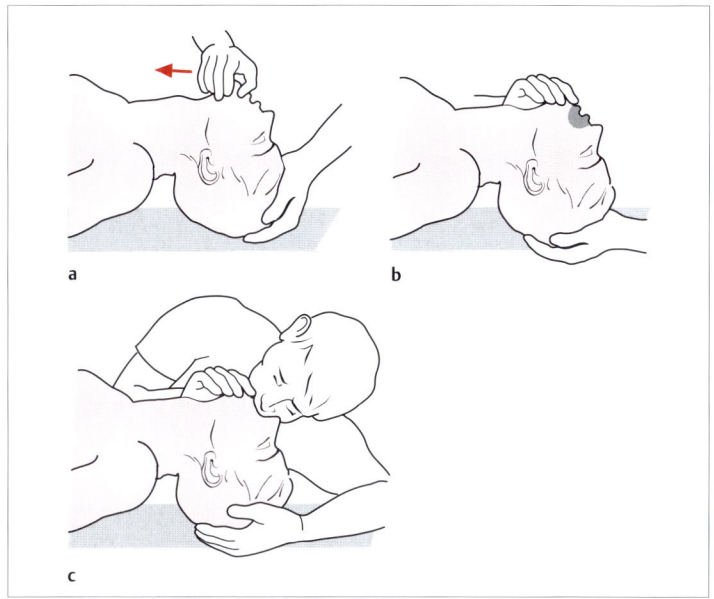

Abb. 5.**8a–c** Atemspende, Technik Mund-zu-Mund.

a Atemwege durch Überstrecken des Kopfes freimachen, Mund mit der einen Hand öffnen.

b Die schraffierte Fläche zeigt die Umgebung des Mundes, die von den Lippen des Beatmers verschlossen wird.

c Atemluft in den geöffneten Mund einblasen. Verschluss der Nasenlöcher durch die Wange des Beatmers.

Mund-zu-Nase-Beatmung (Abb. 5.9). Diese Form ist technisch einfacher als die Mund-zu-Mund-Beatmung. Hier hält die eine Hand des Helfers den Unterkiefer und verschließt den Mund, während der Helfer die Atemspende durch die Nase des Verletzten durchführt.

Atemspende bei Säuglingen (Abb. 5.10). Bei Säuglingen wird der Kopf weniger stark als bei Erwachsenen und Kindern überstreckt, nämlich nur so weit, dass der Kopf in der „Schnüffelposition" ist. Der Helfer verschließt bei der Atemspende mit seinem Mund die Nase und den Mund des bewusstlosen oder verletzten Säuglings und bläst seinen Atem vorsichtig ein, bis sich der Brustkorb hebt. Zu starkes Einblasen führt zu Verletzungen der Lungen durch Überblähung. Die Beatmungsfrequenz be-

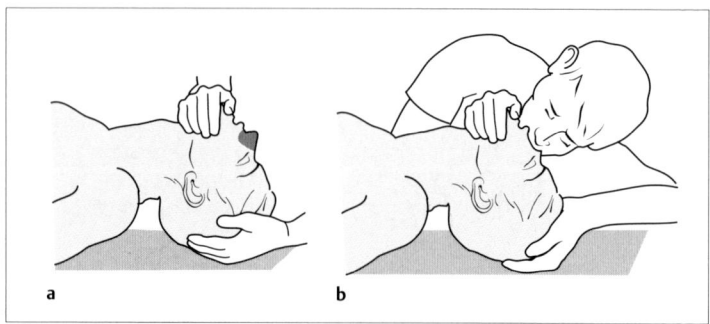

Abb. 5.**9a** u. **b** Atemspende, Technik Mund-zu-Nase.
a Die schraffierte Fläche zeigt die Umgebung der Nase, die vom Mund des Beatmers verschlossen wird.
b Einblasen der Atemluft in die Nase.

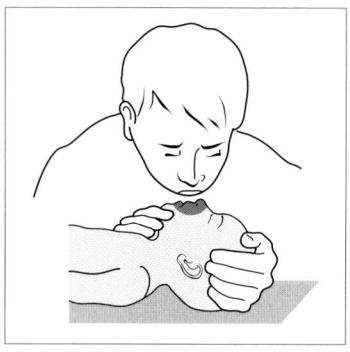

Abb. 5.**10** Mund-zu-Mund-und-Nase-Beatmung bei Kindern unter 1 Jahr.

trägt beim Neugeborenen 40, beim Säugling und Kleinkind 20–30 pro Minute.

Hilfsmittel zur Atemspende. Aus Gründen der Hygiene kann man bei der Atemspende ein Beatmungstuch zwischen den eigenen und den Mund bzw. die Nase des Bewusstlosen legen. Durch die Benutzung eines doppelläufigen Tubus (Safar-Tubus) oder einer Atemmaske kann die Berührung mit dem Verletzten völlig vermieden werden. Die Anwendung von Tubus oder Maske bzw. Maske mit Atembeutel ist, falls vorhanden, setzt eine eigene Schulung voraus (Abb. 5.**11**–Abb. 5.**13**).

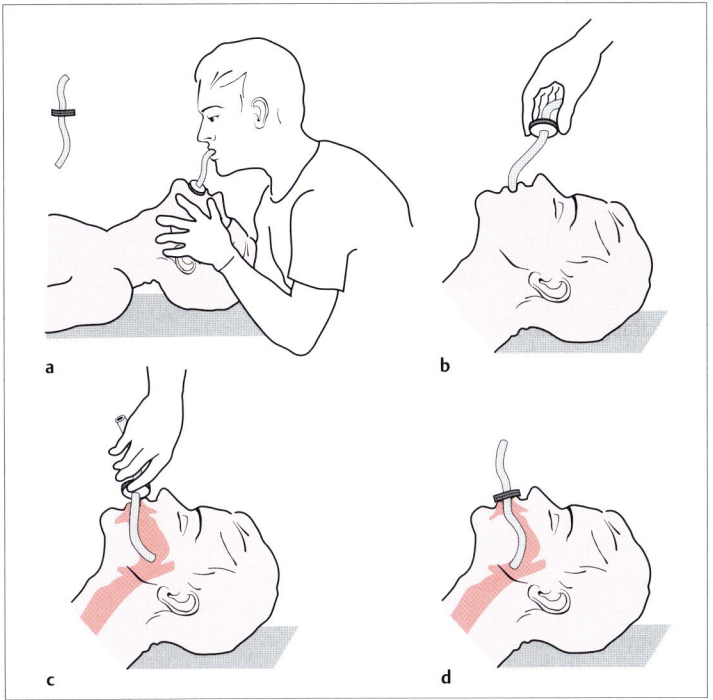

Abb. 5.**11a–d** Beatmung mit dem Safar-Tubus.
a Anwendung des Safar-Tubus.
b Safar-Tubus einführen.
c Der Tubus liegt mit der Biegung auf der Zunge auf.
d Der Tubus wir im Mund um 180° gedreht.

Wiedereinsetzen der Spontanatmung. In günstigen Fällen kehrt die Spontanatmung schon nach wenigen Minuten künstlicher Beatmung wieder. Die Atemspende soll jedoch erst bei völlig normaler Spontanatmung beendet werden.

Zeichen einer suffizienten Atmung sind:
+ Schwinden der Blauverfärbung der Haut,
+ Wiederkehr der rosigen Hautfarbe,
+ Engerwerden der Pupillen,
+ deutliches Heben und Senken des Brustkorbs.

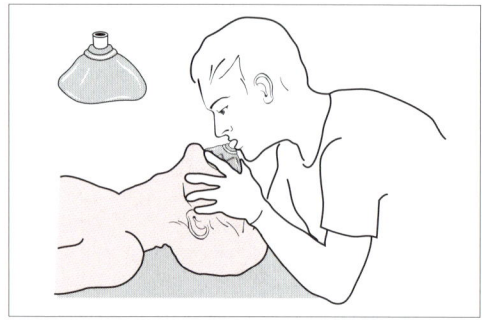

Abb. 5.**12** Beatmung mit Maske.

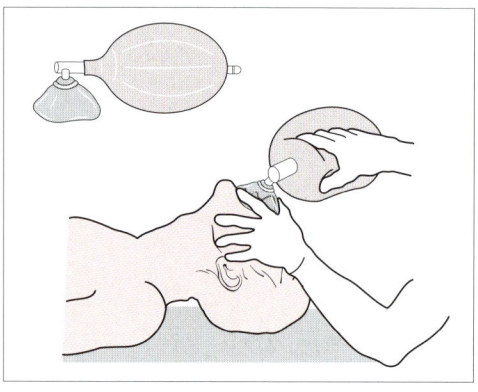

Abb. 5.**13** Beatmung mit Maske und Atembeutel (z.B. Ambu-Beutel).

Eine fortlaufende Kontrolle der Atemfrequenz und der Atemtiefe ist jedoch weiterhin erforderlich. Bei erneutem Atemstillstand muss wieder eine Atemspende durchgeführt werden.

Herzdruckmassage (zirkulatorische Wiederbelebung)

Bei der Ersten Hilfe des Kreislaufstillstandes wird eine „äußere Herzmassage" durchgeführt. Ihr Ziel ist die notfallmäßige Wiederherstellung eines Minimalkreislaufes und die minimale Versorgung der überlebenswichtigen Organe Herz und Gehirn mit Sauerstoff. Deshalb muss die Herzdruckmassage immer zusammen mit der Atemspende durchgeführt werden. Neuere Untersuchungen haben gezeigt, dass der Wirkmechanismus der Herzdruckmassage sowohl auf der Erhöhung des Drucks in der Brusthöhle als auch auf der Druckerhöhung durch die Beatmung beruht. Das Zeitverhältnis von Drücken (Herzkompression, künstliche Systole) zum Loslassen (Relaxation, künstliche Diastole) soll 1:1 betragen. Während der Herzdruckmassage beträgt das künstliche Herzzeitvolumen (Pumpmenge des Herzens in den Kreislauf pro Minute) allerdings höchstens 1/3 des Normalwerts. Die Hirndurchblutung (zerebraler Blutfluss) liegt unter 20 % und die Durchblutung der Herzkranzgefäße (koronarer Blutfluss) unter 10–20 % der normalen Durchblutung.

Wenn ein Herz- und damit ein Kreislaufstillstand aufgetreten ist, ist es für den Helfer unwichtig zu wissen, wodurch der Stillstand ausgelöst wurde. Die Diagnose und auch die Behandlung ist immer die gleiche. Man soll keine Zeit mit der Diagnose verlieren und sofort mit der Atemspende und der äußeren Herzdruckmassage beginnen. Für den Beginn einer erfolgreichen Wiederbelebung stehen nur 3 Minuten zur Verfügung!

Durchführung. Der Patient wird auf den Rücken und auf einer möglichst harten Unterlage gelagert. In aller Regel ist die Lagerung auf dem Fußboden ausreichend und eine zusätzliche Unterlage nicht notwendig. Zur Verbesserung des Minimalkreislaufes können die Beine hochgelegt werden.

Der Helfer kniet neben dem Patienten und sucht den korrekten Druckbereich auf, indem er mit dem Mittelfinger der ersten Hand am Rippenbogen entlangfährt bis zu der Stelle, an der Rippen und Brustbein sich vereinigen. Hier werden 2 Finger (Zeigefinger) quer in Richtung des Kopfes auf das Brustbein gelegt. Direkt daneben (in Richtung Kopf) wird der Ballen der zweiten Hand aufgelegt. Er sollte sich nun in der Mitte der unteren Brustbeinhälfte befinden. Dann wird der Ballen der ersten Hand auf den Rücken der zweiten gesetzt und die Finger werden hochgestreckt (Abb. 5.**14**).

Nun wird der Oberkörper senkrecht über dem Patienten ausgerichtet und mit gestreckten Armen das Brustbein um ca. 1/3–1/2 des Brustkorbdurchmessers kräftig eingedrückt (Abb. 5.**15**). Die Frequenz soll mindestens 100/min betragen. Bei ausreichender Herzdruckmassage kann man den Puls der Halsschlagader (A. carotis) oder der Beinschlagader (A. femoralis) tasten.

Herzdruckmassage bei Säuglingen. Bei Neugeborenen und Säuglingen wird die Herzdruckmassage nur mit 2 Fingern durchgeführt, um Verletzungen zu vermeiden (Abb. 5.**16**). Wegen des hohen Zwerchfellstandes

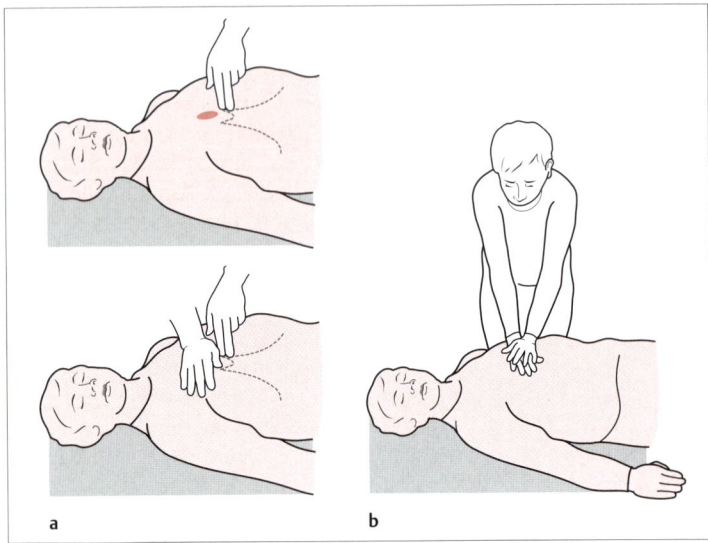

Abb. 5.**14a** u. **b** Herzdruckmassage beim Erwachsenen.
a Druckpunkt aufsuchen.
b Kompression.

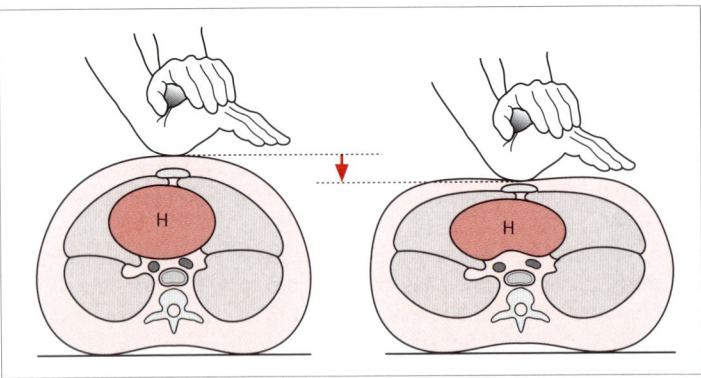

Abb. 5.**15** Das Herz (H) wird bei der Herzdruckmassage zwischen Brustbein und Wirbelsäule zusammengepresst. Das Brustbein wird 4–5 cm gegen die Wirbelsäule gedrückt.

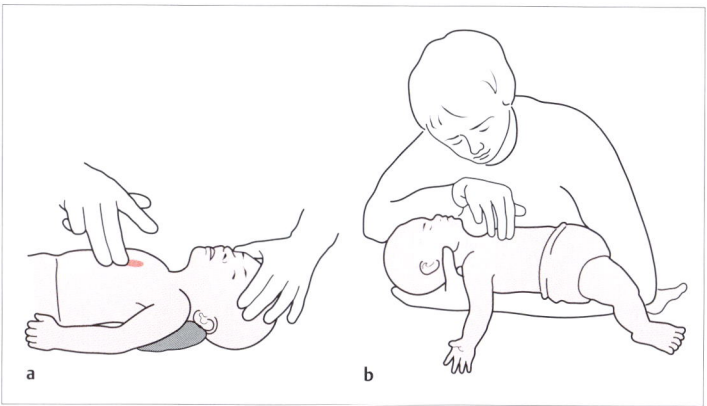

Abb. 5.**16a** u. **b** Herzdruckmassage beim Säugling.
a Druckpunkt aufsuchen.
b Kompression.

wird nicht das untere, sondern das mittlere Brustbeindrittel rhythmisch komprimiert. Der korrekte Druckbereich liegt 1 Querfinger unterhalb der Verbindungslinie zwischen den beiden Brustwarzen. Als Widerlager wird die andere Hand unter den Rücken des Kindes gelegt. Die Anzahl der Kompressionen soll bei 120 pro Minute liegen.

Wirksamkeit der Herzdruckmassage. Wichtige Hinweise auf eine gute Herzdruckmassage sind Veränderungen von Pupillen, Hautfarbe und die Tastbarkeit des Pulses. Sobald das Gehirn mit Sauerstoff versorgt wird, werden die Pupillen enger und reagieren wieder auf Lichteinfall. Die graue Verfärbung der Haut weicht zumindest einer Blauverfärbung. Bei ausreichender Herzdruckmassage soll der Puls der Halsschlagader (A. carotis) oder der Beinschlagader (A. femoralis) tastbar sein. Bei Wiedereinsetzen der normalen Herzaktion verfärbt sich die Haut rosig, der Puls wird tastbar. Ansätze einer beginnenden Spontanatmung sind ein weiteres wichtiges Kriterium für eine erfolgreiche Herzdruckmassage.

Mögliche Fehler bei der äußeren Herzdruckmassage. Eine korrekt durchgeführte Herzdruckmassage bedarf der Übung und ist vor allem auch sehr anstrengend. Fehler, die eine effektive Herzdruckmassage verhindern, können sein:

✚ Patient nicht flach auf dem Boden oder harter Unterlage gelagert,
✚ Beine nicht hochgelagert (zur Verbesserung des Minimalkreislaufs),

+ verzögerter Beginn: Gefahr von irreversiblen Hirnschäden,
+ falscher Druckbereich: Bruch des Brustbeins und der Rippen, Pneumothorax und innere Verletzungen möglich,
+ Herzkompression zu kurz,
+ Unterbrechungen länger als 5 Sekunden.

Es muss mit Nachdruck darauf hingewiesen werden, dass durch die Kompression des Brustkorbs bei der Herzdruckmassage keine künstliche Beatmung der Lunge erfolgt. Ohne eine zusätzliche Beatmung kann eine Herzdruckmassage nicht erfolgreich sein. Es muss also gleichzeitig eine ausreichende Beatmung in Form der Mund-zu-Mund- oder Mund-zu-Nase-Technik durchgeführt werden.

Außerdem ist es wichtig zu bedenken, dass eine falsch durchgeführte Wiederbelebung immer noch besser ist als überhaupt keine. Ohne diese Maßnahmen hat ein Bewusstloser mit Atem- und Herz-Kreislauf-Stillstand keine Überlebenschance.

Ablaufschema zur Durchführung lebensrettender Sofortmaßnahmen

Erwachsene und Kinder über 8 Jahren (Abb. 5.17)

+ Sichern Sie den Patienten und sich selbst.
+ Reagiert der Patient auf leichtes Schütteln oder Ansprache?
  • Ja – Lagern Sie Ihn bequem und holen Sie Hilfe.
  • Nein – Bringen Sie den Patienten in Rückenlage, kontrollieren Sie die Atemwege. Es ist besser, eine dritte Person Hilfe holen zu lassen.
+ Atmet der Patient bei freien Atemwegen spontan?
  • Ja – Bringen Sie den Patienten in die stabile Seitenlage und kontrollieren Sie den Zustand regelmäßig.
  • Nein – Beatmen Sie 2-mal langsam über 2 Sekunden, sodass sich der Brustkorb hebt und senkt (lässt sich der Patient nur gegen hohen Widerstand beatmen, s. Abschnitt „Besonderheiten beim Ersticken", S. 57).
+ Zeigt der Patient Kreislaufzeichen (Husten oder Bewegungen)?
  • Ja – führen Sie die Beatmung fort, bis der Patient von selbst zu atmen beginnt. Kontrollieren Sie den Effekt der Beatmung nach jeder

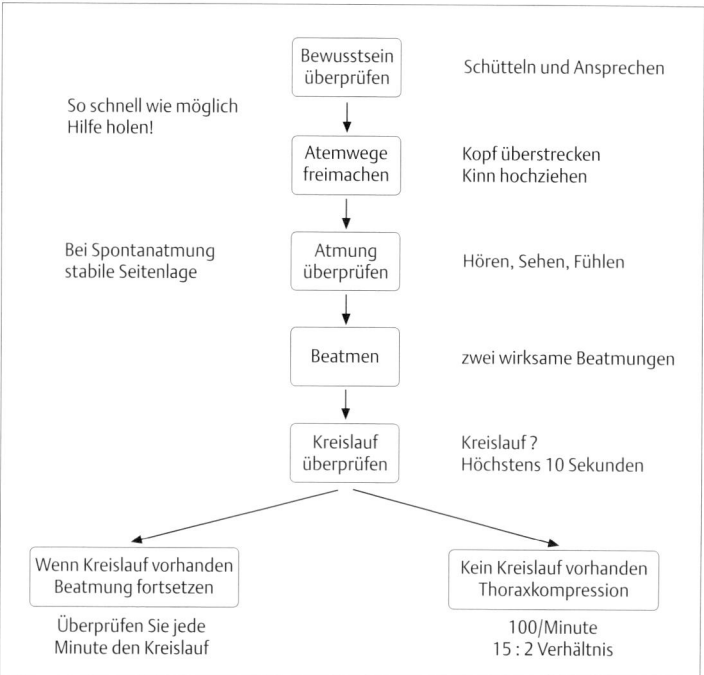

Abb. 5.17 BLS-Algorithmus im Erwachsenenalter (Basismaßnahmen der Reanimation).

10. Atemspende. Bringen Sie den Patienten bei einsetzender Spontanatmung in die stabile Seitenlage.

- Nein – Suchen Sie den Druckbereich in der unteren Hälfte des Brustbeins auf und führen Sie 15 Herzdruckmassagen durch. Dann überstrecken Sie den Kopf erneut und beatmen erneut mit 2 Atemspenden. Führen Sie dann unverzüglich wiederum 15 Herzdruckmassagen durch. Wiederholen Sie Herzdruckmassage und Atemspende im Verhältnis 15 : 2, bis Hilfe eintrifft oder der Patient Lebenszeichen zeigt. Kontrollieren Sie etwa alle 3 Minuten auf Lebenszeichen (Spontanatmung und Kreislaufzeichen).

> **Merke:**
> - Hole möglichst frühzeitig Hilfe oder lasse Hilfe holen.
> - Beginne die Wiederbelebung schnellstmöglich.
> - Beginne die Atemspende mit 2 kräftigen Atemstößen zu je 2 Sekunden.
> - Beginne die Herzdruckmassage mit 15 Kompressionen und gib 2 Atemstöße dazwischen. Dieser Rhythmus gilt unabhängig davon, ob 1 Helfer die Maßnahmen alleine oder 2 Helfer die kardiopulmonale Reanimation gemeinsam durchführen.
> - Unterbrich niemals die Atemspende und Herzdruckmassage für mehr als 5 Sekunden, bevor nicht Atmung und Herztätigkeit wieder hergestellt sind.

Säuglinge und Kinder unter 8 Jahren (Abb. 5.18)

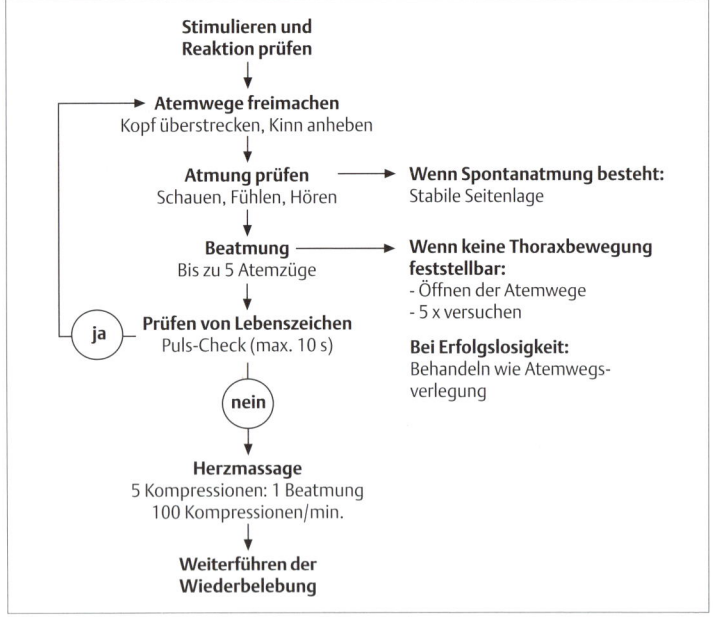

Abb. 5.**18** BLS-Algorithmus im Kindesalter (Basismaßnahmen der Reanimation, nach European Resuscitation Council).

✚ Sichern Sie das Kind und sich selbst.
✚ Reagiert das Kind auf leichtes Schütteln oder Ansprache?
 • Ja – Lagern Sie es bequem und holen Hilfe.
 • Nein – Bringen Sie das Kind in Rückenlage, machen Sie die Atemwege frei. Dann bringen Sie das Kind in stabile Seitenlage bevor Hilfe geholt wird. Es ist besser eine dritte Person Hilfe holen zu lassen.
✚ Atmet das Kind bei freien Atemwegen spontan?
 • Ja – Bringen Sie das Kind in die stabile Seitenlage und kontrollieren Sie den Zustand regelmäßig.
 • Nein – Beatmen Sie zweimal über 1–1,5 Sekunden, sodass sich der Brustkorb hebt und senkt (lässt sich das Kind nur gegen hohen Widerstand beatmen, s. Abschnitt „Besonderheiten beim Ersticken", S. 57). Beachten Sie die unterschiedliche Kopfhaltung von Säuglingen und Kindern zur Beatmung.
✚ Zeigt das Kind Kreislaufzeichen (Würgen, Husten oder Bewegungen)?
 • Ja – Führen Sie die Beatmung fort, bis das Kind von selbst zu atmen beginnt. Kontrollieren Sie den Effekt der Beatmung nach jeder 10. Atemspende. Bringen Sie das Kind bei einsetzender Spontanatmung in die stabile Seitenlage.
 • Nein – Suchen Sie den Druckbereich 1 Querfinger unterhalb der Verbindungslinie zwischen den beiden Brustwarzen auf und beginnen Sie mit 5 Herzdruckmassagen. Dann überstrecken Sie den Kopf (Kind) oder bringen den Kopf in die Schnüffelposition (Säugling) und beatmen erneut mit 1 Atemspende. Führen Sie dann unverzüglich erneut 5 Herzdruckmassagen durch. Wiederholen Sie Herzdruckmassage und Atemspende im Verhältnis 5 : 1, bis Hilfe eintrifft oder das Kind Lebenszeichen zeigt. Kontrollieren Sie etwa alle 3 Minuten auf Lebenszeichen (Spontanatmung und Kreislaufzeichen).

Merke:
 • Ist mehr als 1 Helfer anwesend, sollte einer mit der Reanimation beginnen, während der andere Hilfe holt. Ist nur 1 Helfer anwesend, führen Sie 1 Minute Reanimationsmaßnahmen durch, bevor Sie Hilfe holen.
 • Einzige Ausnahme für die 1-minütige Reanimation bevor Hilfe geholt wird, ist das Kind mit bekannter Herzerkrankung, das plötzlich bewusstlos wird. In diesem Fall ist der Herzstillstand wahrscheinlich rhythmusbedingt und das Kind braucht schnellstmöglich einen Defibrillator. Es sollte also sofort Hilfe geholt werden.

- Beginne die Wiederbelebung schnellstmöglich.
- Beginne die Atemspende mit 2 Atemstößen zu je 1–1,5 Sekunden.
- Beginne die Herzdruckmassage mit 5 Kompressionen und gib 1 Atemstoß dazwischen. Dieser Rhythmus gilt unabhängig davon ob 1 Helfer die Maßnahmen alleine oder 2 Helfer die kardiopulmonale Reanimation gemeinsam durchführen (Abb. 5.**19**).
- Unterbrich niemals die Atemspende und Herzdruckmassage für länger als 5 Sekunden, bevor nicht Atmung und Herztätigkeit wieder hergestellt sind.
- Bei Schwierigkeiten eine effektive Beatmung zu erreichen:
  - kontrolliere erneut den Mund des Kindes und entfernen Sie Fremdkörper,
  - vergewissere Dich über die korrekte Lagerung des Kopfes (Säugling in Schnüffelposition, Kind überstreckt),
  - versuche mindestens 5 Beatmungen, um 2 effektive zu erreichen. Gelingt dies nicht, fahren Sie fort wie im Abschnitt „Besonderheiten bei Ersticken" (S. 57) dargelegt.

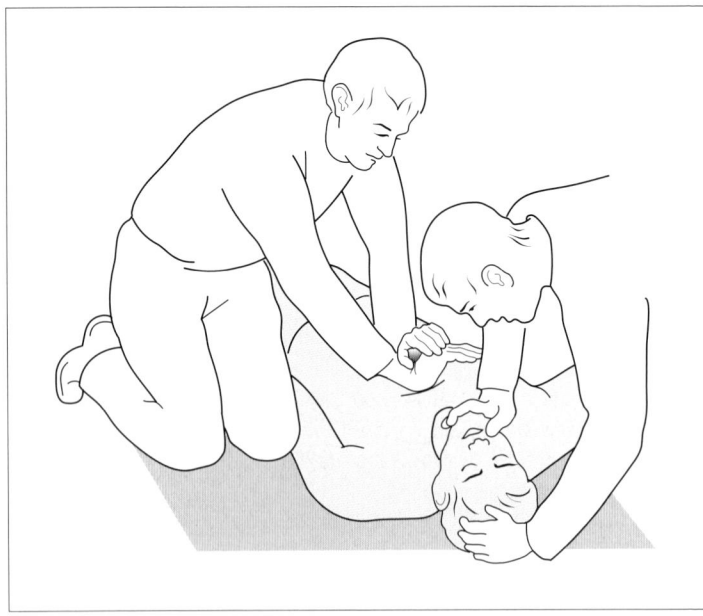

Abb. 5.**19** Herzdruckmassage und Atemspende durch 2 Helfer.

Zusammenfassung der kardiopulmonalen Reanimation

Phase I: Grundlegende Wiederbelebungsmaßnahmen

✚ Bei Bewusstlosigkeit:
(A) Atemwege freihalten/freimachen
- Esmarch-Handgriff (Kopf überstrecken, Unterkiefer vorziehen),
- stabile Seitenlage,
- Mund und Rachen reinigen,
- bei Fremdkörperaspiration: Schläge zwischen die Schulterblätter, Heimlich-Handgriff und Kompression des Brustkorbes (s. Abschnitt „Besonderheiten bei Ersticken", S. 57).

✚ Bei fehlender Spontanatmung:
(B) Beatmung
- Kopf überstrecken,
- 2-mal Atemspende (Mund zu Mund, Mund zu Nase, Mund zu Tubus oder Maske und Beatmungsbeutel),
- bei vorhandenen Kreislaufzeichen (5–10 Sekunden) weiter beatmen,
- Frequenz 12-mal pro Minute.

✚ Bei Pulslosigkeit und Schnappatmung:
(C) Zirkulation (Kreislauf) aufrechterhalten
- Erwachsene/Kinder über 8 Jahre: 2-mal Atemspende, 15-mal Herzdruckmassage,
- Säuglinge/Kinder unter 8 Jahre: 1-mal Atemspende, 5-mal Herzdruckmassage,
- Herzdruckmassagefrequenz 100/min, Verhältnis Kompression zu Relaxation 1 : 1.

Phase II: Weiterführende ärztliche Maßnahmen zur Wiederherstellung des Kreislaufs

Herzdruckmassage und Beatmung nicht unterbrechen. Wenn möglich, endotracheale Intubation und Beatmung.

✚ Ärztliche Maßnahmen

Fortführung der äußeren Herzdruckmassage und Atemspende. Schnellstmögliche EKG-Ableitung. Bei Kammerflimmern oder -flattern externe Defibrillation (200–200–360 J). Sobald wie möglich Intubation und Beatmung mit Sauerstoff. 1,0 mg Adrenalin i.v. Die endobroncheale Instillation der 3fachen Adrenalindosis (3,0 mg), verdünnt auf 10 ml mit physiologischer Kochsalzlösung, ist ebenso wirksam wie die i.v. Gabe von 1,0 mg Adrenalin. Wenn erforderlich, Repetitionsdosen alle 2–3 Minuten. Pufferung mit einer 8,4%igen Natriumbicarbonatlösung frühestens nach 20 Minuten in eine Dosis 0,5 mmol/kgKG. Eine weitere Korrektur der Azidose soll nur nach vorheriger Bestimmung des Säure-Basen-Haushaltes durchgeführt werden.

(D) Drugs (Medikamente) und Infusionen

Adrenalin

Indikation: alle Formen des Herz-Kreislauf-Stillstands.

Dosierung: Erwachsene 1,0 mg i.v. oder 3,0 mg intratracheal (verdünnt auf 1 : 10), Kinder 0,01 mg/kgKG i.v. (0,01 mg = 0,1 ml der 1 : 10.000 verdünnten Lösung), Neugeborene 0,01–0,03 mg/kgKG intratracheal oder in V. umbilicalis, Wiederholung alle 3–5 Minuten.

Amiodaron

Indikation: ventrikuläre Tachykardie, Kammerflimmern und -flattern.

Dosierung: 300 mg als Bolus.

Lidocain

Indikation: ventrikuläre Tachykardien, Kammerflimmern und -flattern bei gesichertem Myokardinfarkt (wenn Defibrillation nicht möglich).

Dosierung: 1,5 mg/kgKG i.v.

Natriumbicarbonat (NaHCO$_3$) 8,4 %

Indikation: bei länger als 3–5 Minuten bestehendem Herzstillstand möglich.

Dosierung: 1 mval/kgKG i.v.; 1 mval = 1 ml.

(E) Elektrotherapie

Defibrillation: 200–200–360 J. Indikation: Kammerflimmern und -flattern, ventrikuläre Tachykardien. Frühestmöglicher Einsatz der Defibrillation, wenn vorhanden noch vor Intubation und Medikamentengabe, da kausale Therapieform!

Die Indikation für den *präkordialen Faustschlag* besteht nur bei direkt beobachtetem Kreislaufstillstand. Man schlägt einmalig mit der Faust aus etwa

30 cm Höhe kräftig auf das untere Drittel des Brustbeins. Bei Misserfolg muss sofort defibrilliert und mit Beatmung und externer Herzdruckmassage begonnen werden.

Besonderheiten bei Ersticken

Handelt es sich nur um eine teilweise Verlegung der Atemwege, kann der Patient den Fremdkörper meist aushusten. Sind die Atemwege jedoch komplett verlegt, so ist dies oft nicht mehr möglich. Häufig kommt es beim Essen, oder wenn ein Kind sich etwas in den Mund gesteckt hat, zur Verlegung der Atemwege (Bolusaspiration). Oft greift sich der vom Ersticken bedrohte Patient an den Hals. Bei einer kompletten Verlegung der Atemwege kann der Patient weder sprechen noch atmen oder husten.

Bei Aspiration (Eindringen von Fremdkörpern in die Luftröhre) müssen als Erste Hilfe die im Folgenden aufgeführten Maßnahmen durchgeführt werden.

Bei Erwachsenen und Kindern über 1 Jahr:

✚ Beim nicht bewusstlosen Patienten: Provozieren eines künstlichen Hustenstoßes durch 5 kräftige Schläge zwischen die Schulterblätter in Kopftieflage (Abb. 5.**20a**). Helfen diese 5 Schläge nicht, kann als ultima ratio mit dem Heimlich-Handgriff ein künstlicher Hustenstoß erzeugt werden. Beim stehenden oder sitzenden Patienten schlingt der Helfer die Arme von hinten um die Taille des Patienten, über dem Bauch zwischen Nabel und den Rippen wird eine Hand zur Faust geballt. Mit der anderen Hand ergreift man die Faust und drückt dann kurz und kräftig – wenn nötig mehrmals – in Kopftieflage den Bauch schräg nach oben und hinten ein. Wenn der Patient liegt, setzt man sich in Hüfthöhe rittlings über den Patienten, legt die Hände mit der Handfläche nach unten übereinander zwischen Nabel und Brustkorb und drückt sie kurz und kräftig in Richtung auf das Zwerchfell (Abb. 5.**20b**). Der Heimlich-Handgriff ist allerdings gefährlich, da bei seiner Anwendung jede Art von inneren Verletzungen ausgelöst werden können (keine Laienmaßnahme).

✚ Nach Durchführung der genannten Maßnahmen wird die Mundhöhle erneut inspiziert, ob jetzt ein Fremdkörper sichtbar ist. Wenn ja, den Fremdkörper entfernen und die Atmung kontrollieren. Wenn kein Fremdkörper sichtbar geworden ist und die Atemwegsverlegung fortbesteht, werden erneut 5 Schläge zwischen die Schulterblätter und 5 Oberbauchkompressionen im Wechsel durchgeführt.

✚ Ist oder wird der Patient bewusstlos, dann wird der Brustkorb 15-mal wie bei der Herzdruckmassage komprimiert. Danach wird die Mundhöhle überprüft, ob Fremdkörper nach oben bewegt worden sind und diese ggf. entfernt. Anschließend wird erneut versucht, den Patienten zu beatmen. Der Heimlich-Handgriff darf beim bewusstlosen Patienten aufgrund der großen Verletzungsgefahr nicht durchgeführt werden!

Bei Säuglingen:

✚ Bei Säuglingen darf der Heimlich-Handgriff unabhängig vom Bewusstseinszustand aufgrund der großen Verletzungsgefahr nie durchgeführt werden. Hier werden in Bauchlage 5 Schläge auf den Rücken durchgeführt (Abb. 5.**20a**). Führt dies nicht zum Erfolg, wird der Brustkorb 5-mal wie bei der Herzdruckmassage komprimiert.

▬▬ Besonderheiten bei Ertrinken

> Atemspende, Herzdruckmassage, Schutz vor Unterkühlung (Einwickeln in warme Decke oder Alufolie).

Häufigkeit. Jährlich werden weltweit etwa 140.000 Todesfälle durch Ertrinken registriert. Davon sind 20–40 % Kinder unter 5 Jahren. In der Altersgruppe der Kinder unter 5 Jahren ist Ertrinken die zweithäufigste unfallbedingte Todesursache und bezogen auf Gesamtzahl der Todesursachen die dritthäufigste. Nur 10 % dieser Unfälle ereignen sich am Meer, die überwiegende Mehrzahl in Bächen, Seen, Schwimmbädern oder privaten Schwimmbecken.

Vom Ertrinken unterscheidet man das Beinaheertrinken, dessen Häufigkeit nur geschätzt werden kann. Die Zahl liegt sicherlich ein Vielfaches höher als die für das Ertrinken. Unter Beinaheertrinken versteht man den Zustand nach Untertauchen ohne Todesfolge.

Ursachen. Bei Kindern handelt es sich meist um mangelnde Schwimmfähigkeit, Unterkühlung, Erschöpfung, seltener um Krampfanfälle oder Unterzuckerung. Bei Erwachsenen können auch Medikamente oder Alkohol zum Ertrinken beitragen.

Formen des Ertrinkens. Unter *primärem Ertrinken* versteht man die Abläufe, die unmittelbar nach dem Unfallereignis eintreten. Im Gegensatz dazu versteht man unter *sekundärem Ertrinken* die Spätfolgen eines zunächst überlebten Ertrinkungsunfalls, die dann zum Tod führen.

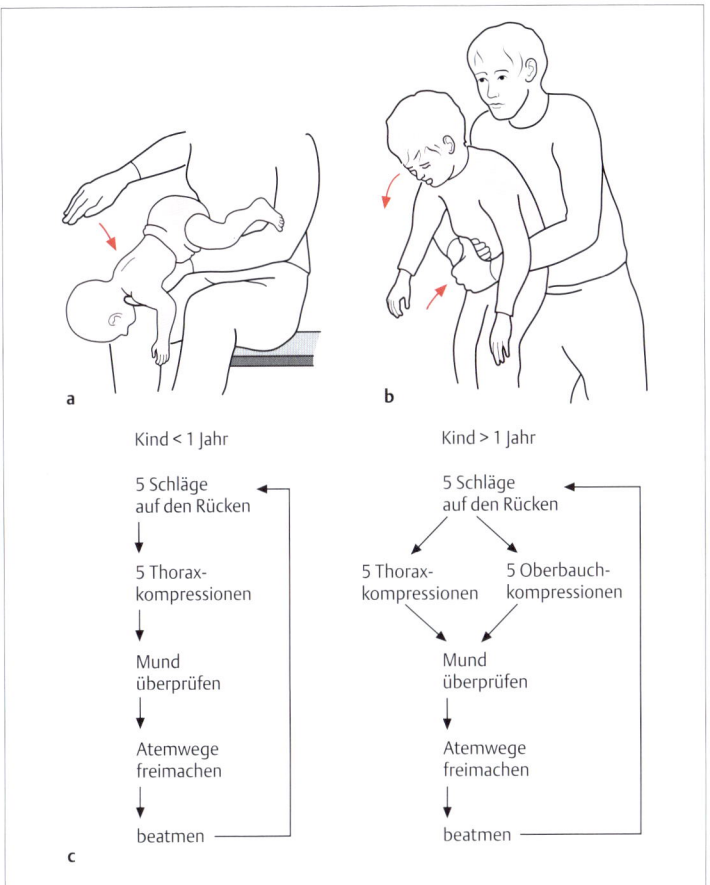

Kind < 1 Jahr

5 Schläge
auf den Rücken

↓

5 Thorax-
kompressionen

↓

Mund
überprüfen

↓

Atemwege
freimachen

↓

beatmen

Kind > 1 Jahr

5 Schläge
auf den Rücken

↓

5 Thorax-
kompressionen   5 Oberbauchkompressionen

↓

Mund
überprüfen

↓

Atemwege
freimachen

↓

beatmen

a   **b**   **c**

Abb. 5.**20a–c** Maßnahmen bei Verlegung der Atemwege durch einen Fremdkörper.
a Entfernen eines Fremdkörpers in den Atemwegen durch Schläge auf den Rücken.
b Heimlich-Handgriff.
c Vorgehen bei Atemwegsverlegung im Kindesalter.

Phasen des Ertrinkens. Bei einem Sturz ins Wasser kommt es zunächst meist zu Panikstrampeln und Schwimmbewegungen. Dabei hält der Ertrinkende bewusst die Luft an. Nach einer gewissen Zeit des Luftanhaltens kommt es dann zwangsläufig zu einer überstarken Einatmung, die bei unter der Wasseroberfläche befindlichem Kopf zur drohenden Einatmung von Wasser führt. Gelangt Wasser in die Atemwege, verkrampfen sich die Stimmbänder im Kehlkopf. So wird eine große Menge Wasser geschluckt und gelangt in den Magen. Durch die weiterhin unterbrochene Atmung kommt es zur Bewusstlosigkeit und zur Lösung des Stimmbandkrampfes, sodass dann Wasser passiv in die Lungen gelangt.

Wenn der Stimmbandkrampf unmittelbar nach Eintauchen in das Wasser ausgelöst wird, ist auch ein Ertrinken ohne Wassereintritt in die Lunge möglich.

Die Mehrzahl der Ertrinkenden atmet keine großen Mengen an Wasser ein, da dies durch die Kehlkopfverkrampfung verhindert wird. Daher ist die Frage, ob es sich um Süß- oder Salzwasserertrinken handelt für die Erste Hilfe von zweitrangiger Bedeutung.

Merke:
Alle Maßnahmen zur Entfernung des Wassers aus Lungen und Magen, z.B. Ausschütteln des Ertrunkenen, sind überflüssig und gefährlich, weil kostbare Zeit bis zur Einleitung der Beatmung verloren geht. Einmal in die Lungen eingedrungenes Wasser kann durch solche Maßnahmen nicht entfernt werden.

+ Sofortmaßnahmen
- Bei Atemstillstand sofortiger Beginn mit der Atemspende, nach Möglichkeit schon während der Rettung im Wasser.
- Bei Kreislaufstillstand nach der Rettung Beginn mit der äußeren Herzdruckmassage.
- Schutz vor Unterkühlung (Einwickeln in warme Decke oder Alufolie).
- Rascher Transport ins Krankenhaus, notfalls unter Fortsetzung der Atemspende und Herzdruckmassage im Notarztwagen.

Das Alter des Ertrunkenen und die Wassertemperatur sind neben der Dauer des Herz-Kreislauf-Stillstandes wichtige Kriterien für den Erfolg der Wiederbelebung. Kinder tolerieren eine Asphyxie (Aussetzen der Atmung) besser als Erwachsene. Eine vollständige Wiederherstellung der Gehirnfunktionen ist auch nach längerem Untertauchen möglich – insbesondere dann, wenn eine schwere Unterkühlung aufgetreten ist, die den Sauerstoffverbrauch des Organismus deutlich herabsetzt.

Deshalb muss die Wiederbelebung von Anfang an konsequent durchgeführt und darf nicht voreilig aufgegeben werden.

✚ Ärztliche Maßnahmen

Vor und während des Transports: Intubation und Beatmung mit 100 % Sauerstoff, wenn möglich PEEP-Beatmung, bei Lungenödem wiederholtes endotracheales Absaugen, bei Kreislaufstillstand Fortsetzung der externen Herzdruckmassage; bei Kammerflimmern Defibrillation (200–360–360 J); Pharmakotherapie wie bei anderen Ursachen des Herz- und Kreislaufstillstandes.

In der Klinik: Fortführung der maschinellen Beatmung, Korrektur des Säuren-Basen-Haushalts, Normalisierung der Elektrolytkonzentrationen im Blut; evtl. Sedierung zur Vermeidung von Kältezittern. Bei leichter Unterkühlung (Hypothermie), d.h. bei Körpertemperaturen $> 30–32°C$ passive Wiedererwärmung, bei schwerer Hypothermie (Körpertemperatur $< 30°C$) aktive Wiedererwärmung unter Stützung des Kreislaufs und maschineller Beatmung, ggf. Wiedererwärmung an der Herz-Lungen-Maschine.

6 Transport und Lagerung

Die Bedeutung eines sachgemäßen Transports und der richtigen Lagerung Verletzter kann nicht überbewertet werden. Hier muss noch einmal betont werden, dass es die wichtigste Aufgabe des ersten Helfers ist, Ruhe zu bewahren und andere kopflose Hilfswillige an falschen, übereilten Maßnahmen zu hindern. Grundsätzlich muss der Helfer auch darauf bedacht sein, dass er nicht selbst Schaden erleidet.

Transport

Die Art des Transports Verletzter hängt von deren Verletzungen ab, von der Notwendigkeit zur Eile (Feuer, drohende Explosion etc.) sowie von den vorhandenen Transportmitteln. Schwerverletzte sollten auf einer Trage oder zumindest liegend transportiert werden. Steht eine Trage nicht zur Verfügung, so kann mit einfachen Hilfsmitteln eine Behelfstrage zusammengestellt werden (s.u.). Ist auch dies nicht möglich, werden Verletzte mit einer der im Folgenden dargestellten Techniken möglichst schonend transportiert.

Kann der Verletzte nicht am Ort des Unfalls versorgt werden, so ist es meist ausreichend, ihn über eine nur kurze Strecke aus einem Gefahrenbereich bzw. an einen geeigneten Ort zur weiteren Versorgung zu transportieren. Im Allgemeinen besteht kein Anlass zu übertriebener Eile, Verletzte ins Krankenhaus zu bringen, sofern eine sachgemäße Erste Hilfe durchgeführt wurde. Es sollte immer auf den Rettungsdienst (Abb. 6.**1**) gewartet werden. Dieser ist entsprechend den Landesrettungsdienstgesetzen in spätestens 10–15 Minuten nach Alarmierung vor Ort. Der Transport eines Patienten in einem Personenwagen (Abb. 6.**2**) birgt für den Verletzten oder Kranken zahlreiche Risiken und sollte nicht erwogen werden. Nicht selten werden Verletzungen verschlimmert, weil nicht auf ein geeignetes Transportfahrzeug gewartet wird.

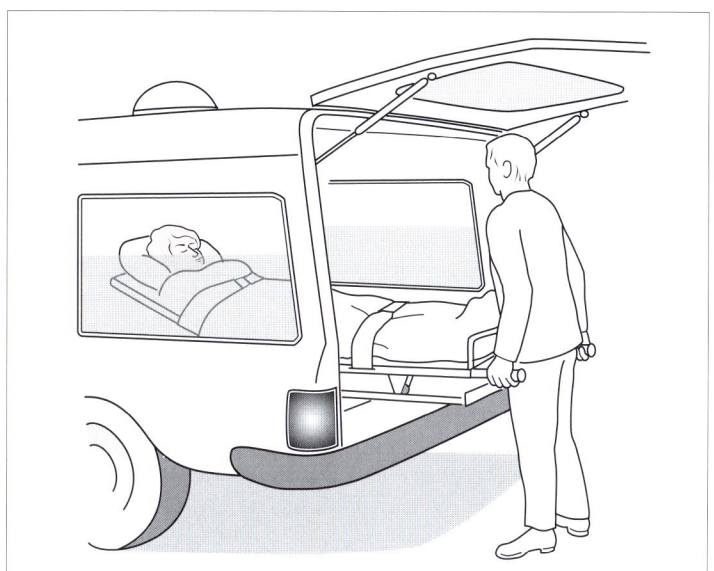

Abb. 6.**1** Richtiger Transport im Krankenwagen.

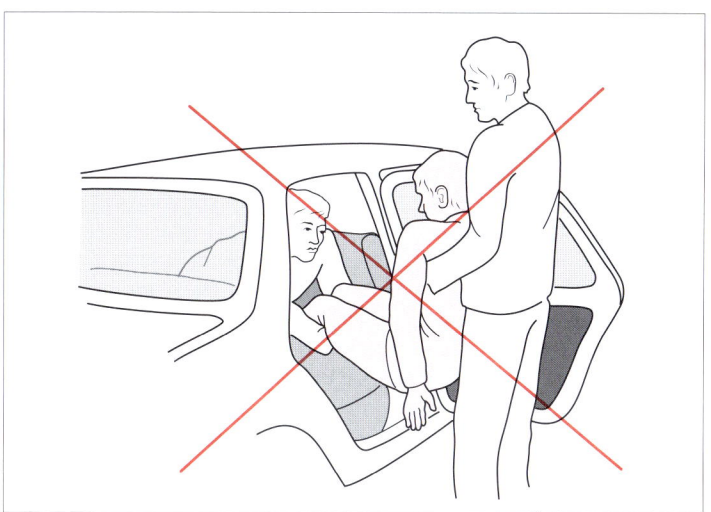

Abb. 6.**2** Falscher Transport im Personenwagen. Bei einem solchen Transport können innere Verletzungen verschlimmert werden.

Rettung aus einem Kraftfahrzeug oder aus einer Gefahrenzone

Verletzte, insbesondere Bewusstlose, müssen möglichst rasch aus einer Gefahrenzone gebracht werden, um weiter versorgt und überwacht werden zu können. Dabei sollte der Verletzte aber schonend bewegt werden, um Schmerzen oder eine Verschlimmerung von Verletzungen zu vermeiden. Der Rautek-Griff ermöglicht dies. Darüber hinaus ist es mit dieser Technik auch einem nicht ganz so kräftigen Helfer möglich, selbst schwere Personen zu bewegen.

Befindet sich der Verletzte in einem Fahrzeug, vergewissert man sich zunächst, ob die Beine nicht eingeklemmt sind. Dann stellt sich der Helfer mit gespreizten Beinen hinter den Verletzten, dreht ihn nach Umfassen des Gesäßes zum Helfer, der Oberkörper des Verletzten wird dann nach vorne gebeugt. Die Arme des Helfers fassen nun unter den Achseln des Verletzten hindurch, wobei sie einen der rechtwinklig vor der Brust abgewinkelten Arme des Verletzten fassen. Dann wird der Verletzte so hochgezogen, dass der Helfer das Gewicht des Verletzten durch Beugung nach hinten auf die eigenen Oberschenkel verlagert (Abb. 6.**3**). Auf diese Weise kann eine verletzte Person schnell aus der Gefahrenzone gebracht werden.

Transport mit Krankentrage

Heben auf eine Trage. Soll ein Verletzter auf eine Trage gehoben werden, so muss – besonders wenn Wirbelverletzungen oder innere Verletzungen angenommen werden – mit größter Vorsicht vorgegangen werden, damit es beim Heben zu keiner Abknickung der Wirbelsäule kommt. Bei Wirbelverletzungen kann es sonst zu Rückenmarkschädigung und Lähmung kommen, bei Patienten mit inneren Verletzungen zu schweren Blutungen. Um Verletzte richtig auf eine Trage zu heben, sind immer mindestens 3–4 Helfer erforderlich. (Abb. 6.**4**). Diese können sich entweder nebeneinander hinknien und den Verletzten auf den untergeschobenen Unterarmen aufheben und umlagern, oder sie stellen sich mit gespreizten Beinen hintereinander über den Verletzten und heben ihn an seiner Kleidung hoch, wobei ein weiterer Helfer die Trage unterschiebt (Abb. 6.**5**). Bei jedem Aufheben eines Verletzten ist darauf zu achten, dass dessen Arme auf der Brust gekreuzt sind und nicht herunterfallen können.

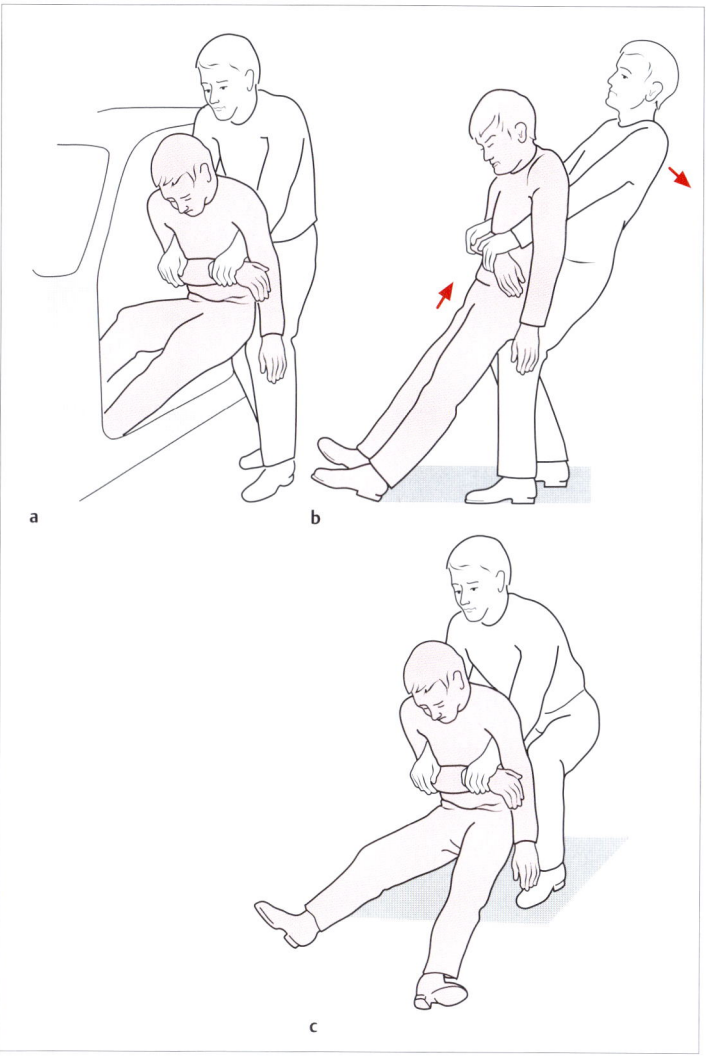

Abb. 6.**3a–c** Rautek-Griff. Retten eines Verletzten aus einem Kraftfahrzeug.

a Der Helfer tritt hinter den Verletzten und fasst unter der Achsel hindurch, wobei ein Arm des Verletzten vor dem Oberkörper angewinkelt und vom Helfer gefasst wird.

b Herausheben Der Verletzte wird aus dem Kraftfahrzeug über die eigenen Knie durch Nachhintenbeugen des Helfers herausgehoben.

c Retten eines Verletzten von der Fahrbahn. Anheben und Wegziehen wie bei **b**.

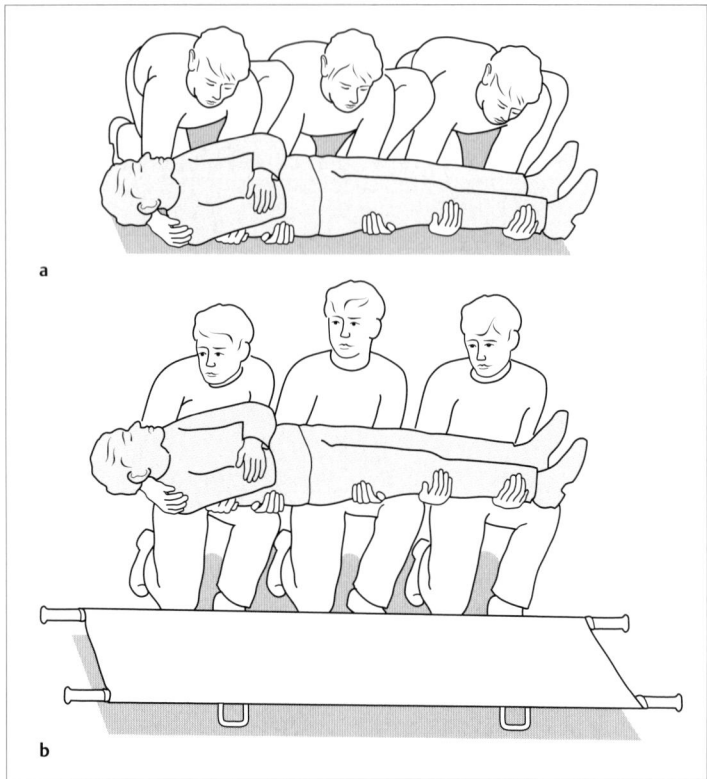

a

b

Abb. 6.**4a** u. **b** Heben eines Verletzten auf eine Krankentrage, ohne dass sein Körper dabei abgeknickt wird. Eine Hand eines Helfers muss dabei den Nacken fassen, damit der Kopf des Verletzten beim Aufheben nicht nach hinten fällt. Die Trage sollte von einem vierten Helfer untergeschoben werden.

Behelfstragen. Wenn keine Krankentrage zur Verfügung steht, kann man leicht aus Stangen und einer Decke eine Stangentrage zusammenstellen (Abb. 6.**6**). Im Notfall kann man auch mit Mänteln oder Jacken und 2 Stangen eine Behelfstrage herstellen. Die Ärmel der Jacken werden nach innen gestülpt und die Jacke zugeknöpft, dann werden die Stangen durch die Ärmel gesteckt. Wenn keine Stangen vorhanden sind, kann man auch eine Decke zusammenfalten und den Verletzten darauf rollen (Abb. 6.**7**). Zum Tragen in der Decke werden allerdings 6 Helfer benötigt.

Muss über längere Strecken getragen werden, so empfiehlt es sich, dazu die Füße mit einem Handtuch oder Halstuch in Achtertour zusammenzubinden, um das Herunterfallen eines Beines zu verhindern.

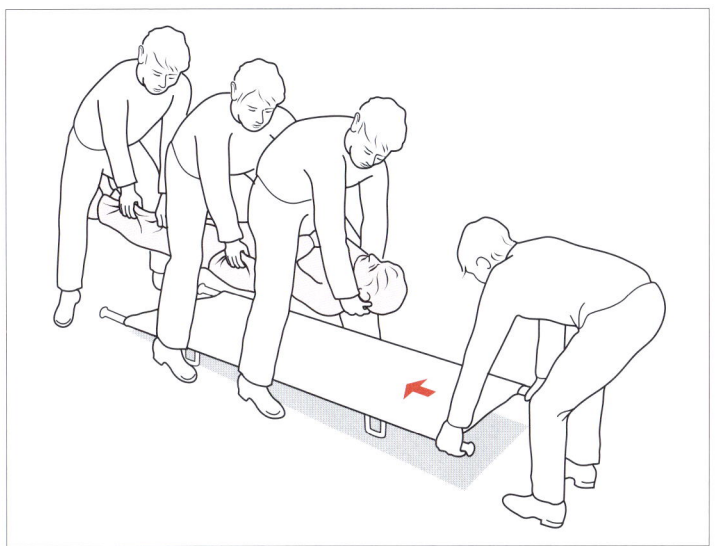

Abb. 6.**5** Zweite Möglichkeit, einen Verletzten auf eine Krankentrage zu heben.

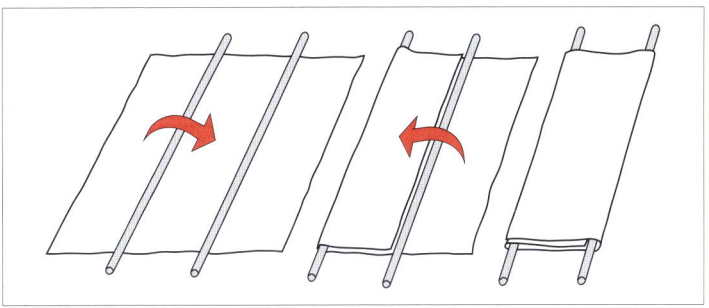

Abb. 6.**6** Herstellung einer Behelfstrage aus einer Decke und 2 Stangen.

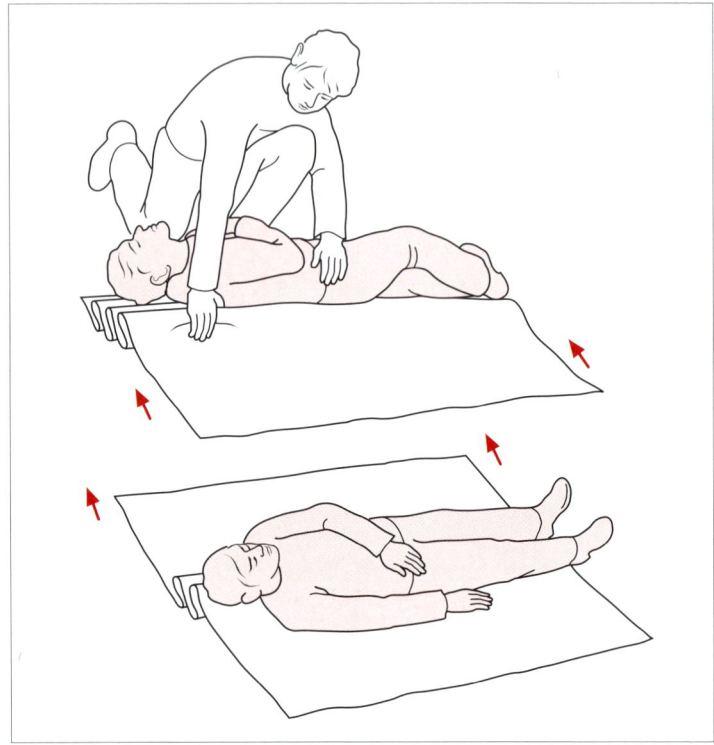

Abb. 6.**7** Lagerung eines Verunglückten auf einer Decke, ohne ihn aufzuheben.

Transport ohne Krankentrage

Transport mit 3 Helfern. Wenn es auch behelfsmäßig nicht möglich ist, eine Trage herzustellen, können bewusstlose Patienten von mehreren Helfern behutsam getragen werden, indem sie wie bei der Lagerung auf eine Trage aufgehoben, von den Helfern dann aber an den eigenen Brustkorb gedrückt und so kürzere Strecken getragen werden. Dabei muss darauf geachtet werden, dass es zu keiner Abknickung der Wirbelsäule kommt und dass Nacken und Kopf des Verletzten sicher in der Unterarmbeuge eines Helfers liegen. Bei dieser Art des Transports werden beide Füße und beide Hände des Verletzten, z.B. mit Handtüchern oder Krawatten, aneinander gebunden.

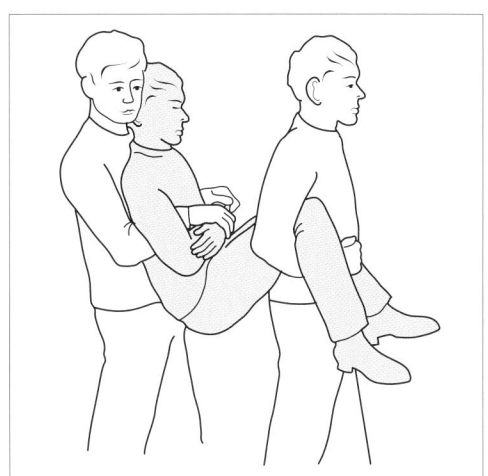

Abb. 6.**8** 2 Helfer tragen einen nicht bewusstlosen Verletzten, von dem sicher ist, dass er keine Verletzungen im Bereich des Bauches oder der Wirbelsäule hat.

Transport mit 2 Helfern. Sind nur 2 Helfer verfügbar, so können sie einen Verletzten auch so tragen, dass ein Helfer von hinten unter den Achseln des Verletzten hindurchfasst und seine Hände vor der Brust des Verletzten verschränkt. Der Kopf des Verletzten ruht dabei an der Schulter des Helfers. Ein weiterer Helfer trägt die Beine des Verletzten (Abb. 6.**8**).

Ist der Verletzte nicht allzu schwer verletzt und bei Bewusstsein, so können 2 Helfer einen Sitz für den Verletzten bilden, indem sie sich gegenseitig, wenn sie einander gegenüberstehen, die eine Hand auf die Schultern legen und mit der anderen Hand das Handgelenk des anderen Helfers ergreifen (Abb. 6.**9**). In dieser Stellung ermüden allerdings die Arme der Helfer schnell und ein Transport ist nur über kurze Entfernungen möglich. Besser geht das, wenn sie einen Tragring (Abb. 6.**10**) haben und diesen anstelle des Unterarms des anderen Helfers fassen.

Ist ein Haus in der Nähe, so setzt man den Verletzten einfach auf einen Stuhl, ein Helfer ergreift die Lehne des Stuhles und der andere die Vorderbeine unterhalb der Sitzfläche. Ein nicht bewusstloser Verletzter kann so über längere Strecken ohne größere Anstrengungen getragen werden (Abb. 6.**11**).

Transport mit 1 Helfer. Als letztes seien noch die Möglichkeiten erwähnt, wie man alleine einen Verletzten tragen kann. Der Rautek-Griff zur schnellen Rettung aus der Gefahrenzone wurde bereits erwähnt (Abb. 6.**3**). Ein Bewusstloser kann entweder über der Schulter getragen

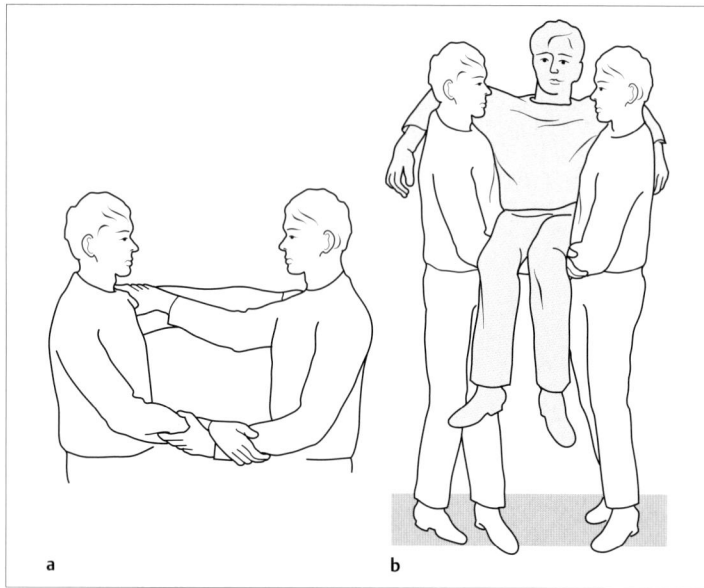

a   b

Abb. 6.**9a** u. **b** 2 Helfer bilden durch Kreuzen der Arme einen Sitz (**a**), in den der Verletzte hineingesetzt wird (**b**). Auf diese Weise ist jedoch kein Transport über längere Strecken möglich.

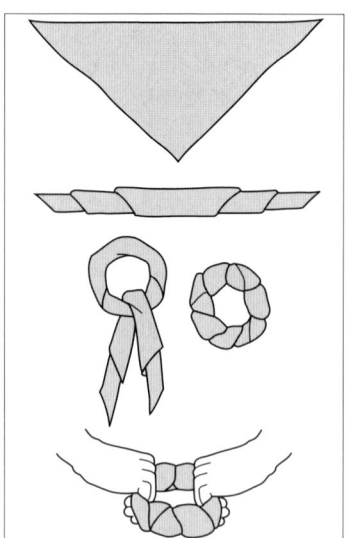

Abb. 6.**10** Ein Tragring lässt sich auf einfache Weise aus einem Dreiecktuch herstellen, das zunächst zusammengedreht wird und dessen übereinander geschlagene Enden dann so oft um die entstandene kreisförmige Schlinge gewickelt werden, bis ein Ring entsteht.

werden, wobei man sich den Verletzten so auf die Schulter lädt, dass die Beine vorne und der Kopf hinten herunterhängen. Einen Arm des Verletzten zieht der Helfer über die andere Schulter (Abb. 6.**12**). Es ist selbstverständlich, dass Patienten mit möglichen Rückenverletzungen nicht so getragen werden dürfen.

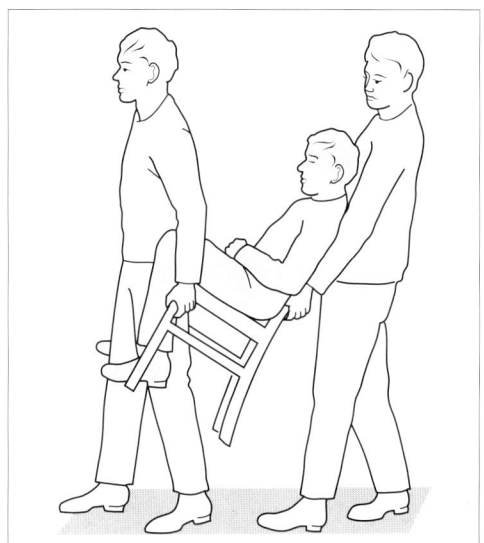

Abb. 6.**11** Tragen eines leichter Verletzten mit Hilfe eines Stuhls.

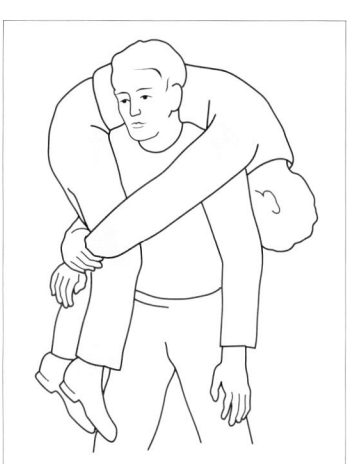

Abb. 6.**12** Ein Verletzter wird vom Helfer über der Schulter getragen.

Man kann einen Verletzten auch huckepack tragen, wobei man sich die Arme des Verletzten über die Schultern zieht und vor der Brust überkreuzt (Abb. 6.**13**). Durch Neigung des eigenen Oberkörpers nach vorne kann der Helfer so den Verletzten vom Boden emporhebeln. Einen nicht Bewusstlosen Verletzten kann man auch auf den Armen tragen, wobei der Verletzte einen Arm um den Nacken des Helfers schlingt. Es ist leicht, Kinder auf diese Weise längere Zeit zu tragen (Abb. 6.**14**). Bei sehr schweren Verletzten verbietet sich diese Tragweise von selbst.

Eine weitere Möglichkeit des Transports Verletzter über kürzere Strecken ist, sie auf eine Decke zu legen (Abb. 6.**7**) und auf dieser zu ziehen (Abb. 6.**15**).

Transport gehfähiger Verletzter. Noch gehfähige Verletzte, die nur etwas benommen sind, führt man, indem man sich einen Arm des Verletzten um den Nacken schlingt und diesen Arm mit einer Hand festhält, während die andere Hand, den Verletzten von hinten umfassend, diesem unter der Achsel hindurchgreift. So kann man vermeiden, dass der Verletzte bei einem plötzlichen Kollaps zu Boden fällt. Man kann ihn jederzeit langsam und kontrolliert abgleiten lassen (Abb. 6.**16**).

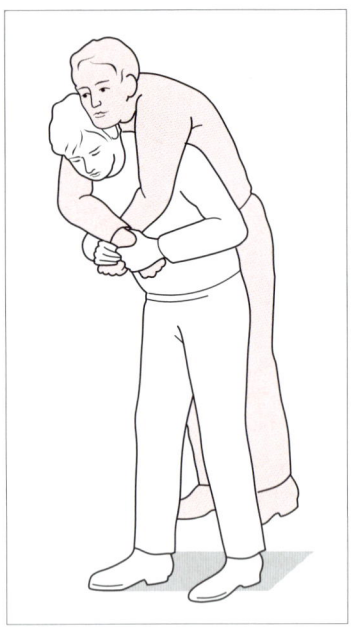

Abb. 6.**13** Tragen eines Verletzten auf dem Rücken, wobei die Arme des Verletzten vor der Brust des Helfers gekreuzt werden.

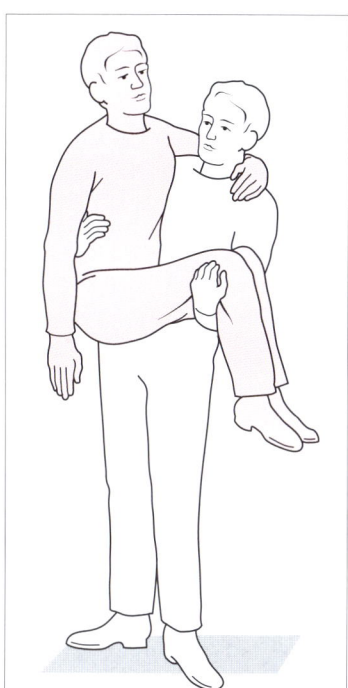

Abb. 6.**14** Tragen eines Verletzten auf den Armen kann nur bei leichtgewichtigen Personen versucht werden.

Lagerung

Erste Maßnahmen. Enge Kleidung lockern, bevor der Patient bewegt wird. Außer bei rotem Gesicht und heißem Körper wird der Patient während des Transports mit einer Decke bedeckt. Soweit vorhanden, Notfallcheckliste (Tab. 6.**1**) ausfüllen, damit dem Arzt später die Beurteilung erleichtert wird.

Entkleiden. Nur die notwendigsten Kleidungsstücke sollten entfernt werden. Dabei ist das Aufschneiden von Kleidungsstücken bei Schwerverletzten schonender als das Ausziehen. Kleidungsstücke, die ein verletztes anschwellendes Glied einschnüren, müssen entfernt werden. Gürtel und Hosenträger werden gelockert. Bei Handverletzungen sollen Ringe und Uhren entfernt werden, bevor die Schwellung eine einfache

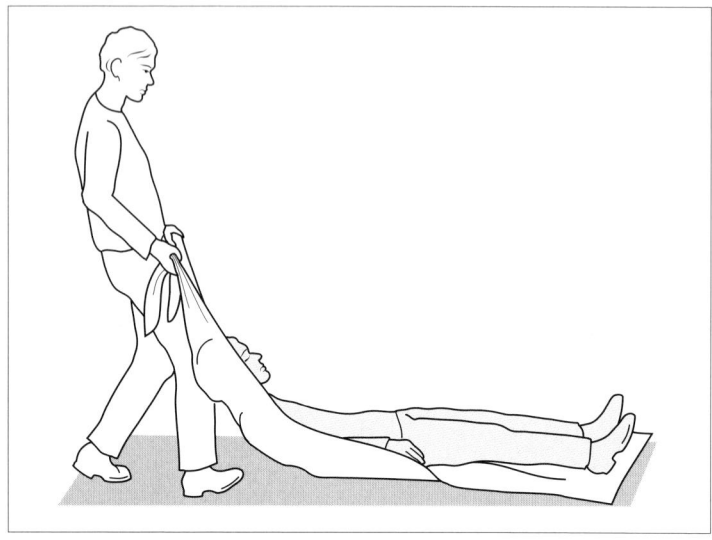

Abb. 6.**15** Ein Bewusstloser wird mit einer Decke aus der Gefahrenzone gezogen.

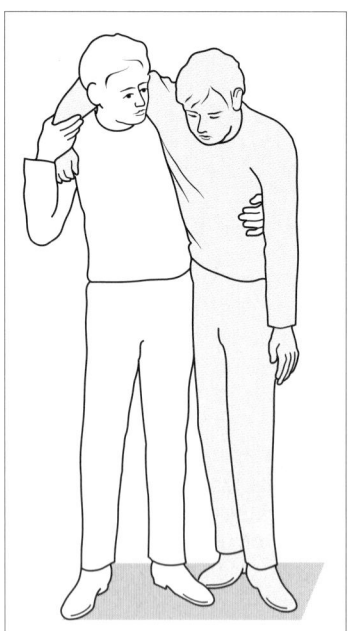

Abb. 6.**16** Diese Art des Führens eines noch gehfähigen Verletzten ermöglicht es, ihn bei plötzlich einsetzender Bewusstlosigkeit langsam abgleiten zu lassen.

Tabelle 6.**1** Notfallcheckliste (nach Reifferscheid)

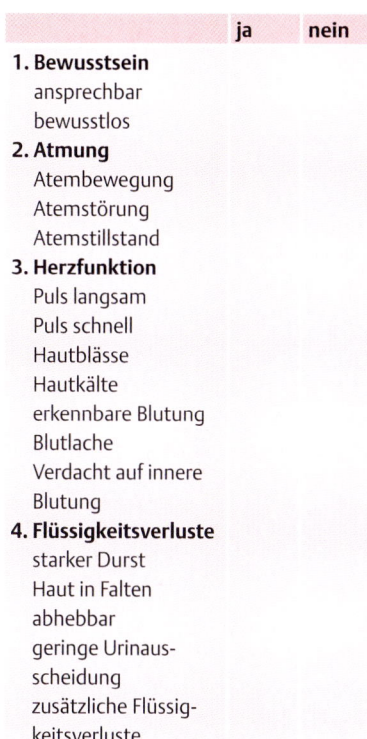

	ja	nein
1. Bewusstsein		
ansprechbar		
bewusstlos		
2. Atmung		
Atembewegung		
Atemstörung		
Atemstillstand		
3. Herzfunktion		
Puls langsam		
Puls schnell		
Hautblässe		
Hautkälte		
erkennbare Blutung		
Blutlache		
Verdacht auf innere Blutung		
4. Flüssigkeitsverluste		
starker Durst		
Haut in Falten abhebbar		
geringe Urinausscheidung		
zusätzliche Flüssigkeitsverluste		

Entfernung unmöglich macht. Die Schuhe eines Verletzten sind nach Möglichkeit zu öffnen, nicht auszuziehen, da sie dann häufig verloren gehen. Wertgegenstände sorgfältig aufbewahren, am besten mit Zeugen, da es später bei Fehlen von Uhren, Schmuck oder Geld oft unerfreuliche Auseinandersetzungen gibt.

Lagerung von Bewusstlosen. Befindet sich der Verletzte außerhalb der Gefahrenzone, muss er sachgerecht gelagert werden, um weitere Komplikationen zu vermeiden. Bewusstlose Verletzte werden auf die Seite gelagert (stabile Seitenlage). Dabei wird das nach unten liegende Bein gebeugt, sodass es den bauchwärts gedrehten Körper abstützt. Das Gesicht des Patienten wird dabei in einem Winkel von etwa 45° zur Unterlage gedreht (s. a. Abb. 5.**6** und Abb. 5.**7**). Auf diese Weise kann Erbrochenes herausfließen. Ein evtl. vorhandenes Gebiss wird herausgenommen und aufbewahrt.

Lagerung bei Schockgefahr. Verletzte, die bei Bewusstsein sind, bei denen aber Schockgefahr besteht (z.B. durch starke Blutung oder Flüssigkeitsverlust), sollten so gelagert werden, dass die Füße höher als der Kopf liegen. Auch müssen solche Verletzten mit Decken warm gehalten werden (Abb. 6.17). Auf keinen Fall soll aber versucht werden, Verletzte aufzuwärmen.

Umgang mit Knochenbrüchen. Alle Knochenbrüche müssen besonders sorgfältig gelagert, geschient und transportiert werden (S. 141). Bei bewusstlosen Patienten können Knochenbrüche häufig nicht sofort erkannt werden. Hier kann bei fehlender Behutsamkeit leicht ein einfacher Bruch in einen komplizierten Bruch verwandelt werden.

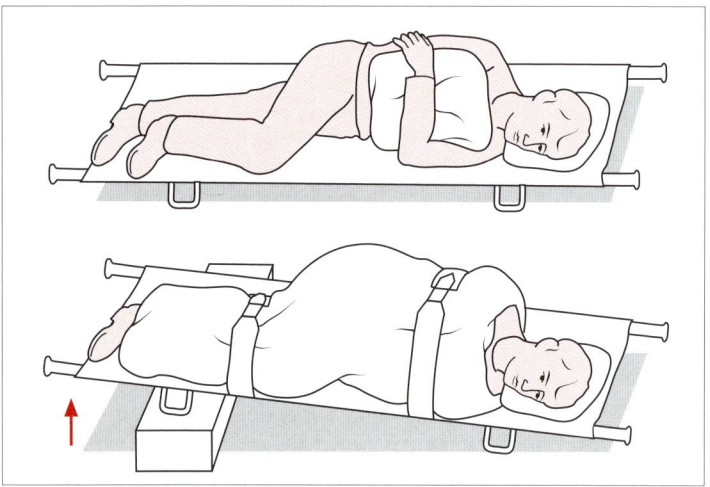

Abb. 6.**17** Lagerung eines Patienten, der zwar bei Bewusstsein, aber im Schockzustand ist. Der Patient wird auf den Rücken gelegt, mit einer Decke eingewickelt und das Fußende der Unterlage wird angehoben.

7 Allgemeine Notfälle

7.1 Der bewusstlose Patient

> Unfähigkeit, die Umwelt wahrzunehmen, erloschene Schutzreflexe bei tiefer Bewusstlosigkeit – Atmung freihalten, stabile Seitenlage (Aspirationsgefahr), bei ungenügender Atmung Atemspende, bei Kreislaufstillstand Herzdruckmassage und Atemspende, Schutz vor Unterkühlung, schonender Transport.

Die Bewusstlosigkeit ist charakterisiert durch die Unfähigkeit des Kranken oder Verletzten, die Umwelt wahrzunehmen und geordnete Bewegungen durchzuführen. Die Muskulatur ist entweder erschlafft oder es bestehen Krämpfe der Gesichts- bzw. Bein- oder Armmuskulatur. Lebenswichtige Schutzreflexe, wie Husten-, Nies- oder Würgereflex sind abgeschwächt oder erloschen.

Der Begriff „Koma" bezeichnet einen Zustand tiefer Bewusstlosigkeit, z.B. bei Entgleisungen des Stoffwechsels wie ein diabetisches Koma bei der Zuckerkrankheit (Diabetes mellitus) oder ein urämisches Koma bei Nierenkrankheiten.

Der bewusstlose Patient stellt den Helfer vor schwierige Aufgaben, da die Ursachen, die zur Bewusstlosigkeit geführt haben, oft schwer zu erkennen sind. Daher ist es wichtig, dass die richtige Diagnose sobald als möglich gestellt wird, um eine sinnvolle Therapie einleiten zu können. Angaben von Angehörigen oder Augenzeugen oder auch die äußeren Umstände, die zur Bewusstlosigkeit geführt haben, können die Diagnose erleichtern.

Ohnmacht

Die Ohnmacht („orthostatischer Kollaps") ist vom Schock durch Volumenmangel (S. 26) scharf zu trennen. Dieses Ereignis tritt fast nur im Stehen ein. Kurz vor der Ohnmacht tritt oft Brechreiz oder Erbrechen auf.

Häufiger besteht ein Schwindel- und Kältegefühl. Das Gesicht ist weiß verfärbt und mit Schweiß bedeckt. Kurz bevor der Patient bewusstlos zu Boden stürzt, dreht sich alles vor seinen Augen. Während der Ohnmacht ist der Puls langsam, die Atmung ist beschleunigt und setzt manchmal sogar kurz aus. Die Dauer einer Ohnmacht schwankt zwischen wenigen Sekunden und mehreren Minuten. Das Bewusstsein kehrt langsam zurück, der Patient kann sich gewöhnlich nicht an den Ohnmachtsanfall erinnern. Die Ursache der Ohnmacht ist eine Blutverteilungsstörung: Das Blut sackt in die unteren Körperregionen ab und fließt nur langsam zum Herzen zurück. Durch die Minderdurchblutung im Gehirn kommt es zur Bewusstlosigkeit.

✚ Sofortmaßnahmen

Flachlagerung mit Hochlagerung der Beine bringt rasche Hilfe. Die Verabreichung von gefäßverengenden Mitteln ist meist unnötig und darf außerdem nur durch einen Arzt erfolgen. Kehrt das Bewusstsein nicht zurück, muss der Patient in Seitenlage gelagert werden.

▰▰▰ Schädel-Hirn-Verletzungen

Schädel-Hirn-Verletzungen sind immer als schwere Verletzung zu betrachten und kommen häufig vor: In Deutschland erleiden jährlich etwa 200.000 Menschen eine solche Verletzung. Etwa 14.000 davon sterben. Der Anteil der Kopfverletzungen bei tödlichen Verkehrsunfällen beträgt 70 %.

Man unterscheidet bei Schädel-Hirn-Verletzungen zwischen Primär- und Sekundärschaden. Der Primärschaden entsteht entweder durch direkte Gewalteinwirkung am Kopf, mit den Zeichen einer äußeren Verletzung – Schürfungen, Prellmarken und Weichteilverletzungen –, oder durch indirekte Gewalteinwirkung wie z.B. Beschleunigungskräfte. Hier fehlen häufig äußerlich sichtbare oder tastbare Verletzungen. Trotzdem können schwerste und ausgedehnte Schädigungen der Hirnsubstanz vorliegen.

Die wichtigsten Ursachen der Sekundärschäden sind eine ungenügende Sauerstoffversorgung des Gehirns als Folge einer Atem- oder Kreislaufstörung, Blutungen in das Schädelinnere und eine Volumenzunahme des Gehirns durch Hirnschwellung (Hirnödem).

Durch die unverzügliche Einleitung der Sofortmaßnahmen können die Sekundärschäden vermindert und die Überlebenschancen verbessert werden.

✚ Sofortmaßnahmen

Atemwege freihalten, bei ungenügender Atmung Atemspende, Oberkörper leicht hochlagern (etwa 30°), bei Bewusstlosen stabile Seitenlage.

✚ Ärztliche Maßnahmen

Bei eingeschränkter Atmung und bei Bewusstlosen Intubation und kontrollierte Beatmung mit Sauerstoffgabe. Kreislaufstabilisierung mit adäquaten Blutdruckwerten.

Herzkrankheiten

Ursachen, Symptome und Sofortmaßnahmen: s. Kapitel „Kardiovaskuläre Notfälle" (S. 167).

Schock

Ursachen, Symptome und Sofortmaßnahmen: s. Kapitel „Schock" (S. 28).

Diabetisches Koma

Eine nicht bekannte oder ungenügend behandelte Zuckerkrankheit (Diabetes mellitus) kann zum Koma und damit zur Bewusstlosigkeit führen. Das Coma diabeticum ist die schwerste akute Komplikation des Diabetes mellitus. Ursache ist eine chronische Erkrankung der Bauchspeicheldrüse (Pankreas). Hierdurch kommt es zu einer mangelhaften Verwertung des Zuckers und damit zu einem erhöhten Blutzuckergehalt. Durch den gleichzeitig gestörten Fettstoffwechsel kommt es zur Ansäuerung (Azidose) des Gewebes. Diese führt wiederum zur sog. Kussmaul-Atmung: Diese Atmung ist vertieft, die Pause, die normalerweise auf die Ausatmung folgt, ist aufgehoben, auf die Ausatmung erfolgt sofort wieder die Einatmung.

Vorboten der Bewusstlosigkeit sind Müdigkeit, Schlappheit und Appetitlosigkeit. Im Koma ist die Haut trocken, warm und meist gerötet, die Temperatur und der Blutdruck sind erniedrigt, die Atemluft riecht wegen des Azetongehaltes nach Obst.

✚ Sofortmaßnahmen

Atemwege freihalten, bei ungenügender Atmung Atemspende.

▬▬▬ Hypoglykämisches Koma

Das hypoglykämische Koma kann bei Zuckerkranken auftreten, wenn der Blutzuckergehalt erniedrigt ist. Angst, Schweißausbruch, Herzklopfen, Hungergefühl und mitunter anhaltende Bewusstlosigkeit sind charakteristisch. Beim hypoglykämischen Koma kann es zu ernsten Störungen der Hirntätigkeit mit Lähmungen und Krämpfen kommen. Im Gegensatz zum diabetischen Koma ist die Haut feucht und die Atmung normal. Die Atemluft riecht nicht nach Obst.

✚ Sofortmaßnahmen

Durch Zuckerzufuhr kann dieser Zustand rasch behoben werden. Vor Eintritt der Bewusstlosigkeit hilft die Gabe von Traubenzucker, Zucker oder notfalls auch Brot. Bei Bewusstlosigkeit kann nur der Arzt Zucker über eine Infusion zuführen.

▬▬▬ Urämisches Koma

Das urämische Koma kann als Folge von Nierenerkrankungen auftreten. Solche Kranke wird man selten auf der Straße finden, sondern häufiger in ihren Wohnungen. Angehörige oder Nachbarn berichten möglicherweise, dass der Kranke vorher über Sehstörungen und Kopfschmerzen geklagt hat und manchmal auch etwas verwirrt war. Die Atmung ist vertieft und beschleunigt. Die Atemluft riecht nach Urin. Die Zunge ist trocken, die Haut kalt und trocken. Der Puls ist kräftig, der Blutdruck ist erhöht.

✚ Sofortmaßnahmen

Den Kranken warm halten, bei Bedarf lebensrettende Sofortmaßnahmen durchführen (Atemspende und Herzdruckmassage).

▬▬▬ Atemstillstand

Ursachen, Symptome und Sofortmaßnahmen: s. Kapitel „Wiederbelebung" (S. 36).

▬▬▬ Epileptischer Anfall

Die Epilepsie oder Fallsucht – auch „Grand mal" genannt – ist eine Krankheit, die in ca. 1/3 der Fälle ererbt ist und in ca. 2/3 der Fälle als Folge von Erkrankungen des Gehirns auftritt, z.B. Enzephalitis, Schädel-Hirn-Trauma, Gehirntumoren, Gehirnarteriensklerose sowie Intoxikationen. Aber auch fieberhafte Infekte sowie Alkohol- oder Medikamentenentzug können auslösende Faktoren sein.

Häufig gehen dem Anfall eine depressive Verstimmung, Reizbarkeit, Kopfschmerzen, Schlaflosigkeit und optische oder akustische Missempfindungen voraus (Prodromalzeichen).

Man unterscheidet den einzelnen generalisierten Anfall – Grand mal – und gehäufte generalisierte Anfälle – Status epilepticus. Beim Status epilepticus, der Stunden andauern kann, erfolgen die Anfälle so rasch, dass der Patient zwischenzeitlich das Bewusstsein nicht oder nur unvollständig erlangt. Der Status epilepticus ist eine lebensbedrohliche Notfallsituation. Die Sterblichkeit beträgt auch bei optimaler Therapie 10%. Eine Lebensgefährdung ergibt sich hauptsächlich durch Hirnödem, Atemlähmung und Herzstillstand und hohe Körpertemperatur (Hyperthermie).

Symptome. Plötzliches Hinstürzen (daher Fallsucht) mit lautem Schrei, Krampf mit Atemstillstand (Dauer 10–30 Sekunden) und bläulicher Verfärbung der Haut (Zyanose), anschließend Muskelzuckungen von etwa 1–3 Minuten Dauer, kurzer oder längerer Nachschlaf, weite und lichtstarre Pupillen, gelegentlich Zungenbiss, Schaum vor dem Mund und mitunter Abgang von Urin und Stuhl.

✛ Sofortmaßnahmen

Atemwege freihalten, Kopfseitenlage oder Halbseitenlagerung (Aspirationsgefahr), Kleider lockern (Erstickungsgefahr), weichen Gegenstand (z.B. Taschentuch oder Gummikeil) ohne Gewaltanwendung zwischen die Zähne (Vermeidung von Zungenbiss oder Mundschleimhautverletzung).

✛ Ärztliche Maßnahmen

Diazepam oder Clonazepam langsam i.v.; bei ungenügender Wirkung 0,5 mg Thiopental zur Narkoseeinleitung, dann Intubation und Beatmung, bei Herzstillstand Herzdruckmassage. Rascher Transport in die Klinik. Weitere Therapie richtet sich nach dem Verlauf.

▬▬▬ Schlaganfall

Unter einem Schlaganfall oder apoplektischen Insult – auch zerebrovaskulärer Insult genannt – versteht man plötzlich auftretende neurologische Ausfallerscheinungen, die durch eine Durchblutungsstörung des Gehirns hervorgerufen werden. Die wichtigsten Ursachen von Schlaganfällen sind Thrombosen (60 %) und Embolien (20 %) der Hirngefäße oder Blutungen (20 %) bei Arteriosklerose. Häufig sind Begleiterkrankungen wie Zuckerkrankheit oder Bluthochdruck bekannt. Dem Schlaganfall können Vorboten wie Kopfschmerzen, Schwindel und eine kurz anhaltende Sprachlähmung vorausgehen.

Beim schweren Schlaganfall tritt sofort Bewusstlosigkeit ein. Es entwickelt sich rasch eine Halbseitenlähmung, d.h. der Patient kann nur noch Arm und Bein einer Seite bewegen. Eine Lähmung beider Seiten ist selten, sie tritt nur bei einer Durchblutungsstörung im Hirnstammbereich auf.

Neben der Halbseitenlähmung entwickelt sich eine halbseitige Gesichtslähmung: der Mund steht offen, ein Mundwinkel hängt nach unten, ein Auge kann nicht ganz geschlossen werden. Es kommt zu einer Änderung der Blickrichtung.

Der schwere Schlaganfall erfordert sofortige und oft lebensrettende Maßnahmen im Anfangsstadium. Eine Kenntnis der auslösenden Ursachen ist für die Einleitung der Ersten Hilfe nicht erforderlich.

+ Sofortmaßnahmen

Atemwege freihalten, stabile Seitenlage wegen Aspirationsgefahr, bei ungenügender Atmung Atemspende.

+ Ärztliche Maßnahmen

Die Therapie richtet sich nach der auslösenden Ursache, den Begleiterkrankungen und der klinischen Symptomatik. Bei Bewusstlosigkeit jedoch immer Intubation und kontrollierte Beatmung, danach sofortiger Transport in eine Spezialklinik mit einer „Schlaganfalleinheit" um ggf. eine thrombolytische Therapie durchzuführen.

7.2 Vergiftungen und Verätzungen

> Atemwege freihalten, stabile Seitenlage (Aspirationsgefahr), bei ungenügender Atmung Atemspende, bei Herzstillstand Herzdruckmassage kombiniert mit Atemspende, wenn möglich Giftentfernung, Verständigung des Rettungsdienstes.

▬▬ Allgemeines über Vergiftungen

Unter einem Gift versteht man einen festen, flüssigen oder gasförmigen Stoff, der – wenn er in entsprechend großer Menge aufgenommen wird, durch seine physikalischen und chemischen Eigenschaften im Körper zu schädlichen Wirkungen und zum Tode führen kann, wenn nicht rechtzeitig mit Erster Hilfe und ärztlicher Versorgung begonnen wird.

Das Gift kann durch Schlucken (> 80 % aller Vergiftungsfälle), durch Einatmen in die Lungen (5 %) und Aufnahme über die Haut (10 %) aufgenommen werden. Selten ist die direkte Verabreichung in die Blutbahn (1 %, z.B. bei Drogenabhängigen).

Mit den folgenden Stoffen kommt es häufig zu Vergiftungen:
+ Genussgifte (Alkohol, Nikotin)
+ Rauschdrogen (Heroin, Kokain, Ecstasy)
+ Medikamente (Antidepressiva, Digitalis, Betablocker)

✚ chemische Gifte (Insektizide, Herbizide, Lösungsmittel, Abgase)
✚ Haushaltsmittel (Waschpulver, Spülmaschinenreiniger, Farben, Lampenöl)
✚ natürliche Gifte (pflanzliche und tierische Gifte)

Die Anzahl der potenziell giftigen Stoffe ist nicht überschaubar. Allein im industriellen Bereich sind mehr als 500.000 potenziell giftige Substanzen im Gebrauch. Hier sind nur die häufigsten Substanzen und Substanzklassen genannt.

Bei Erwachsenen liegt in 70–90 % aller Vergiftungsfälle eine Selbstmordabsicht zu Grunde, seltener sind versehentliche Medikamentenüberdosierung, gewerbliche Unfälle, Lebensmittelvergiftungen und Mordversuche. Bei Kindern kommt es in der überwiegenden Zahl der Fälle durch versehentliche Einnahme bzw. Verwechslungen zu Vergiftungen. Über 80 % aller Vergiftungen im Kindesalter betreffen die Altersgruppe zwischen 5 Monaten und 4 Jahren.

> **!** Das Ziel der Ersten Hilfe ist die Erhaltung des Lebens durch Allgemeinmaßnahmen:
> • bei Vergiftungen durch Gase oder Dämpfe den Vergifteten aus dem Gefahrenbereich bringen,
> • Basismaßnahmen einleiten,
> • Gift aus dem Körper entfernen,
> • in ärztliche Behandlung überführen,
> • vermutete giftige Substanz (Tablettenröhrchen etc.) sicherstellen.
> Die rasche Wahl und gezielte Durchführung der ersten Hilfsmaßnahmen ist bei Vergiftungen entscheidend.

Wegbringen des Vergifteten aus dem Gefahrenbereich

Bei Vergiftungen durch Gase und Dämpfe muss der Vergiftete unter Rücksichtnahme auf die eigene Sicherheit baldmöglichst aus der Gefahrenzone gerettet werden. Zur eigenen Sicherheit dienen Gasmasken (im industriellen Bereich bei Arbeitsunfällen vorgehalten), aber auch die Beachtung einer möglichen Explosionsgefahr (kein offenes Feuer, keine Funken erzeugen, keine Stromschalter betätigen). Fenster öffnen.

Basismaßnahmen

Hier gilt die ABC-Regel der Wiederbelebung:

A Atemwege freihalten: Seiten- oder Rückenlage mit überstrecktem Kopf, evtl. Einlegen eines Rachentubus

B Beatmung: bei ungenügender Atmung oder Atemstillstand Atemspende

C Zirkulation: Kreislauf und Herztätigkeit erhalten
- bei Schock Flachlagerung und evtl. Beinhochlagerung,
- bei Kreislaufstillstand Herzdruckmassage, kombiniert mit Atemspende

Weitere Sofortmaßnahmen sind:
- Sauerstoffzufuhr,
- Schutz vor Wärmeverlust,
- Verständigung des Rettungsdienstes.

Giftentfernung

Im Frühstadium bis etwa 2–4 Stunden nach der Giftaufnahme kann eine Giftentfernung aus dem Körper angestrebt werden. Dies ist Aufgabe der Klinik, weshalb ein zügiger Transport mit dem Rettungsdienst erfolgen sollte. Da manche Gifte auch durch die Haut aufgenommen werden können, sollten Giftauflagerungen auf der Haut bzw. mit Giftstoffen durchtränkte Kleidung entfernt werden. Auch hierbei ist immer auf den Eigenschutz zu achten (Handschuhe tragen).

Erbrechen

Merke:
Erbrechen darf nicht ausgelöst werden bei Benzin- und Petroleumvergiftungen, bei Säuren- und Laugenvergiftungen sowie nach dem Verschlucken von Schaumbildnern (Wasch-, Spülmittel).

Da die Beseitigung der Gifte häufig doch sehr schwierig ist, sollte aus diesem Grund auf die Auslösung von Erbrechen verzichtet werden.

Magenspülung

Eine Magenspülung darf nur vom Arzt oder Notarzt durchgeführt werden. Beim bewusstlosen Patienten muss zur Vermeidung einer Aspiration zuvor intubiert werden.

Nach Einführung des Magenschlauches – allein der Versuch des Einführens führt beim wachen Patienten häufig zum gewünschten Erbrechen – wird der Magen mehrmals mit je 200–300 ml warmem Wasser gespült (Abb. 7.**1**). Das erste Spülwasser sollte zur Giftbestimmung aufgehoben werden. Zur raschen Bindung des Giftes ist es empfehlenswert, dem Spülwasser medizinische Kohle hinzuzufügen. Pro Spülung etwa 8 g, der letzten Spülung etwa 30–40 g.

> **Merke:**
> Keine Magenspülung und keine Giftentfernung durch Erbrechen bei:
> - bewusstlosen Vergifteten,
> - Verätzungen durch Trinken von Säuren- oder Laugen,
> - Vergifteten, bei denen die Giftaufnahme schon länger als 2–4 Stunden zurückliegt.

Giftentfernung aus dem Darm

Außer der Giftentfernung aus dem Magen besteht die Möglichkeit, das Gift auf dem Wege über den Darm aus dem Körper zu entfernen. Zu diesem Zweck gibt man in die letzte Magenspülung zusätzlich zur medizinischen Kohle noch etwa 30 g Glaubersalz (Natriumsulfat), um den Transport des an die Kohle gebundenen Giftes durch den Darm zu beschleunigen. Die letzte Spülung muss in diesem Fall im Magen belassen werden.

Abb. 7.**1** Magen-
spülung. Der Magen-
schlauch liegt im
Magen, die Spülflüssig-
keit läuft aus dem ange-
hobenen Trichter ein.
Vorher wird der
Schlauch mit Hilfe des
zwischengeschalteten
Gummiballons luftleer
gemacht. Bevor alle
Flüssigkeit aus dem
Trichter eingelaufen ist,
wird er gesenkt. Nach
dem Heberprinzip läuft
dann die Flüssigkeit mit
dem Mageninhalt wie-
der zurück. Dies wird so
oft wiederholt, bis nur
klares Wasser zurück-
kommt.

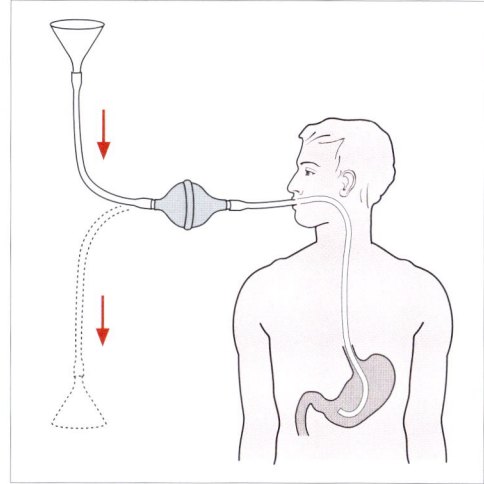

Giftentfernung aus dem Auge

Säure- und Laugenspritzer, die ins Auge gelangen, können zu völliger Er-
blindung führen, wenn nicht sofort eine Spülung mit Wasser, die etwa
10–15 Minuten lang durchgeführt werden soll, eingeleitet wird. Am
zweckmäßigsten geschieht dies, indem ein Helfer den zur Seite des
geätzten Auges gedrehten Kopf festhält und ein zweiter Helfer die Lider
spreizt. Der Wasserstrahl soll sanft und ohne großen Druck in den inneren, nasennahen Winkel des betroffenen Auges fließen. Zur Spülung eines Auges darf ausschließlich Wasser verwendet werden. Alle anderen,
evtl. neutralisierenden Substanzen können weitere schwere Schäden an-
richten.

Giftentfernung bei Aufnahme durch die Haut

Fettlösliche Mittel, z.B. Anilin und Chlorkohlenwasserstoffe, können bei
Einwirkung auf die Haut tödliche Vergiftungen hervorrufen. Daher muss
die Haut sorgsam mit warmem Wasser und Seife gewaschen werden. Bei
Verätzungen der Haut mit Laugen und Säuren oder Einwirkung von

Pflanzenschutzmitteln (z.B. E 605) genügt eine Spülung mit viel Wasser über mindestens 30 Minuten, z.B. unter der Dusche, mit körperwarmem Wasser (sonst Unterkühlungsgefahr).

Überführung in ärztliche Behandlung

Da das Rettungswesen in Deutschland und den meisten Ländern Europas sehr gut ausgebaut ist, sollte mit Ausnahme von Katastrophensituationen, in welchen der reguläre Rettungsdienst nicht erreichbar ist, im Rahmen der Ersten Hilfe kein Transport durchgeführt werden. Vielmehr sollte immer der Rettungsdienst verständigt werden und den Transport mit den entsprechend ausgerüsteten Spezialfahrzeugen durchführen.

Hinweise auf mögliches Gift sammeln

Beim Verdacht auf eine Vergiftung sollten Körperflüssigkeiten, d.h. Erbrochenes, Magenspülwasser, Urin, Stuhl und Blut, aufgehoben und zur Untersuchung mit ins Krankenhaus mitgegeben werden. Auch Gegenstände, die in der unmittelbaren Umgebung des Kranken gefunden werden wie Flaschen oder andere Behälter und Pflanzenteile sollten für spätere Untersuchungen gesammelt und aufbewahrt werden. Dies ist besonders wichtig, weil bis zum Eintreffen der Laborergebnisse auch der Arzt ausschließlich auf die Angaben des Patienten bzw. des Ersthelfers und den klinischen Untersuchungsbefund angewiesen ist.

Wichtige Vergiftungen und Verätzungen

An dieser Stelle können nur die häufigsten und wichtigsten Vergiftungen kurz besprochen werden. Die rasche Wahl und die gezielte Durchführung der ersten Hilfsmaßnahmen ist bei den akuten Vergiftungen entscheidend. Ist keine spezifische Therapie möglich, so muss neben der Giftentfernung mit den Basismaßnahmen der Ersten Hilfe begonnen werden.

Zur besseren Übersicht und zum besseren Verständnis kann man die Vergiftungen eingeteilt werden in:

+ Arzneimittelvergiftungen
+ Lebensmittel- und Genussmittelvergiftungen
+ Vergiftungen mit Pflanzenschutzmitteln

+ Vergiftungen durch Dämpfe und Gase
+ Vergiftungen mit Säuren und Laugen
+ Vergiftungen mit tierischen Giften

Arzneimittel- und Drogenvergiftung

> Bewusstseinstrübung bis Bewusstlosigkeit. Atmung freihalten, evtl.
> Atemspende, bei Herzstillstand Atemspende und Herzdruckmassage,
> Verständigung des Rettungsdienstes.

Schlafmittel

Schlafmittelvergiftungen sind am häufigsten und können bei entsprechend hohen eingenommenen Dosen zu bedrohlichen Atemstörungen und auch zum Atemstillstand führen. Oft wird die Einnahme der Schlaftabletten mit alkoholischen Getränken kombiniert. Die Folge ist, dass eine Schlafmittelvergiftung durch den Alkoholgeruch der Atemluft leicht mit einem Alkoholrausch bzw. einer Alkoholvergiftung verwechselt werden kann. Auch die Unterscheidung von anderen Vergiftungen und Erkrankungen wie z.B. einem Schlaganfall ist zuweilen schwierig. In der Umgebung aufgefundene leere Medikamentenpackungen, Tablettenröhrchen und Arzneiflaschen können die Diagnose erleichtern und sichern helfen, führen aber auch nicht selten auf eine falsche Spur. Wird der Vergiftete erst spät aufgefunden, d.h. mehrere Stunden nach der Giftaufnahme, so bietet er durch die inzwischen meist eingetretene tiefe Bewusstlosigkeit, den Schockzustand, die häufig auch vorhandene Unterkühlung und die Blauverfärbung der Haut – die Folge einer ungenügenden Atmung ist – ein sehr schweres Krankheitsbild. Die Pupillen werden erst weit, wenn die eingeschränkte Atmung in eine Atemlähmung übergeht.

Symptome:
+ Bewusstseinstrübung bis Bewusstlosigkeit,
+ ungenügende Atmung bis Atemstillstand,
+ Schockzustand (niedriger Blutdruck),
+ bläuliche Verfärbung der Haut infolge eingeschränkter Atmung und niedrigen Herzzeitvolumens,
+ verringerte bis aufgehobene Schmerzempfindlichkeit,
+ erloschene Schutzreflexe.

+ Sofortmaßnahmen

Wiederbelebung nach dem ABC-Schema, wenn möglich Giftentfernung (nur beim wachen Patienten), Schutz vor Wärmeverlusten, stabile Seitenlage, Verständigung des Rettungsdienstes.

+ Ärztliche Maßnahmen

Ziel der ärztlichen Maßnahmen ist die Erhaltung bzw. Wiederherstellung einer normalen Atmung und die Stabilisierung des Kreislaufs: Intubation und kontrollierte Beatmung mit Sauerstoff, Volumensubstitution.

In der Klinik wird die Beatmung fortgeführt. Der Schock wird durch weitere Volumengabe und im Bedarfsfall kreislaufunterstützende Medikamenten bekämpft. Beschleunigung der Giftausscheidung durch Erhöhung des Harnflusses oder Hämoperfusion.

Beruhigungsmittel

Viele Beruhigungsmittel enthalten Atropin oder Belladonna. Auch in Tollkirschen, Bilsenkraut und Stechapfelsamen ist diese Substanz enthalten. Bei Kindern können bereits wenige Tollkirschen, beim Erwachsenen etwa 15–20, tödlich wirken. Vergiftungen mit Atropin sind aufgrund ihrer eindrucksvollen Symptome leicht zu erkennen.

Symptome:
+ Schläfrigkeit bis Benommenheit,
+ weite und lichtstarre Pupillen,
+ rot verfärbtes Gesicht,
+ rote, heiße und trockene Haut,
+ trockene Mundschleimhaut und Zunge.

Bei Aufnahme größerer Mengen treten Erregungszustände, Krämpfe, Herzjagen und Bewusstlosigkeit auf.

Sofortmaßnahmen und ärztliche Maßnahmen wie unter der folgenden Morphinvergiftung.

Morphinvergiftung (Opiatvergiftung)

Vergiftungen mit Morphin und Morphinabkömmlingen (zu denen sehr starke Schmerzmittel gehören, aber auch Heroin) sind wegen ihrer lähmenden Wirkung auf das Atemzentrum sehr gefährlich. Atemstörungen stehen im Vordergrund. Kombinationsvergiftungen von Morphin mit Schlafmitteln verlaufen besonders schwer.

Symptome:
+ Übelkeit und Erbrechen,
+ enge und lichtstarre Pupillen,
+ langsamer, flacher Puls,
+ verlangsamte Spontanatmung bis zur Atemlähmung,
+ Blauverfärbung der Haut,
+ Bewusstseinstrübung bis Bewusstlosigkeit.

+ Sofortmaßnahmen

Wiederbelebung nach dein ABC-Schema, wenn möglich Giftentfernung, Schutz vor Unterkühlung, stabile Seitenlage, Verständigung des Rettungsdienstes.

+ Ärztliche Maßnahmen

Wiederherstellung von Atmung und Kreislauf. Als spezifisches Gegengift wird bei Atropinvergiftungen Prostigmin oder Mestinon und bei Morphinvergiftungen Naloxon verabreicht. Naloxon-Dosierung: Nach Wirkung in Dosen zu 40 µg titrieren, bis Spontanatmung zurückkehrt und der Patient erwacht.

Kokainvergiftung

Vergiftungen mit Kokain und Abkömmlingen (z.B. Crack) sind immer auf eine Überdosierung zurückzuführen. Kokain wird entweder geschnupft, inhaliert oder direkt in die Blutbahn gespritzt. Die Wirkung tritt innerhalb weniger Minuten ein.

Symptome:
+ Euphorie, Agitiertheit, Zittern
+ Halluzinationen, Verwirrtheitszustand
+ Krampfanfall, Schlaganfall
+ Bluthochdruck
+ Fieber

+ Sofortmaßnahmen

Schutz vor weiterem Anstieg der Körpertemperatur, kühlen, stabile Seitenlage, Verständigung des Rettungsdienstes.

+ Ärztliche Maßnahmen

Senkung des erhöhten Blutdrucks mit Metoprolol i.v., Dämpfung des ZNS mit Benzodiazepinen (Diazepam i.v.), ggf. Intubation und Beatmung. Maßnahmen der Gifteliminierung meist wirkungslos.

Amphetaminvergiftung

Vergiftungen mit Amphetaminen und Abkömmlingen (Ecstasy = XTC, MDMA, MDA) sind immer auf eine Überdosierung zurückzuführen. Amphetamine werden in Tablettenform eingenommen. Die Wirkung tritt innerhalb von 20–40 Minuten ein.

Symptome:
+ Euphorie, Agitiertheit, Verwirrtheitszustand
+ Halluzinationen, Panik-Attacken, Selbstmordgefahr möglich
+ Krampfanfall, Schlaganfall
+ Bluthochdruck, Übelkeit, Erbrechen
+ Fieber bis zum Hitzschlag
+ Bewusstlosigkeit

+ Sofortmaßnahmen

Schutz vor weiterem Anstieg der Körpertemperatur (feuchte Wickel), stabile Seitenlage, Verständigung des Rettungsdienstes.

+ Ärztliche Maßnahmen

Senkung des erhöhten Blutdrucks mit Metoprolol i.v., Dämpfung des ZNS mit Benzodiazepinen (Diazepam i.v.), ggf. Intubation und Beatmung. Gifteliminierung mit Aktivkohle möglich.

Lebensmittel- und Genussmittelvergiftungen

> Erbrechen, Durchfälle, Schockgefahr – Sicherstellen von Atmung und Kreislauf (ABC-Regel), Klinikeinweisung.

Abgesehen von den Pilzvergiftungen beruhen die Vergiftungen dieser Gruppe auf dem Bakterienbefall von Lebensmitteln. Am häufigsten sind Fleisch, Käse, Fische, Obst und Konserven durch Bakterien und deren Toxine (von ihnen produzierte Giftstoffe) verdorben. Besondere die Toxine führen zu ausgeprägten Vergiftungserscheinungen.

Von Bedeutung ist die „Latenzzeit". Das ist die Zeit zwischen Nahrungsaufnahme und den ersten Vergiftungserscheinungen. Diese treten meist 3–6 Stunden nach Einnahme der betreffenden Nahrungsmittel auf. Meist erkranken mehrere Personen gleichzeitig.

Die wichtigsten Nahrungsmittel- und Genussmittelvergiftungen sind:
+ Alkoholvergiftung,
+ Pilzvergiftungen,
+ Staphylokokken-Toxin-Vergiftung,
+ Botulinus-Toxin-Vergiftung,
+ Salmonelleninfektion.

Alkoholvergiftung

> Sicherung bzw. Wiederherstellung von Atmung und Kreislauf (ABC-Regel), stabile Seitenlage, Verständigung des Rettungsdienstes.

Die Alkoholvergiftung, hervorgerufen durch übermäßigen Alkoholgenuss, wird in 4 Stadien eingeteilt:
+ Exzitationsstadium (Erregungsstadium),
+ hypnotisches Stadium (Dämmerstadium),
+ narkotisches Stadium (Schlafstadium, nicht erweckbar),
+ asphyktisches Stadium (Stadium der Atemlähmung).

In kleinen Dosen erzeugt Alkohol ein Gefühl geistigen und körperlichen Wohlbefindens. Wird die Alkoholmenge erhöht, kommt man in eine angeregte Stimmung: Man ist lebhafter, freier, unzügelter und erregter, der Kopf ist gerötet, der Puls beschleunigt. Man neigt zu unüberlegten Handlungen und hat ein gesteigertes Selbstwertgefühl.

Wird der Alkoholgenuss weiter fortgesetzt, so entwickelt sich rasch der Rausch bis zur akuten Alkoholvergiftung. Der Gang wird schwankend, die Zunge schwer. Die frühere Munterkeit weicht der Müdigkeit. Übelkeit und Erbrechen treten auf, das Gesicht wird blass. Wird noch mehr getrunken, so treten Bewusstlosigkeit, Muskelerschlaffung, Temperaturabfall, schnarchende Atmung, Zyanose und schließlich Atemlähmung und Tod ein. Die beiden letzten Stadien mit unzureichender Atmung oder gar Atemstillstand sowie Bewusstlosigkeit bedürfen sofortiger Erster Hilfe und ärztlicher Behandlung.

Am Alkoholgeruch der Ausatemluft kann man die Diagnose relativ leicht stellen.

+ Sofortmaßnahmen

Wiederherstellung und Sicherung von Atmung und Kreislauf (ABC-Regel), Schutz vor Unterkühlung, Schockbehandlung, stabile Seitenlage, Verständigung des Rettungsdienstes.

+ Ärztliche Maßnahmen

Magenspülung, Sicherung der Atmung, ggf. Beatmung.

Pilzvergiftungen

Sofortige Klinikeinweisung

Als Leitsatz gilt, dass alle Pilzvergiftungen bis zur Klärung der Pilzart und der aufgenommenen Menge in die Klinik eingewiesen werden müssen.

Je nach Art der aufgenommenen Pilze können bei einer Pilzvergiftung 4 Symptomgruppen entweder einzeln oder in Kombination auftreten:

1. Gruppe (gastrointestinales Syndrom): Latenzzeit 1–3 Stunden. Es treten heftiges Erbrechen und Durchfälle auf. Durch den Wasser-, Salz- und Eiweißverlust kommt es unbehandelt rasch zum Kreislaufschock. Ferner können Wadenkrämpfe auftreten.

2. Gruppe (muskarinartiges Syndrom): Latenzzeit 15 Minuten bis 1 Stunde. Dann treten Schweißausbrüche, gesteigerter Speichelfluss und eine Verlangsamung des Pulses auf. Häufig finden sich Erbrechen und Durchfälle.

3. Gruppe (Pantherina-Syndrom): Latenzzeit 1–2 Stunden. Es treten Erregungszustände mit dem Bild einer Atropin- oder Belladonna-Vergiftung auf. In schweren Fällen kommt es zur Atemlähmung. Dieses Syndrom findet sich bei der Fliegenpilzvergiftung.

4. Gruppe (Phalloides-Syndrom): Latenzzeit 10–20 Stunden. Starke kolikartige Bauchschmerzen, begleitet von heftigem Erbrechen und wässrigen Durchfällen. Im fortgeschrittenen Stadium Leberversagen, Blutgerinnungsstörungen, zentrale Krämpfe und Atemlähmung. Dieses Syndrom tritt bei einer Knollenblätterpilzvergiftung ein.

✚ Sofortmaßnahmen

Wiederherstellung und Sicherung von Atmung und Kreislauf (ABC-Regel), Schockbehandlung, Verständigung des Rettungsdienstes, Klinikeinweisung. Beim Verdacht auf ein Phalloides-Syndrom (Symptome treten erst spät nach der Pilzmahlzeit auf) müssen alle, die von dem Gericht gegessen haben, in die Klinik, auch wenn sie keine Symptome aufweisen.

✚ Ärztliche Maßnahmen (Gruppe 1–3)

Großzügige Flüssigkeitsgabe bis zur Wiederherstellung eines normalen Kreislaufs, ggf. Beatmung, beim muskarinartigen Syndrom Gabe von Atropin, beim Pantherina-Syndrom Gabe von Prostigmin oder Mestinon.

✚ Ärztliche Maßnahmen (Gruppe 4)

Giftadsorption durch die Gabe von Aktivkohle, massive Flüssigkeitssubstitution, Leberschutztherapie, ggf. Beatmung, Serumbehandlung mit Antiphalloiden.

Staphylokokken-Toxin-Vergiftung

Das Staphylokokken-Toxin ist hitzebeständig. Deshalb kann diese Vergiftung auch nach dem Verzehr gekochter Speisen auftreten.

Symptome der Staphylokokken-Toxin-Vergiftung sind:
- ✚ heftiges Erbrechen und Durchfälle ab etwa 3 Stunden nach Nahrungsaufnahme,
- ✚ hoher Flüssigkeits- und Eiweißverlust bis zum Kreislaufschock,
- ✚ evtl. Wadenkrämpfe (bei hohem Salzverlust).

+ Sofortmaßnahmen

Wiederherstellung und Sicherung von Atmung und Kreislauf (ABC-Regel), Schockbehandlung, Verständigung des Rettungsdienstes.

+ Ärztliche Maßnahmen

Magenspülung, Schockbehandlung durch großzügige Flüssigkeitsgabe, ggf. Beatmung.

Botulinus-Toxin-Vergiftung

Die Botulinus-Toxin-Vergiftung tritt besonders nach dem Verzehr von infizierten Fleisch-, Käse- oder Gemüsekonserven auf. Beim Wachstum des Botulinus-Bazillus kommt es zur Gasentwicklung und dadurch zu einer Auftreibung des Konservendeckels. Beim Öffnen der Konserve entweicht Luft. Derartige Konserven sollten auf keinen Fall gegessen werden. Das Botulinus-Toxin ist ein starkes Nervengift. Die ersten Symptome treten relativ spät nach 12–36 Stunden auf.

Symptome der Botulinus-Toxin-Vergiftung sind:
+ Schwindel, Sehstörungen (Doppelsehen),
+ Heiserkeit und Speichelfluss,
+ Herabsinken der Augenlider und Schielstellung der Augen,
+ enge Pupillen,
+ Schluckstörung,
+ Atemlähmung,
+ Bewusstlosigkeit tritt erst sehr spät ein.

+ Sofortmaßnahmen

Wiederherstellung und Sicherung von Atmung und Kreislauf (ABC-Regel), Schockbehandlung, Verständigung des Rettungsdienstes.

+ Ärztliche Maßnahmen

Magenspülung, Schockbehandlung durch großzügige Flüssigkeitsgabe, ggf. Beatmung, Gabe von Botulinus-Antitoxin-Serum.

Salmonelleninfektion

Bei der Salmonelleninfektion handelt sich um eine Infektion und nicht um eine Vergiftung mit Toxinen. Die Latenzzeit beträgt etwa 12 Stunden.
Symptome der Salonelleninfektion sind:

+ Erbrechen und Durchfälle,
+ Fieber und Kopfschmerzen,
+ Wadenkrämpfe,
+ Flüssigkeitsverlust bis zum Kreislaufschock.

+ Sofortmaßnahmen

Wiederherstellung und Sicherung von Atmung und Kreislauf (ABC-Regel), Schockbehandlung, Verständigung des Rettungsdienstes.

+ Ärztliche Maßnahmen

Magenspülung, Schockbehandlung durch großzügige Flüssigkeitsgabe, Infektionsprophylaxe mit Antibiotika, ggf. Beatmung.

Vergiftungen mit tierischen Giften

Vergiftungen und Körperschäden durch tierische Gifte entstehen häufig durch Stiche von Insekten (Bienen, Wespen, Hornissen) und durch Schlangenbisse. In Deutschland kommt als freilebende giftige Schlange ausschließlich die Kreuzotter in Frage. Bissverletzungen durch in Terrarien gehaltene exotische Schlangenarten sind selten.

Insektenstiche

Insektenstiche führen zu einer schmerzhaften, stark juckenden und geröteten Schwellung um die Einstichstelle herum. In seltenen Fällen kann es bei allergisch veranlagten Menschen zu einem anaphylaktischen Schock kommen (Symptome und Behandlung s. Kapitel „Schock").

+ Sofortmaßnahmen

Sofern ein Stachel erkennbar ist (Bienenstich), sollte dieser möglichst entfernt werden, ohne die anhängende Giftdrüse zu quetschen.

Durch einen Umschlag mit kaltem Wasser oder Kortison- und Antihistaminikasalben kann in den meisten Fällen eine entzündliche Schwellung vermieden werden. Bei stärkerer Schwellung ist eine ärztliche Behandlung erforderlich.

Bei Insektenstichen im **Mund- und Rachenraum** sollte der Rettungsdienst verständigt werden, da durch eine möglicherweise entstehende Schwellung im Rachen Erstickungsgefahr besteht. Als Sofortmaßnahme kann man den Gestochenen zur lokalen Kühlung im Mund-Rachenraum Eis lutschen lassen.

+ Ärztliche Maßnahmen

Im Krankenhaus wird eine intravenöse Kortisongabe und ggf. eine Intubation oder Tracheotomie durchgeführt.

Schlangenbisse

In Deutschland sind Schlangenbisse selten. Als Giftschlange kommt v.a. die Kreuzotter in Frage (Erkennungszeichen: dunkelbraune, gezackte Rückenlinie). Bei den meisten bekannten Giftschlangen wird das Gift durch die Eckzähne ausgespritzt. Die Bissstelle zeigt 2 kleine, punktförmige Wunden direkt nebeneinander.

Sofort nach einem Schlangenbiss treten starke Schmerzen und eine Schwellung auf. Wenn nicht schnelle Hilfe erfolgt, kommt es zu Schwächegefühl, Atemnot, Schwindelgefühl, Herzjagen, Erbrechen, Bewusstseinsverlust und Sehstörungen. Wie schnell sich diese Symptome entwickeln, hängt davon ab, wie schnell das Gift in die Blutbahn gelangt.

+ Sofortmaßnahmen

Absolute Ruhigstellung des Patienten und der gebissenen Extremität bzw. Körperstelle, damit die Giftaufnahme nicht durch Bewegungen beschleunigt wird. Stauung an der Extremität anlegen, bis die Venen gestaut sind, aber nicht bis zur Pulslosigkeit. Das Aussaugen der Wunde mit einer Saugflasche kann die weitere Giftresorption vermindern. Eine Saugflasche stellt man her, indem man eine Flasche in heißem Wasser erhitzt und dann sofort mit der Flaschenöffnung auf die Wunde drückt, die sich abkühlende Luft in der Flasche zieht sich zusammen und bewirkt einen Sog. Wenn die Schwellung über die Stauung hinaus fortschreitet, muss die Stauung weiter herzwärts angelegt werden. Hierzu wird die erste Stauung zunächst belassen und erst nach Anlegen der zweiten, weiter herzwärts angelegten entfernt. Schnellstmöglich Rettungsdienst verständigen und Gebissenen schonend in die Klinik transportieren. Das spezifische Gegengift (Schlangenserum) kann dann bestellt und verabreicht werden.

Vergiftungen mit Pflanzenschutzmitteln

> Übererregberkeit, Krämpfe, Zuckungen, Bewusstlosigkeit, Gefahr des Atem- und Kreislaufstillstandes. Bei Verschlucken von Gift Giftentfernung durch Erbrechen (Patient muss völlig wach sein), bei Atem- und Kreislaufstillstand Atemspende und Herzdruckmassage.

In diese Gruppe gehören das E 605, ein Insektizid, sowie das Paraquat, ein in vielen Pflanzenschutzmitteln enthaltenes Herbizid.

E 605 (Cholinesteraseblocker)

E 605 ist chemisch ein Alkylphosphat und führt durch eine Blockierung der Cholinesterase und den dadurch bedingten Anstieg von Acetylcholin zu den typischen Vergiftungserscheinungen. Bei Giftaufnahme durch Schlucken treten die ersten Vergiftungserscheinungen bereits nach 5–10 Minuten auf. E 605 kann aber auch leicht durch die Haut aufgenommen werden. In diesem Fall kommt es erst nach Stunden zu Symptomen. Die tödliche Dosis bei Verschlucken beträgt 0,3–0,5 g. Besonders gefährdet sind Gärtner, die mit ungenügenden Schutzvorkehrungen spritzen. E 605 ist zur besseren Erkennbarkeit intensiv blau eingefärbt.

Symptome. Augenzwinkern, Erbrechen und Bauchkrämpfe, enge Pupillen, starker Speichelfluss und starkes Schwitzen, Muskelzuckungen und später Krämpfe, langsamer Puls, Blauverfärbung der Haut (Zyanose) und Bewusstlosigkeit. Die Blauverfärbung von Erbrochenem durch den Farbstoff in E 605 und ein eigenartig stechender Geruch erleichtern die Diagnose.

Paraquat (Herbizid)

Chemisch handelt es sich um eine Bispyridiumverbindung, die, wenn sie eingeatmet oder verschluckt wird, zu einer Zerstörung der Lungenbläschen führt. Es gibt bis heute keine spezifische Therapie. Daher hat die rasche Entfernung des Gifts aus dem Magen mit allen möglichen Mitteln (Magenspülung, Erbrechen, Aktivkohle) höchste Priorität, um zu verhindern, dass es in die Blutbahn aufgenommen wird.

Symptome. Lokale Verätzungen, Übelkeit, später Luftnot, Blauverfärbung von Lippen und Extremitäten, Bewusstlosigkeit. Häufig Leber- und Nierenversagen.

DDT (Dichlordiphenyltrichlorethan)

Die tödliche Dosis beträgt bei Aufnahme durch Schlucken etwa 3 g. Glücklicherweise ist durch das Verbot von DDT die Wahrscheinlichkeit einer Vergiftung sehr gering geworden.

Symptome. Übererregbarkeit und Schreckhaftigkeit, Zuckungen der Augenlider und später des ganzen Körpers, Krämpfe und weite Pupillen (Mydriasis). Atemlähmung oder Herzstillstand führen schließlich zum Tode.

✚ Sofortmaßnahmen

Aufrechterhaltung von Atmung und Kreislauf nach dem ABC-Schema. Bei Giftaufnahme über die Haut Kleider entfernen und Körper gründlich waschen. Zum eigenen Schutz sollte der Helfer Handschuhe tragen. Verständigung des Rettungsdienstes und rascher Transport ins Krankenhaus.

Merke:
Bei Verschlucken des Gifts darf die Giftentfernung durch Erbrechen nur durchgeführt werden, wenn der Patient noch wach ist. Bei erforderlicher Atemspende muss durch ein zwischengelegtes Taschentuch ein direkter Hautkontakt mit dem Mund des Patienten vermieden werden.

+ Ärztliche Maßnahmen

Sicherstellung von Atmung und Kreislauf, ggf. Intubation und Beatmung, großzügie Volumensubstitution zur Schockbekämpfung. Bei E-605-Vergiftung 250 mg Toxogonin i.v. und wiederholte Gabe von Atropin i.v., Magenspülung unter Zugabe von Aktivkohle und Glaubersalz. Bei DDT-Vergiftung Calciumgluconat i.v. Bei Paraquat-Vergiftung keine spezifische Therapie bekannt.

Vergiftungen durch Dämpfe und Gase

> Kopfschmerzen, Schwindel, schneller Puls, ungenügende Atmung bis Atemstillstand, Bewusstlosigkeit. Atemspende, Sauerstoffzufuhr, Schutz vor Unterkühlung, Verständigung des Rettungsdienstes.

Die Giftaufnahme erfolgt über die Lunge. Die Wirkung tritt ein durch direkte Reizung der Atemwege oder nach Übertritt der Gase in die Blutbahn. Von den Rauchvergiftungen bis zu den Vergiftungen mit Nervengasen sind die Übergänge fließend.

Kohlenmonoxidvergiftung

Die Kohlenmonoxidvergiftung kommt bei den Gasvergiftungen am häufigsten vor. Kohlenmonoxid ist enthalten in den Auspuffgasen von Verbrennungsmotoren (4–7 %) und Kohleöfen sowie in Explosionsgasen (bis zu 60 %). Die Einatmung von Kohlenmonoxid kann innerhalb weniger Minuten zu Bewusstlosigkeit und zum Tod führen. Kohlenmonoxid geht mit dem roten Blutfarbstoff (Hämoglobin) eine 300-mal stärkere Bindung ein als Sauerstoff und verhindert so die Bindung von Sauerstoff. Dadurch kommt es zu einer Sauerstoffmangelversorgung des Körpers.

Symptome:

+ Anfangsstadium: Kopfschmerzen (Stirn und Schläfe), Herzklopfen und Kurzatmigkeit, Übelkeit, Erbrechen, Schwindel, Ohrensausen und Flimmern vor den Augen, Rausch- und Erregungszustände durch zunehmende Vergiftung des Zentralnervensystems.
+ Lähmungsstadium: *hellrote Gesichtsfarbe,* wechselnde Pupillenweite, Blutdruckabfall und Pulsbeschleunigung, Bewusstlosigkeit und Lungenödem und schließlich Übergang zur Atemlähmung.

+ Sofortmaßnahmen

Entfernen aus der Gefahrenzone (Eigenschutz beachten! Vor Aufenthalt in der Gefahrenzone erst lüften), wenn erforderlich Atemspende, Schutz vor Unterkühlung, sobald möglich Sauerstoffgabe, Verständigung des Rettungsdienstes.

+ Ärztliche Maßnahmen

Aufrechterhaltung bzw. Normalisierung von Atmung und Kreislauf, je nach Ausmaß der Vergiftung Sauerstoffgabe bis Sauerstoffüberdruckbeatmung (dadurch wird die Versorgung des Herzens und Gehirns mit Sauerstoff wieder hergestellt), evtl. hyperbare Oxygenierung in einem Druckkammerzentrum. Korrektur der metabolischen Azidose. Bekämpfung des drohenden Hirnödems mit entsprechenden Infusionen und Medikamenten, z.B. Dexamethason (20–40 mg) und Furosemid.

Blausäurevergiftung

Die Blausäurevergiftung ist selten, aber besonders gefährlich, da schon geringe Dosen sehr schnell zum Tod führen. Zur Giftaufnahme kommt es durch Schlucken oder durch Einatmen. Blausäure wird z.B. in der Industrie verwendet, kommt aber auch in bitteren Mandeln vor. Bei Kindern können schon 5–10 bittere Mandeln, beim Erwachsenen etwa 60 tödlich wirken. Vom echten Bittermandelöl können bei Kindern schon wenige Tropfen zum Tode führen (das zum Backen verwendete Bittermandelaroma ist dagegen ungefährlich). Weitaus häufiger als das Verschlucken ist jedoch das Einatmen des Gases.

Blausäure blockiert die Zellatmung. Es kommt zu einer inneren Erstickung, obwohl der Sauerstofftransport im Blut im Gegensatz zur Kohlenmonoxidvergiftung nicht beeinträchtigt ist.

Symptome:
+ rosige Hautfarbe, später ist die Haut grau und blass,
+ die Atemluft riecht nach bitteren Mandeln,
+ Reizung der Atemwege und Atemnot,
+ Übelkeit und Erbrechen,
+ Angst- und Erstickungsgefühl,
+ Bewusstlosigkeit und Krämpfe,
+ Herz- und Atemstillstand.

+ Sofortmaßnahmen

Sicherung von Atmung und Kreislauf (ABC-Regel), Giftentfernung durch Magenspülung, Verständigung des Rettungsdienstes.

+ Ärztliche Maßnahmen

Intravenöse Gabe von 4-Dimethylaminophenol (4-DMAP, 3 mg/kg) und nachfolgend Natriumthiosulfat. Intubation und Beatmung mit reinem Sauerstoff. Hirnödemprophylaxe.

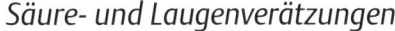

Säure- und Laugenverätzungen

Innere Säure- und Laugenverätzungen

> Zur Verdünnung reichlich Wasser trinken. Atmung und Kreislauf sichern (ABC-Regel), Verständigung des Rettungsdienstes.

Schwere innere Säure- und Laugenverätzungen verlaufen beim Verschlucken der Chemikalien in mehr als der Hälfte der Fälle tödlich. Die Schwere der Schädigung ist abhängig von der Menge und Konzentration der eingenommenen Substanz, vom Füllungszustand des Magens und der Zeitspanne, die zwischen Einnahme und den ersten Hilfsmaßnahmen vergangen ist.

Säureverätzungen. Bei den Säureverätzungen sind Verätzungen mit Schwefelsäure (schwarze Schorfbildung an Lippen und Mundschleimhaut), Salzsäure (weiße Schorfbildung), Salpetersäure (gelbe Schorfbildung) und Essigsäure am häufigsten.

Laugenverätzungen. Die Laugenverätzungen sind im Allgemeinen gefährlicher als Säureverätzungen. Hier stehen Natronlauge (Ätznatron, Backlauge) und Kalilauge (Ätzkali) an erster Stelle. Die Mundschleimhäute sind beim Trinken von Lauge häufig glasig geschwollen und stark schmerzhaft.

Die meisten Vergiftungen beruhen entweder auf Verwechslungen, z.B. wenn Säuren oder Laugen in Getränkeflaschen aufbewahrt werden, oder auf Einnahme in selbstmörderischer Absicht (Suizidversuch).

Symptome:

+ heftige Schmerzen im Mund, Rachen und Magen,
+ sofort nach Giftaufnahme unstillbares, oft blutiges Erbrechen,
+ gelegentlich Bewusstseinstrübung bis Bewusstlosigkeit,
+ Angst,
+ Kreislaufschock,
+ Blauverfärbung der Arme und Beine,
+ Krämpfe und Atemnot.

Schock, Krämpfe und Atemnot führen oft innerhalb der ersten 24 Stunden zum Tod. Übersteht der Patient dieses Stadium, so beginnt infolge ausgedehnter und schwerer Gewebszerstörungen eine lange und anstrengende Rekonvaleszenz.

> **Merke:**
> Die früher gegebenen Empfehlungen zur Neutralisierung bei Säuren- oder Laugenvergiftung Milch, Eiereiweiß, Natriumbikarbonat oder Essigwasser zu trinken, sind aufgrund der hohen Komplikationsrate veraltet! Es wird ausschließlich mit Wasser gespült und verdünnt.

+ Sofortmaßnahmen

Ziel der ersten Hilfe ist es:
• die ätzende Wirkung abzuschwächen oder zu neutralisieren,
• die Reaktion des Organismus auf die schweren Gewebeschädigungen einzudämmen bzw. zu beseitigen.

Eine Verdünnung bzw. Neutralisierung wird sowohl bei Säure- als auch bei Laugenverätzung durch Trinken von Wasser erreicht.

Bei Einwirkung von Säuren oder Laugen auf die Haut (s.u.) oder die Augen muss sofort eine ausreichende Spülung mit Wasser vorgenommen werden. Bei Atemnot sollte zusätzlich Sauerstoff gegeben und der Rettungsdienst verständigt werden.

> **Merke:**
> Bei Säure- oder Laugenverätzungen darf vom Ersthelfer keine Magenspülung durchgeführt werden, vom Arzt nur, wenn höchstens 10–15 Minuten seit der Giftaufnahme vergangen sind. Ebenso sind alle Maßnahmen die zum Erbrechen führen unbedingt zu unterlassen, weil es dadurch zu schwerwiegenden Verengungen oder dem Durchbruch der Speiseröhre kommen kann.

+ Ärztliche Maßnahmen

Sicherung von Atmung und Kreislauf (ABC-Regel), ggf. Intubation und Beatmung, großzügige Flüssigkeitsgabe zur Schockbekämpfung und zum Ausgleich von Salz- und Eiweißverlusten. Vorbeugende Behandlung mit Antibiotika und Verhinderung von Verengungen (Stenosen) der Speiseröhre.

Verätzungen der Haut und des Auges

Mit Chemikalien getränkte Kleidung vorsichtig entfernen (Eigenschutz beachten!), Dauerspülung der Haut mit Wasser.

Im Industriebetrieb, aber auch durch unsachgemäße Aufbewahrung im Haushalt kann es zu Verätzungen mit Salzsäure, Schwefelsäure, Salpetersäure, Flusssäure, Laugen, Ätzkali, Ätznatron oder Seifenlauge kommen.

Bei solchen Verletzungen ist die Erste Hilfe von besonderer Bedeutung, da die Schädigung der Gewebe nach der Einwirkung fortdauert. Die Wunde wird tiefer und der chemische Stoff übt durch die Aufnahme durch die Wunde eine Giftwirkung aus. Dabei ist ausschlaggebend:

+ die Konzentration und Menge der Chemikalien,
+ die Zeitdauer der Einwirkung,
+ die Art des Effekts,
+ die Besonderheiten der betroffenen Gewebe.

Um herauszufinden, um welchen Stoff es sich handelt, sind der Unfallhergang, das Aussehen der Wunde und die Allgemeinsymptome von Bedeutung. Schwefelsäure z.B. färbt grau bis schwarz, Salpetersäure gelb bis braun, Phenol, Wasserstoffchlorid und konzentrierte Essigsäure färben weiß, Flusssäure grauweiß. Manche Stoffe wie Benzin und Dieselkraftstoff verursachen erst nach längerer Einwirkung Hautschäden.

+ Sofortmaßnahmen

Mögliche Vergiftungssymptome sind sehr ernst zu beurteilen. Besonders auf die Atmungsorgane ist zu achten, da durch das Einatmen von Chemikaliendämpfen oder -stäuben Komplikationen entstehen können. Erst wenn die Atmung sichergestellt ist und größere Blutungen gestillt sind, können die übrigen Maßnahmen der Ersten Hilfe durchgeführt werden (Kleidung entfernen, spülen).

Wichtig ist eine sofortige Verdünnung der ätzenden Flüssigkeit, um tiefe Wunden zu vermeiden. Dazu muss die von der Chemikalie durchtränkte Kleidung entfernt werden. Dann tupft man den sichtbaren Rest des chemischen Stoffes ab und spült die Wunde mindestens 10 Minuten lang mit Wasser aus. Zur Dauerspülung wird körperwarmes (Unterkühlungsgefahr) Leitungswasser verwendet. Die Dauerberieselung der verätzten Stelle sollte möglichst auch während des Transports in das Krankenhaus nicht unterbrochen werden. Notfalls können triefnasse Tücher während des Transports aufgelegt werden. Zur Ersten Hilfe gehört auch die Schmerzstillung.

Bei **Verätzungen am Auge** (z.B. Kalkspritzerverätzungen) gilt im Grunde dasselbe, nur wird am Auge nicht unter der Wasserleitung gespült, sondern indem man bei liegendem Patienten mit zurückgelegtem Kopf aus ca. 10 cm Höhe vorsichtig Wasser in das Auge gießt, wobei Ober- und Unterlid auseinander gehalten werden.

Tabelle 7.1 Übersicht über die wichtigsten Vergiftungen

Symptome	Substanz	Vorkommen
Erblindung (Amaurose)	Chinin u. Chinidin	Malaria- und Herzmittel, Herbstzeitlose, Nieswurz
	Methylalkohol (Methanol)	vergällter Alkohol (Brennspiritus), Lösungsmittel
Bewegungsstörung (Ataxie)	Thallium	Mäuse- und Rattengift
	Alkohol (Ethanol)	Bier (2–7 %), Wein (6–22 %), Likör und Schnaps (30 %), Kosmetika, Brennspiritus, Lösungsmittel
	Antihistaminika	Hautsalben u. Mittel gegen Allergie
	Barbiturate	Beruhigungs- und Schlafmittel
	DDT	Pflanzenschutzmittel
	Kohlenmonoxid	Auspuffgase (4–7 %), Explosionsgase (bis 60 %), ungenügende Verbrennung im Kohleofen

Fortsetzung Tabelle 7.**1**

Symptome	Substanz	Vorkommen
Atemlähmung	Alkohol (Ethanol)	Bier (2–7 %), Wein (6–22 %), Likör und Schnaps (30 %), Kosmetika, Brennspiritus, Lösungsmittel
	Anilin	Farben
	Äther	Waschäther, Kleidungsreiniger
	Barbiturate	Beruhigungs- und Schlafmittel
	Botulinus-Toxin	infizierte Fleisch-, Käse- u. Gemüsekonserven
	E 605	Pflanzenschutzmittel
	Kohlenmonoxid	Auspuffgase (4–7 %), Explosionsgase (bis 60 %), ungenügende Verbrennung im Kohleofen
	Morphium u. Opiate	Schmerzmittel
Augenmuskellähmung	Botulinus-Toxin	infizierte Fleisch-, Käse- und Gemüsekonserven
Bewusstlosigkeit	Alkohol	Bier u.a. alkoholische Getränke
	Äther	Waschäther, Riechmittel
	Barbiturate	Beruhigungs- und Schlafmittel
	Kohlenmonoxid	Auspuffgase (4–7 %), Explosionsgase (bis 60 %), ungenügende Verbrennung im Kohleofen
	Morphium u. Opiate	Schmerzmittel
	Phenole	Karbolsäure. Kresol, Lysol, Sagrotan, Lösungsmittel für Zellutose, Schmiermittel
Erbrechen		bei den meisten Vergiftungen
	Alkohol, Benzin, Benzol	Treibstoffe, Lösungsmittel, Reinigungsmittel

Fortsetzung Tabelle 7.**1**

Symptome	Substanz	Vorkommen
	Zytisin	Goldregen
	Laugen	Ätznatron, Backlauge, Abfluss- u. Backofenreiniger
	Säuren	z.B. Schwefel-, Salz-, Salpeter- u. Essigsäure
Erregungszustände	Alkohol (Ethanol)	Bier (2–7 %), Wein (6–22 %), Likör und Schnaps (30 %), Kosmetika, Brennspiritus, Lösungsmittel
	Atropin	Augentropfen, Tollkirsche, Stechapfel
	Benzin u. Benzol	Treibstoffe, Lösungsmittel, Reinigungsmittel
	Chinin u. Chinidin	Malaria- und Herzmittel, Herbstzeitlose, Nieswurz
	Coffein	Kaffee, Tee, Kolanuss
	Trichlorethylen	Reinigungs- und Lösungsmittel
	Weckamine	Aufputschmittel
Krämpfe	Acetylsalicylsäure	Schmerz- u. Fiebermittel (z.B. Aspirin, ASS)
	E 605	Pflanzenschutzmittel
	Anilin	Farben, Tintenstifte
	Antihistaminika	Hautsalben, Mittel gegen Allergie
	Atropin	s.o.
	Zytisin	Goldregen
	DDT	Pflanzenschutzmittel
	Methylalkohol (Methanol)	vergällter Alkohol (Brennspiritus), Lösungsmittel
	Nicotin	Tabakwaren aller Art
	Strychnin	Brechnuss, Ignaziusbohnen

Fortsetzung Tabelle 7.**1**

Symptome	Substanz	Vorkommen
enge Pupillen (Miosis)	E 605	Pflanzenschutzmittel
	Barbiturate	Schlaf- und Beruhigungsmittel
	Morphium u. Opiate	Schmerzmittel
weite Pupillen (Mydriasis)	Atropin	Augentropfen, Tollkirsche, Stechapfel
	Blausäure	bittere Mandeln
	Botulinus-Toxin	infizierte Fleisch-, Käse und Gemüsekonserven
	DDT	Pflanzenschutzmittel
Speichelfluss (Salivation)	E 605	Pflanzenschutzmittel
	Botulinus-Toxin	infizierte Fleisch-, Käse- und Gemüsekonserven
	Zytisin	Goldregen
	Laugen	Ätznatron, Backlauge, Abfluss- u. Backofenreiniger
	Muskarin	Pilze
	Nicotin	Tabakwaren aller Art
	Quecksilber	Messgeräte, Industrie
Mundtrockenheit	Antihistaminika	Hautsalben, Allergiemittel
Verätzungen	Säuren u. Laugen	chemische Industrie, Haushalt
Blaufärbung der Haut (Zyanose)		bei den meisten Vergiftungen
	Anilin	Farben, Tintenstifte
	Benzol	Lösungsmittel, Brennstoffgemische, Gummiklebemittel, Bodenreinigungsmittel
	Nitrate u. Nitrite	Düngemittelindustrie, Farbenherstellung

Informationszentren bei Vergiftungen

Besteht der Verdacht auf eine Vergiftung, ist aber das Gift unbekannt, so können anhand der Symptome evtl. die toxikologischen Informationszentren weiterhelfen (s.u.). Auch bei bekanntem Gift können hier Verhaltensmaßregeln eingeholt werden. Handelt es sich bei dem Gift z.B. um Haushalts- oder Gartenchemikalien, so kann ein Anruf bei den Herstellerfirma (Telefonnummer auf der Packung angegeben) nützlich sein. Diese kann meist wichtige Angaben zur inhaltlichen Zusammensetzung ihrer Produkte machen, wodurch Diagnose und Behandlung einer Vergiftung sehr erleichtert werden.

+ **Berlin:** Beratungsstelle für Vergiftungserscheinungen und Embryonaltoxikologie, Tel. 030 19240
+ **Bonn:** Zentrum für Kinderheilkunde, Informationszentrale gegen Vergiftungen, Tel. 0228 19240
+ **Erfurt:** Gemeinsames Giftinformationszentrum Mecklenburg-Vorpommern, Sachsen, Sachsen-Anhalt und Thüringen, Tel. 0361 730730
+ **Freiburg:** Universitätskinderklinik, Informationszentrale für Vergiftungsfälle, Tel. 0761 19240
+ **Göttingen:** Giftinformationszentrum Nord (Bremen, Hamburg, Niedersachsen, Schleswig-Holstein), Tel. 0551 19240
+ **Homburg/Saar:** Informations- und Beratungszentrum für Vergiftungsfälle, Tel. 06841 19240
+ **Mainz:** Beratungsstelle bei Vergiftungen, Tel. 06131 19240
+ **München:** Giftnotruf München, Toxikologische Abteilung der II. Medizinischen Klinik rechts der Isar der Technischen Universität München, Tel. 089 19240
+ **Nürnberg:** II. Medizinische Klinik des Städtischen Klinikums, Toxikologische Intensivstation, Tel. 0911 398–2451
+ **Wien (A):** Vergiftungsinformationszentrale, Allgemeines Krankenhaus Wien, Tel. +43 1 40400–2222
+ **Zürich (CH):** Schweizerisches Toxikologisches Informationszentrum, Tel. +41 1 251–6666
+ **Internet:** www.giftnotruf.de

7.3   Wunden und Wundinfektionen

Als Wunden bezeichnet man nur Verletzungen, die die Haut durchdringen. Es ist niemals Aufgabe der Ersten Hilfe, Tiefe und Ausdehnung einer Wunde festzustellen. Grundprinzip jeder ersten Wundversorgung ist es, die Wunde und deren Umgebung niemals zu betasten oder zu berühren. Man soll auch nicht über eine Wunde gebeugt sprechen, da jede zusätzliche Infektion einer Wunde vermieden werden muss.

▬▬▬ Schürfwunden

> Offen lassen oder Gel ohne Verband.

Nur die obersten Schichten der Haut sind verletzt (Abb. 7.**2a**). Durch Eröffnung feinster Blutgefäße in der Haut sehen diese Wunden oft gefährlicher aus als sie sind. Durch Schädigung zahlreicher feinster Nervenendigungen sind sie sehr schmerzhaft.

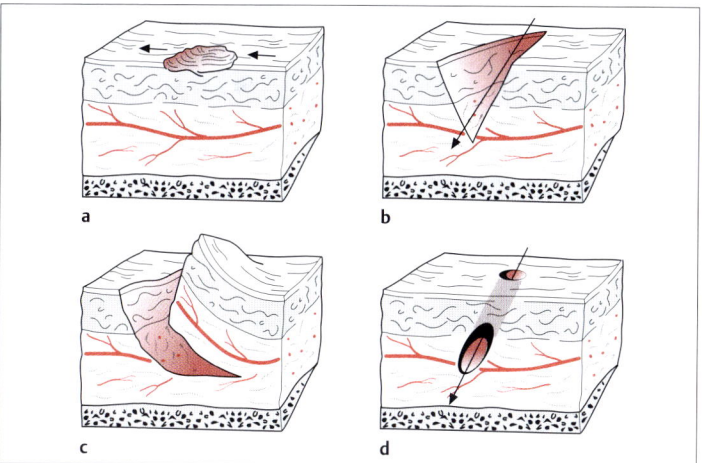

Abb. 7.**2a–d** Wundarten. Querschnitte durch die menschliche Haut.
a Oberflächliche Schürfwunde, nur die Epidermis ist verletzt.
b Glatte Schnittwunde.
c Riss- oder Quetschwunde.
d Stichwunde

+ Sofortmaßnahmen

Am besten offen lassen (da Verbände leicht ankleben). Bei Bedarf können selbsttrocknende Gele, die man einfach aufstreicht oder Sprühverbände verwendet werden. Wo sich Verbände nicht vermeiden lassen, mit sterilem Verbandpäckchen versorgen.

Schnittwunden

Steril abdecken.

Wunden z.B. durch Messer oder Glas. Ränder scharf, glatt (Abb. 7.**2b**). Wegen der glatten Durchtrennung bleiben die Blutgefäße länger offen, Schnittwunden bluten daher stärker, eingedrungene Keime werden leichter ausgeschwemmt. Bei schrägen Schnitten entstehen Lappenwunden.

+ Sofortmaßnahmen

Sterile Wundbedeckung, bei stärkerer Blutung Druckverband.

Stichwunden und Fremdkörperverletzungen

Fremdkörper belassen, ruhigstellen.

Wunden z.B. durch Dolche, Nägel oder Drahtspitzen (Abb. 7.**2d**). Besonders gefährlich sind diese Wunden in der Umgebung von Gelenken oder Körperhöhlen. Hier können sie schwere innere Verletzungen hervorrufen.

Bei Schnitt- oder Stichverletzungen an Händen oder Füßen, aber auch an anderen Stellen der Extremitäten, kann es neben der Verletzung von Gefäßen und Nerven auch zur Durchtrennung von Sehnen kommen. Dadurch wird eine mehr oder weniger ernste Funktionsbehinderung hervorgerufen. Im Rahmen der Ersten Hilfe sollte bei einer solchen Verletzung die Extremität in Mittelstellung ruhiggestellt werden, bis in der Klinik eine endgültige Wundversorgung mit Sehnennaht durchgeführt werden kann.

✚ Sofortmaßnahmen

Als Grundregel muss man sich merken, dass aus der Wunde herausragende Fremdkörper niemals entfernt werden dürfen. Oft werden nämlich erst dabei bis dahin noch abgedrückte große Blutgefäße eröffnet, aus denen es zu einer schweren Blutung kommen kann. Die Umgebung von in den Körper eingedrungenen Fremdkörpern wird sorgfältig steril abgedeckt und umpolstert. Dann wird der Verletzte mit liegendem, vom Helfer vor Verschiebung geschütztem Fremdkörper in die Klinik transportiert, wo die operative Entfernung durchgeführt wird. Sehr große Fremdkörper wie Baumasten, Ladebäume und dergleichen müssen vorsichtig abgesägt werden, damit der im Körper befindliche Teil nicht herausgezogen werden muss.

Platz-, Quetsch- und Risswunden

Notverband

Diese Wundformen sind die am häufigsten vorkommenden Wunden (Abb. 7.**2c**). Meist ist die Blutung mäßig, da die Blutgefäße zerrissen und gequetscht, nicht aber glatt durchtrennt werden. Wegen der Zerstörung von Gewebe, der Einschleppung von Schmutz und der geringen Blutung ist die Infektionsgefahr groß. Solche Wunden müssen vom Chirurgen ausgeschnitten werden.

✚ Sofortmaßnahmen
Zur Ersten Hilfe wird lediglich ein Notverband angelegt.

Schusswunden

Notverband, Krankenhausbehandlung

Der Einschuss ist klein mit glatten Rändern, bei Schüssen mit aufgesetzter Waffe weist der Wundrand eine dunkle Verfärbung, den Pulverschmauch, auf. Die Ausschussöffnung ist größer als die Einschussöffnung. Fehlt der Ausschuss, befindet sich das Geschoss noch im Körper. Je nach dem Weg des Geschosses im Körper können schwere innere Verletzungen, Blutungen und Knochenbrüche entstanden sein.

+ Sofortmaßnahmen

Der Verletzte muss möglichst schnell in ein Krankenhaus gebracht werden. Streifschüsse sind wie Risswunden zu behandeln.

Kratz- und Bisswunden

Auswaschen

Diese Wunden sind besonders infektionsgefährdet, da sich an den Zähnen immer viele Keime, häufig solche, die ohne Sauerstoff wachsen können, befinden. Die Keime werden dann beim Biss tief in die Wunden verschleppt.

+ Sofortmaßnahmen

Zur Ersten Hilfe wird ein Notverband angelegt.

+ Ärztliche Maßnahmen

Diese Wunden sollten sofort von einem Arzt ausgewaschen werden, am besten mit 3 %iger Wasserstoffsuperoxidlösung, wenn nicht vorhanden, mit Wasser und Seife, anschließend gut ausspülen mit klarem Wasser. Wegen der Keimeinschleppung in die Tiefe des Gewebes ist es häufig auch dem Arzt unmöglich, solche Wunden auszuschneiden und zu nähen, sondern er muss sie offen behandeln. Eine Ausnahme sind nur Verletzungen im Gesicht (Hundebiss an der Lippe) wegen der hier guten Durchblutung. Die Gefahr von Wundstarrkrampf, Gasbrand und Tollwut ist nach diesen Verletzungen besonders groß. Deshalb muss entsprechend geimpft werden.

Seltene Wundinfektionen

In jede offene Wunde können Keime eindringen, die dann entweder eine örtliche Entzündung hervorrufen, oder – wenn sie weiterwandern –

zunächst eine Entzündung der Lymphbahnen (die gefürchteten roten Streifen in der Haut) und später eine Blutvergiftung bewirken. Gegen fast alle diese Keime gibt es heute sehr wirksame, keimtötende Medikamente. Allerdings gibt es einige Krankheitserreger, die auch heute noch sehr schwer zu bekämpfen sind.

Wundstarrkrampf (Tetanus)

Diese Keime sind Sporenbildner, die auch ohne Sauerstoff leben können. Sie finden sich v.a. im Boden und in altem Holz. In den Körper dringen sie durch winzige Schrunden und Risse ein, vermehren sich schnell und sondern ein Gift ab, das – nachdem es in das Rückenmark eingedrungen ist – Krämpfe auslöst.

Auch heute stirbt noch etwa 1/3 der an Tetanus Erkrankten. Die einzig wirklich wirkungsvolle Behandlung ist die Vorbeugung durch Schutzimpfung. Daher sollte jeder – insbesondere stark gefährdete Berufsgruppen wie Landwirte, Gärtner und Tierzüchter – geimpft sein und den Impfschutz regelmäßig (alle 10 Jahre) auffrischen lassen. Wegen der großen Gefahr der Tetanusinfektion wird vom Arzt auch bei kleinen Verletzungen eine Tetanusschutzimpfung bzw. eine Auffrischungsimpfung durchgeführt.

Symptome. Das erste Zeichen des Wundstarrkrampfs ist meist ein Krampf der Kaumuskulatur. Die Kiefer können nicht mehr richtig bewegt werden, das Gesicht verzieht sich zu einem eigenartig ausdruckslosen Grinsen. Sobald diese Zeichen auftreten, ist der Patient sofort in ein Krankenhaus zu bringen. Später krampft in absteigender Reihe die Nackenmuskulatur, es tritt Nackensteife auf, dann die Rückenmuskulatur (Wirbelbrüche) und die Bauchmuskulatur (brettharter Bauch). Schließlich treten zuckende Streckkrämpfe der Extremitäten auf, und durch Krämpfe der Zwischenrippenmuskeln und des Zwerchfelles versagt schließlich die Atmung.

+ Ärztliche Maßnahmen

Bei ausgebrochenem Wundstarrkrampf wird im Krankenhaus mit Antitoxin, künstlicher Muskellähmung und künstlicher Beatmung behandelt.

Tollwut

Die Tollwut wird durch den Biss tollwütiger Tiere (Hunde, Katzen, Füchse, Rehe, Ratten u.a.) übertragen. Infektionen von Menschen sind in Deutschland relativ selten. Bei Verdacht auf Biss durch ein tollwütiges Tier ist eine sofortige Schutzimpfung notwendig, da nach vollem Ausbruch der Krankheit keine Behandlung mehr möglich ist und der Infizierte unweigerlich stirbt. Das Tier sollte, wenn irgend möglich, gefangen (notfalls auch getötet) und dem Amtstierarzt zur Untersuchung übergeben werden. Nur so lässt sich feststellen, ob es tatsächlich an Tollwut erkrankt war, was sehr wichtig für die weitere Behandlung des Gebissenen ist.

Angehörige besonders gefährdeter Berufsgruppen (z.B. Forstarbeiter, Veterinäre) sollten gegen Tollwut geimpft sein. Auskunft über die Tollwutdiagnostik bei verdächtigen Tieren geben die regionalen Veterinäruntersuchungsämter.

Gasbrand

Die Gasbranderreger gehören zu den gefürchtetsten Erregern überhaupt. Gasbrandinfektionen nehmen besonders in Kriegszeiten stark zu. Die Gasbranderreger vermehren sich ohne Sauerstoff in der Tiefe einer Wunde (deshalb bei Schusswunden häufig). Der Verdacht auf Gasbrand muss sofort gestellt werden, wenn die Umgebung einer Wunde eigenartig aufgetrieben erscheint und wenn man beim Betasten dieser Stellen ein Knistern fühlt, das durch die Verschiebung der von den Bakterien gebildeten Gasbläschen verursacht wird. Hier ist höchste Eile vonnöten. Die Patienten müssen sofort ins Krankenhaus gebracht werden. Die Behandlung ist schwierig und häufig nur mit Sauerstoffüberdruckkammern möglich. Außerdem müssen die Wunden und deren Umgebung breit eröffnet werden.

7.4 Blutstillung

> Druckverband, selten Abbindung

Zusammenfassend ist der oberste Grundsatz bei der Erstbehandlung fast aller Wunden der möglichst steril angelegte Verband. Die Behandlung älterer Wunden, die bereits Infektionszeichen wie Fieber, Rötung und Schwellung oder gar Eiterung zeigen, ist alleinige Aufgabe des Arztes. Eine Ausnahme von dieser Regel ist nur eine arterielle Blutung. Eine solche erkennt man an der hellroten Farbe des Blutes und an seinem rhythmisch pulsierenden Ausstoß. Bei größeren Wunden sind allerdings meist Venen und Arterien gleichzeitig verletzt, sodass die Farbe des Blutes nicht leicht unterschieden werden kann. Sehr schwierig ist die Schätzung der Blutmenge, die ein Verletzter verloren hat. Es sei nochmals daran erinnert, dass ein Erwachsener schon beim Verlust von 1 Liter Blut in einen Schockzustand kommen kann, der beim Verlust von 2 Litern Blut tödlich sein kann.

Druckverband und Abbinden

Kleinere Blutungen. Bei kleineren spritzenden Blutungen ist ein Druckverband nur selten notwendig. In der Regel genügt eine Hochlagerung der blutenden Stelle und ein fest angelegter Verband. Sofern dies jedoch nicht ausreicht und der Verband sofort durchblutet, wird über den ersten sterilen Verband ein Druckverband angelegt (Abb. 7.**3** und Abb. 7.**4**). Als Druckpolster können ein Verbandpäckchen, mehrere aufeinander gelegte Taschentücher oder dgl. verwendet werden. Der Druck darf jedoch nicht so stark sein, dass unterhalb des Verbandes eine Venenstauung entsteht. Wenn nach Anlegen eines Druckverbandes nach kurzer Zeit eine

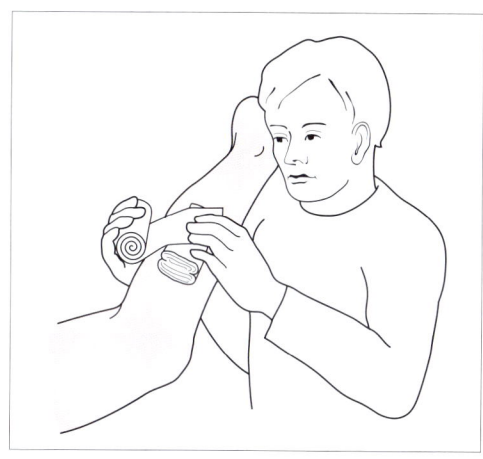

Abb. 7.**3** Anwickeln eines Druckverbandes bei erhobener Extremität. Der Druck wird durch Auflegen eines nicht geöffneten Verbandpäckchens oder mehrerer aufeinander gelegter zusammengefalteter Taschentücher erreicht. Die Binde wird so angewickelt, dass der Helfer von oben zwischen Binde und Bindenkopf hinein sieht.

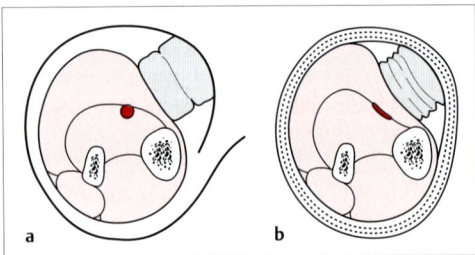

Abb. 7.**4a** u. **b** Wirkung eines Druckverbandes, dargestellt am Unterschenkelquerschnitt. Das vor dem Anlegen des Verbandes offene Gefäß (**a**) wird durch den Druck gequetscht und damit verschlossen (**b**).

stärkere Blutung auftritt, liegt eine solche Stauung vor. Der Verband muss dann wieder gelöst und erneuert werden. Druckverbände und Abbindungen dürfen nicht angelegt werden direkt oberhalb des Handgelenkes, am Ellenbogen und direkt unterhalb des Kniegelenkes, da dabei die Gefahr von Nervenschädigungen besteht.

Größere Blutungen. Diese werden grundsätzlich wie kleinere Blutungen mit Druckverband versorgt (s.o.). Kann durch einen einfachen Druckverband die Blutung nicht zum Stillstand gebracht werden (sehr selten!),

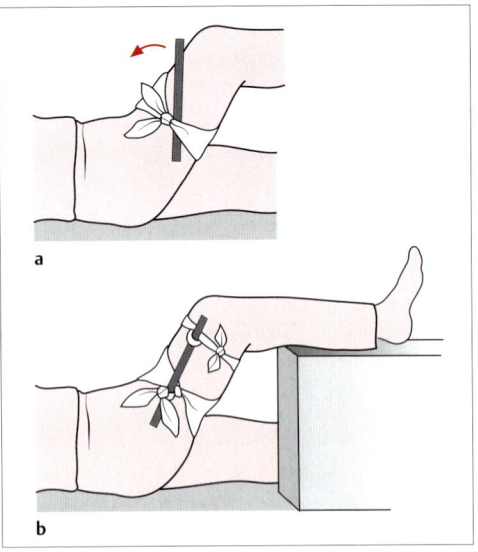

Abb. 7.**5a** u. **b** Anlegen eines Quengelverbandes am Oberschenkel.

a Zunächst wird eine Schlinge um die Extremität gebunden und ein Quengel (Stock, Besenstiel etc.) unter die Schlinge geschoben. Durch Drehen des Quengels wird die Schlinge enger und unterbindet die Blutzufuhr zu der Extremität.

b Sobald die spritzende Blutung steht, wird der Quengel mit einer zweiten Schlinge locker fixiert, damit er sich nicht zurückdrehen kann.

dann muss das Gefäß in der Wunde mit einer sterilen Kompresse komprimiert werden. Die Abbindung muss so fest sein, dass unterhalb davon der Puls nicht mehr tastbar ist. Eine solche Abbindung ist zweckmäßigerweise am Oberarm oder am Oberschenkel durchzuführen, sie darf höchstens 90 Minuten belassen werden. Zur Abbindung ungeeignet sind Stricke, Gürtel, Bindfaden und dgl., da sie stark einschneiden und oft Dauerschäden setzen, die sogar zum Verlust der Extremität führen können. Ist keine Gummibinde zum Abbinden vorhanden, wird am besten ein Quengelverband oder Knebelverband mit einem zusammengelegten Handtuch, einem auseinander gerissenen Hemd oder dgl. angelegt (Abb. 7.**5**). Die abgebundene Extremität wird hochgelagert. Der Zeitpunkt der Abbindung wird am besten schriftlich vermerkt. Die Abbindung sollte erst vom Arzt im Krankenhaus, wieder geöffnet werden.

Abdrücken von Blutungen

Es gibt jedoch auch Blutungen, bei denen es infolge ihrer Lage ein Druckverband nicht ermöglicht, sie zum Stehen zu bringen. Bei diesen Fällen kann die Blutstillung nur durch Abdrücken der Arterien erreicht werden, deren Lage man kennen muss. Diese Methode eignet sich auch für alle anderen spritzenden Blutungen, falls kein geeignetes Verbandmaterial vorhanden ist.

Schläfenschlagader. Vor dem oberen Rand der Ohrmuschel auf der Verbindungslinie zwischen Augenbraue und Ohroberrand, leicht zu tasten. Abdrücken gegen das Schläfenbein bei Gegendruck der anderen Hand auf der anderen Seite des Kopfes – bei Blutungen in der Schläfengegend (Abb. 7.**6**).

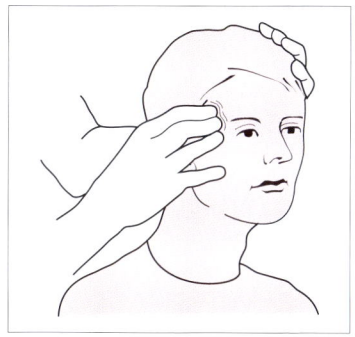

Abb. 7.**6** Abdrücken der großen Schläfenschlagader (A. temporalis) mit den Fingerspitzen einer Hand vor dem Ohr gegen den Schläfenknochen, wobei die andere Hand auf der Gegenseite des Kopfes den Gegendruck ausübt.

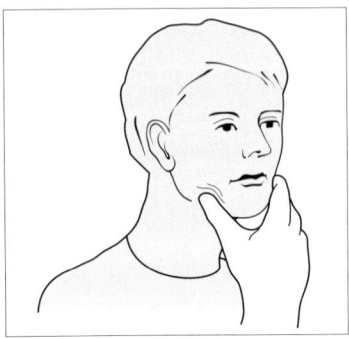

Abb. 7.**7** Abdrücken der Gesichtsschlagader (A. facialis). Der Daumen drückt die Arterie vor dem Ansatz des Kaumuskels gegen den Unterkiefer ab. Die anderen Finger üben den Gegendruck auf der anderen Seite des Kiefers aus.

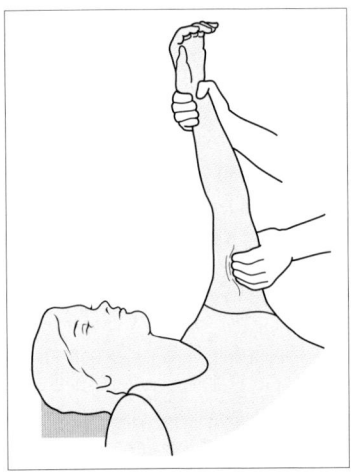

Abb. 7.**8** Abdrücken der Oberarmschlagader (A. brachialis) auf der Innenseite des Bizepsmuskeis gegen den Oberarmknochen.

Gesichtsschlagader. Etwa in der Mitte des Unterkiefers, schwer zu tasten. Abdrücken mit dem Daumen gegen den Unterkiefer bei Gegenhalt mit den übrigen Fingern auf der anderen Seite des Kiefers – bei Blutungen in der seitlichen Gesichtsgegend (Abb. 7.7). Das Kinn wird mit dem abgespreizten Daumen umfasst.

Armschlagader. Am inneren Rand des Bizepsmuskels, etwa in Oberarmmitte, leicht zu tasten. Abdrücken gegen den Oberarmknochen – bei Blutungen am Unterarm (Abb. 7.8).

Beinschlagader. Unterhalb des Leistenbandes, etwa im inneren Drittel des Oberschenkels, leicht zu tasten. Abdrücken mit beiden Daumen ge-

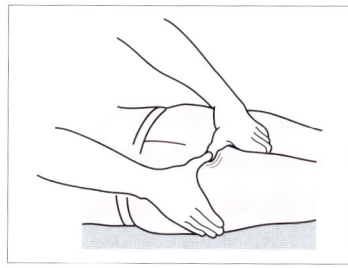

Abb. 7.**9** Abdrücken der Beinschlagader (A. femoralis) mit beiden Daumen unter dem inneren Drittelpunkt des Leistenbandes, wobei die Finger beider Hände den Gegendruck auf der Hinterseite des Oberschenkels ausüben.

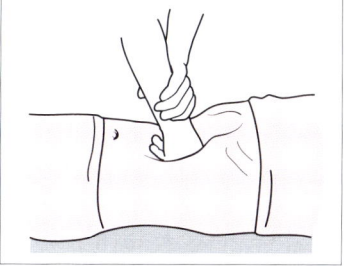

Abb. 7.**10** Abdrücken der großen Bauchschlagader (Aorta) von oben in der Mitte zwischen Nabel und Schwertfortsatz des Brustbeines gegen die Wirbelsäule.

gen den Oberschenkelkopf, wobei die Hände den Oberschenkel umfassen – bei Blutungen am Bein (Abb. 7.**9**).

Das Abdrücken der Arm- und Beinschlagadern kann man auch so erreichen, dass man in Ellenbeuge oder Kniekehle eine Bindenrolle oder dgl. einlegt, den Arm oder das Bein maximal beugt und Ober- oder Unterschenkel bzw. Ober- oder Unterarm zusammenbindet (Verfahren nach Adelmann).

Große Bauchschlagader. In der Mitte des Bauches, bei mageren Personen leicht zu fühlen. Abdrücken mit der Faust beim liegenden Patienten gegen die Wirbelsäule (Abb. 7.**10**) – bei Blutungen im Beckenbereich. Man kann auch den ganzen Leib oberhalb des Beckens mit einem dicken Gummischlauch umschnüren (Momburg-Blutleere).

Spezielle Blutungen

Nasenbluten. Kopf nach hinten neigen, am besten bei liegendem Patienten (Ausnahme: alte Leute mit hohem Blutdruck), damit kein Blut in die Luftröhre fließen kann; Eispackung oder nasses, kaltes Handtuch in den Nacken legen. Meist blutet es nur aus einer Seite. Fester Druck des Nasenflügels gegen die Nasenscheidewand bringt häufig die Blutung zum Stehen. Kann dies nicht erreicht werden, so muss vom Arzt das Nasenloch mit Gaze austamponiert bzw. die Blutungsstelle verätzt werden.

Innere Blutungen. Blutung aus Lunge (Bluthusten), Magen (Bluterbrechen), Darm (schwarzer oder dunkelroter bis hellroter flüssiger Stuhl, wobei die Färbung vom Abstand der Blutungsquelle vom After abhängt), Niere und Blase (Blut im Urin). Diese Patienten müssen so schnell wie möglich in ein Krankenhaus gebracht werden. Patienten flach lagern, warm halten, so wenig wie möglich bewegen.

Hellrotes Blut im Stuhlgang. Dieses Blut stammt meist aus Hämorrhoiden, seltener von Mastdarmerkrankungen, und sind fast nie lebensgefährlich. Verbandstoff vorlegen und zum Arzt bringen.

Krampfaderblutungen. Bein anheben und Druckverband anlegen. Größere Mengen verlorenen Blutes müssen durch Bluttransfusion ersetzt werden. „Blutersatzstoffe" (Dextran, HAES, Salzlösungen) können vorübergehend Hilfe bringen, ihre Anwendung ist alleinige Sache des Arztes.

7.5 Thermische Notfälle

▬▬ Verbrennungen, Erfrierungen, elektrische Verletzungen

▬ *Verbrennungen*

> Sofortige Kaltwasseranwendung, Kleidung vorsichtig entfernen, keine Salben, Verbände etc.

Schädigungen, die durch Hitze entstehen, nennt man Verbrennungen. Eine Verbrennung, die durch heiße Flüssigkeit oder heißen Dampf hervorgerufen wird, bezeichnet man auch als Verbrühung. Man teilt die Verbrennungen ganz allgemein in 3 Schweregrade ein.

Einteilung der Verbrennungen

Verbrennung I. Grades. Sind nur die obersten Schichten der Haut verbrannt, so ist das eine Verbrennung I. Grades. Äußerlich sieht man lediglich eine Hautrötung wie bei einem schweren Sonnenbrand. Durch die Reizung der oberflächlichen Hautnerven sind Verbrennungen I. Grades sehr schmerzhaft.

Verbrennung II. Grades. Bei der Verbrennung II. Grades sind schon tiefere Schichten der Haut mitbetroffen, Haarbälge und Talgdrüsen in der Tiefe der Haut sind jedoch nicht beschädigt. Dies ist insofern von Bedeutung, als die Verbrennungswunde nach Abstoßung des toten Gewebes von den Haarbälgen und Talgdrüsen aus wieder mit neuer Haut überwachsen wird. Eine Verbrennung II. Grades heilt von selbst wieder. Die Erkennung einer Verbrennung II. Grades bzw. ihre Unterscheidung von der Verbrennung III. Grades ist auch dem Fachmann zum Zeitpunkt des Unfalls noch nicht möglich. Häufig bilden sich bei der Verbrennung II. Grades Brandblasen durch Absonderung von Gewebeflüssigkeit zwischen Ober- und Unterhaut. Solche Brandblasen entstehen aber gewöhnlich auch bei Verbrennungen III. Grades und sind daher kein verlässliches Zeichen. Da bei der Verbrennung II. Grades aber viele Hautnerven noch erhalten bleiben, sind diese Verbrennungen im Gegensatz zur Verbrennung III. Grades sehr schmerzhaft.

Verbrennung III. Grades. Bei der Verbrennung III. Grades sind alle Schichten der Haut, die Haare, Drüsen, Nervenendigungen, häufig sogar die darunter liegenden Muskeln verbrannt. Solche Wunden schmerzen wegen der völligen Zerstörung der Hautnerven nicht mehr. Das verbrannte Gewebe sieht manchmal schneeweiß und manchmal bräunlichschwarz aus. Da der Grad der Hitzeeinwirkung bei Verbrennungen nicht überall gleichmäßig ist, können sich alle 3 Verbrennungsstadien beim gleichen Verletzten nebeneinander finden, stark schmerzende neben nicht schmerzenden Brandwunden, umgeben von geröteten Partien. Verbrennungen III. Grades sind sehr schwere Verletzungen, sie können nur noch durch Hautübertragung von nicht verbrannten Körperteilen geheilt werden.

Jede Verbrennung II. oder III. Grades muss von einem Arzt behandelt werden, sehr häufig ist Krankenhausbehandlung erforderlich. Wegen der bei Verbrennungen III. Grades immer auftretenden Verbrennungskrankheit sind diese Verbrennungen v. a. bei Kindern oft schon dann lebensgefährlich, wenn nur 15 % der Körperoberfläche verbrannt sind. Verletzte

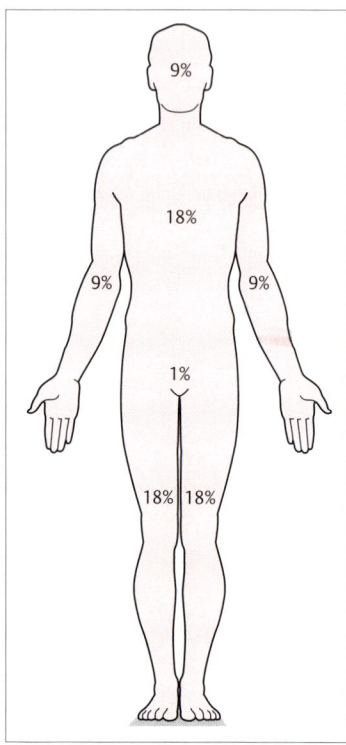

Abb. 7.**11** Zur raschen Berechnung der prozentualen Verbrennung bei Erwachsenen dient die Neuner-Regel. Die angegebenen Prozentwerte gelten jeweils für Vorder- und Rückseite, am Stamm jeweils für Vorder- oder Rückseite. Die Größe der Handfläche entspricht etwa 1 % der Körperoberfläche.

mit Brandwunden sind außerdem besonders vom Wundstarrkrampf bedroht.

+ Sofortmaßnahmen

Brennende Kleidung löschen. Menschen, deren Kleider in Brand geraten sind, rollt man am besten in eine Decke ein, um die Flammen zu ersticken. Ist das nicht möglich, muss versucht werden, die Flammen durch Rollen des Brennenden auf dem Boden zu ersticken. Bei der Verbrennung am Körper angeklebte Kleidungsstücke dürfen nicht abgerissen werden, da sonst große Wundflächen eröffnet werden. Über die nicht entfernbaren Kleidungsreste werden sterile Tücher gewickelt.

Kühlung. Bei allen Verbrennungen, die sich nicht im Kopf- und Gesichtsbereich befinden und die starke Schmerzen hervorrufen, die also keine drittgradigen Verbrennungen sind, sollte der Helfer kurzfristig bei kleinen Wunden mit Wasser abkühlen. Großflächige Verbrennungen dürfen wegen der Gefahr der Unterkühlung nicht gekühlt werden. Am besten in Form von kühlem Leitungswasser (20°C). Das Wasser muss unbedingt sauber sein, damit keine Keime in die Brandwunden eingeschleppt werden. Stehende Gewässer, verschmutzte Brunnen und Bäche sind ungeeignet. Am besten ist kaltes Wasser in einer Wanne. Das kalte Wasser lässt man so lange einwirken, bis die Schmerzen nachlassen, meist etwa 15–20 Minuten. Selbstverständlich darf die Kaltwasseranwendung nicht an bekleideten Körperstellen erfolgen. Belassene feuchte Kleidung führt durch die entstehende Verdunstungskälte zu starker Auskühlung. Die Anwendung von Eis oder Eiswasser ist ungeeignet, der Kältereiz ist zu stark und kann eine weitere Schädigung der Haut bewirken. Bei Kleinkindern und Säuglingen muss man mit der Kälteanwendung zurückhaltend sein, da bei ihnen eine zu lange Kühlung leicht zu einer irreversiblen Senkung der Kerntemperatur führt. Durch sofortige Kälteanwendung nach einer Verbrennung gelingt es häufig, die gefürchtete Verbrennungskrankheit zu verhindern.

Keine Salben. Auf keinen Fall dürfen Brandwunden mit Öl, Fett, Brandsalben oder Mehl bestrichen werden. Alle diese Volksmittel verhindern den Sauerstoffzutritt zu der geschädigten Haut und verschlimmern dadurch die Verbrennung. Außerdem sind diese Mittel selten keimfrei. Brandblasen dürfen niemals eröffnet werden. Sie werden im Krankenhaus vorsichtig steril abpunktiert.

Wundabdeckung. Verbrennungen I. Grades, wenn also nur eine Hautrötung besteht, können vom Arzt mit Gelverbänden bestrichen werden, die an der Luft fest antrocknen und keinen weiteren Verband erfordern. Alle übrigen Verbrennungen werden nur locker in sterile Tücher (frisch gebügelte Handtücher oder Leintücher, Aluminiumfolie, Brandwundenverbandtuch) eingeschlagen und der Patient in ein Krankenhaus gebracht. Wegen der Schmerzen dürfen Schmerztabletten gegeben werden. Auch dürfen die Verletzten, die meist ein starkes Durstgefühl bekommen, solange sie noch nicht im Schock sind, schluckweise, aber reichlich trinken – vorausgesetzt, es liegt keine Inhalationsverbrennung mit Anschwellung der Rachenschleimhäute vor. Diese erkennt man oft an Brandstreifen in der Haut unter der Nase, die auf die Nasenlöcher zu zielen. Am wirkungsvollsten zur Verhütung eines Schocks ist hierbei salzhaltige Flüssigkeit wie Mineralwasser (ohne Kohlensäure), Bier oder Salzwasser. Kein Leitungswasser oder Tee.

Transport. Wegen der drohenden Schockgefahr sind Brandverletzte liegend mit leicht erhöhtem Fußende zu transportieren. Ist der Verunglückte in sterile Tücher eingeschlagen, so muss er für den Transport locker mit einer Decke bedeckt werden (Schutz vor Auskühlung).

Erfrierungen

> Erwärmung durch Reiben und Wechselbäder.

Erfrierungen, durch örtlich umschriebene Kälteeinwirkung hervorgerufen (s. a. Kapitel „Bergunfälle", S. 204), sehen ganz ähnlich aus wie Verbrennungen und können in dieselben Stadien wie die Verbrennungen eingeteilt werden. Die Kälteeinwirkung erfolgt meist langsam und unmerklich und nicht schnell wie bei der Verbrennung. Vorwiegend werden ungeschützte Körperstellen betroffen (Ohren, Nase, Finger, Zehen) sowie Körperteile, in denen die Blutzirkulation infolge unzweckmäßiger Kleidung (zu enge Strumpfbänder, Schuhe, Handschuhe) herabgesetzt ist. Alte und geschwächte Menschen und Leute, die unter Alkohol stehen, sind besonders gefährdet.

✚ Sofortmaßnahmen

Erfrierungen I. Grades. Erwärmung des erfrorenen Körperteils durch Reiben, um die Zirkulation wieder in Gang zu bringen. Dazwischen selbstständige Bewegung der Glieder durch den Patienten. Wenn möglich, können Wechselbäder mit warmem Wasser (25–30°C, 3–4 Minuten) und kaltem Wasser (10–15°C, 1/2 Minute) durchgeführt werden. Nach der Wiedererwärmung wird der erfrorene Körperabschnitt mit einem warmen, gut gepolsterten Verband bedeckt.

Erfrierungen II.–III. Grades. Hierbei beschränkt man sich lediglich darauf, einen gut gepolsterten Verband aufzulegen. Der Patient darf sich nicht aktiv bewegen (Afterdrops), da meist mit der Erfrierung auch eine Unterkühlung verbunden ist. Die Wiedererwärmung erfolgt im Überwärmungsbad unter Aufsicht eines Arztes. Ist es zu einer Auskühlung des ganzen Körpers gekommen, so sind die Kleider in einem trockenen, nicht zu warmen Raum zu entfernen, wobei man die Kleidungsstücke am besten aufschneidet. Die anschließende Erwärmung in einem überwarmen Bad darf nur in Gegenwart eines Arztes durchgeführt werden. Hinsichtlich der meist notwendigen Wiederbelebung wird auf das Kapitel „Wiederbelebung" (S. 34) verwiesen.

Stromverletzungen

Strom abschalten, bei Kreislaufstillstand Herzdruckmassage.

Diese Verletzungen entstehen dadurch, dass der Körper durch Berührung mit einem stromführenden Gegenstand (Gleichstrom oder Wechselstrom, meist defekte elektrische Leitung) in einen Stromkreis gerät.

Strommarken. Meist hinterlässt der Strom an der Eintrittsstelle in den Körper eine Eintrittsmarke und an der Berührungsstelle mit der Erde, wo er den Körper wieder verlässt, eine Austrittsmarke. Diese Strommarken sehen wie Verbrennungen aus. Die Größe der Strommarken erlaubt allerdings keinen Rückschluss auf die Verbrennungsschäden im Körper, die oft sehr erheblich sein können.

Stromschäden. Der Schaden am menschlichen Körper ist umso geringer, je größer der Widerstand ist, den der Körper dem Strom entgegensetzt. Feuchte Haut ist ein weit besserer elektrischer Leiter als trockene Haut. Im Badezimmer sind daher Verletzungen mit Haushaltsstrom nicht selten tödlich.

Niederspannungsverletzungen mit Haushaltsstrom führen besonders häufig zu Kammerflimmern, während eine Hochspannungsverletzung meist den Tod durch sofortigen Herzstillstand zur Folge hat. Hochspannungsleitungen sind durch einen Blitzpfeil gekennzeichnet. Es ist daher meist einfach, festzustellen, ob es sich um eine Hochspannungs- oder Niederspannungsverletzung handelt. Verletzungen durch Blitz entsprechen in Wirkung und Behandlung den Hochspannungsverletzungen.

Bei den durch die elektrische Verletzung entstehenden Verbrennungen muss man die äußeren, durch den Lichtbogen verursachten Verbrennungen und die Verkochung des Gewebes in der Tiefe, die häufig äußerlich nicht zu sehen ist, unterscheiden. Die Verbrennungen in der Tiefe rühren von der Entwicklung von Wärme bei Durchtritt von Strom durch Gewebe her. Bei jedem elektrischen Unfall muss, auch wenn er noch so geringfügig erscheint, eine Herz- und Nervenuntersuchung durch den Arzt vorgenommen werden. Das Herz ist stärker gefährdet, wenn der Strom senkrecht durch den Körper fließt (Hand → Fuß), als wenn er waagerecht fließt (z.B. rechte Hand → linke Hand und umgekehrt).

✚ Sofortmaßnahmen

Strom abschalten. Der Helfer sollte bei elektrischen Unfällen immer zuerst für die Abschaltung des Stroms sorgen, um weitere Unfälle und eine Selbstgefährdung zu vermeiden. Auf keinen Fall darf ein noch unter Strom stehender Verunfallter berührt werden. Bei Hochspannungsunfällen muss sofort das Elektrizitätswerk verständigt werden. Vor dem Abschalten des Stromes darf sich der Helfer dem Verunfallten nicht nähern.

Wiederbelebung. Häufig besteht nach Stromverletzungen ein Kreislaufstillstand. In einem solchen Fall muss sofort mit Herzdruckmassage und Atemspende begonnen werden (s. Kapitel „Wiederbelebung", S. 38). Die Atemspende kann bei den gelegentlich vorkommenden schweren Gesichtsverbrennungen schwierig sein. Kann sie gar nicht durchgeführt werden, so sollte, bis ein Arzt einen Schlauch in die Luftröhre einführt (Intubation), eine künstliche Beatmung versucht werden.

Wundversorgung. Die Behandlung von elektrischen Verbrennungen unterscheidet sich nicht von derjenigen bei gewöhnlichen Brandwunden.

Strahlenschäden

Nun noch ganz kurz einige Worte zum Strahlenschaden durch Atombomben und Reaktorexplosionen. Alle unbedeckten Körperteile sind besonders gefährdet. Helle, weite Kleidung schützt besser als dunkle, eng anliegende. Bei Atomexplosionen im Freien sofort Deckung suchen, flach hinlegen, Kopf vom Explosionsherd wegwenden, Gesicht gegen die Erde kehren, Hände unter dem Körper verstecken. Neben Brandwunden und Verletzungen durch herumfliegende Splitter und Steine wird häufig ein Strahlenschaden gesetzt, der zunächst nicht auffällt und erst nach langer Zeit, manchmal erst nach Jahren, zum Vorschein kommt. Besonders zu fürchten sind die Vererbungsschäden, die erst in kommenden Generationen auftreten.

Die Sofortstrahlung nach einer Atomexplosion ist eine Gamma-Strahlung, ähnlich den Röntgenstrahlen, sie hält höchstens 2 Minuten an. Gefährlicher ist die Strahlung aus radioaktivem Staub, der sich kilometerweit verteilt und alles verseucht. Deswegen werden alle Nahrungsmittel in einer radioaktiv verseuchten Gegend sofort unbrauchbar. Auch die Essbestecke und Teller dürfen nicht mehr verwendet werden, ebenso wenig das Wasser. Vor Einatmung radioaktiver Staubteilchen schützt eine ABC-Maske. Als Nothilfe kann ein vor Mund und Nase gehaltenes feuchtes Taschentuch dienen. Als wichtigste Maßnahme der Ersten Hilfe bei Strahlenschäden gilt es demnach, zu verhindern, dass mit der Nahrung oder der Einatmungsluft weitere radioaktive Substanzen in den Körper eindringen.

Unterkühlung

(s.a. Kapitel „Bergunfälle", S. 203)

Die Stoffwechselvorgänge im Organismus erzeugen Wärme und halten so die Körpertemperatur auch bei kühler Außentemperatur konstant. Solange Wärmeentstehung und Wärmeabgabe gleich groß sind, tritt keine Änderung der Körpertemperatur ein. Sie beträgt normalerweise 36–37°C. Ist die Wärmeabgabe größer als die Wärmeentstehung, so sinkt die Körpertemperatur ab, bis als Gegenregulation eine Steigerung des Energieumsatzes und damit eine höhere Wärmeproduktion eintritt. Der Gesamtsauerstoffverbrauch und auch das Herzzeitvolumen steigen dabei erheblich über die Normalwerte an. Diese Gegenregulation ist nur begrenzt möglich bzw. versagt z.B. bei Schiffbrüchigen, bei Verschütteten in Lawinen (s. Kapitel „Bergunfälle", S. 192), bei Schlafmittelvergiftungen, bei Betrunkenen, die im Freien bei niedriger Temperatur einschlafen und ähnlichen Ereignissen. Es kommt zur Unterkühlung. Auch bei Unfällen auf der Straße kann eine Unterkühlung vorkommen, wenn Bewusstlose längere Zeit im Freien liegen.

Sinkt die Kerntemperatur auf ca. 34°C, tritt Kältezittern auf, Sauerstoffverbrauch und Herzzeitvolumen sinken unter den Ausgangswert. In kaltem Wasser und bei starkem Wind verliert der Körper besonders rasch Wärme. Das Treiben in kaltem Wasser ist nach Untersuchungen der US Army tödlich bei 12,5°C in 6 Stunden, bei 10°C in 4 Stunden, bei 7,5°C in 2 Stunden, bei 5°C in 90 Minuten und bei 0°C in 30 Minuten.

Unterkühlungsformen. Abhängig vom zeitlichen Verlauf unterscheidet man zwischen akuter, subakuter und chronischer Unterkühlung:

+ Akute Unterkühlung: Ursachen sind Lawinenverschüttung oder Eintauchen in kaltes Wasser. Die Symptome bilden sich innerhalb von 6 Stunden aus.
+ Subakute Unterkühlung: Sie entsteht in 6–24 Stunden, z.B. bei Bergsteigern, Selbstmördern, Alkoholvergifteten oder bei längerem Aufenthalt in 15–18°C warmem Wasser.

+ Chronische Unterkühlung: Sie löst erst nach 24 Stunden Symptome aus und kommt z.B. vor bei älteren Menschen, die längere Zeit mäßiger Kälte ausgesetzt sind oder bei manchen Stoffwechselerkrankungen.

Eine starke Unterkühlung (unter 29°C) kann den Tod des Unterkühlten vortäuschen, wenn eine sehr langsamer Herzschlag, eine ausgeprägte Atemschwäche, Pupillenerweiterung, Bewusstlosigkeit, kaum oder nicht messbarer Blutdruck, blasse kalte Haut und schlaffe Extremitäten bestehen.

Die akute Unterkühlung löst im Gegensatz zur chronischen seltener eine Gegenregulation mit Elektrolytverschiebungen, Austrocknung und Unterzuckerung aus.

Unterkühlungsgrade. Man unterscheidet 3 Unterkühlungsgrade:

+ 1. Grad: Körpertemperatur 36,5–34°C. Bewusstsein klar, Kältezittern, Schmerzen in Extremitäten und Genitalien, Puls und Blutdruck erhöht oder normal.
+ 2. Grad: Körpertemperatur 34–27°C: Stufenweiser Bewusstseinsverlust, kein Kältezittern, keine Schmerzen, evtl. zerebrale Krämpfe oder abgeschwächte Reflexe.
+ 3. Grad: Körpertemperatur unter 27°C: Tiefe Bewusstlosigkeit, Pulsverlangsamung, geringe Atembewegungen, kein peripherer Kreislauf mehr. Todesursache ist meist Herzversagen durch Kammerflimmern oder Bewusstlosigkeit mit Verlegung der Atemwege. Ein Atemstillstand tritt bei 16–20°C Kerntemperatur ein.

+ Sofortmaßnahmen

1. Grad: Flachlagerung, vor weiterem Wärmeverlust schützen, nasse Kleidung ausziehen, abtrocknen, in warme Decken und/oder Wärmeschutzfolie (bzw. Biwacksack) einwickeln. Spontane Erwärmung 0,5–1°C pro Stunde, heiße, gezuckerte Getränke geben.

2. und 3. Grad: Viel gefährlicher wegen Gefahr des Kammerflimmerns, schonender Transport in liegender Position. Unterkühlten nicht aufrichten. Erwärmung wenn immer möglich nur unter ärztlicher Kontrolle, da ein Wiedererwärmungsschock droht, bedingt durch Gefäßerweiterung in der Peripherie bei noch vermindertem Herzzeitvolumen. Kammerflimmern und Wiedererwärmungsschock sind auch als „Bergungstod" bekannt. Nur wenn in absehbarer Zeit kein Arzt verfügbar ist, aufwär-

men mit Hibler-Packung (Leintuch, 5-mal gefaltet, mit heißem Wasser aus Thermosflasche innen befeuchtet). Die Packung wird auf Brust und Oberbauch auf der Unterwäsche aufgelegt, die Kleidung wird darüber geschlossen, dann Einwickeln in mehrere Decken und Biwacksack o.Ä., warmes Wasser alle 30 Minuten erneuern, nicht zu heiß, Verbrühungsgefahr!

✚ Ärztliche Maßnahmen

Kardiopulmonale Wiederbelebung, Intubation, Beatmung. Im Krankenhaus evtl. Erwärmung mit Herz-Lungen-Maschine.

▬▬ Hitzeschäden

In kühle Umgebung bringen, flach lagern, kühle Umschläge, Atemwege freihalten, bei Atemstillstand Atemspende, Transport in die Klinik.

Wärmeregulation des Körpers. Ist die Wärmeentstehung durch den Stoffwechsel oder die aus der Umwelt zugeführte Wärme größer als die höchstmögliche Wärmeabgabe des Körpers, so steigt die Körpertemperatur an. Man bezeichnet diesen Zustand als Fieber. Bei erhöhten Temperaturen laufen die Stoffwechselvorgänge jedoch schneller ab. Die mangelhafte Wärmeabgabe führt also zu höheren Temperaturen, diese wiederum zu schnelleren Stoffwechselvorgängen und damit zur zusätzlichen Wärmeentwicklung. Dieser Kreisprozess kann nur durchbrochen werden, wenn es gelingt, die Wärmeabgabe zu steigern bzw. zu normalisieren.

Unter normalen Bedingungen wird die im Körper erzeugte Wärme (chemische Wärmeregulation) durch den Blutkreislauf an die Körperoberfläche weitergeleitet und über die Haut (physikalische Wärmeregulation) an die kühlere Umgebung durch Konduktion und Konvektion abgegeben.

Unter Hitzebedingungen erfolgt die Aufrechterhaltung der normalen Körpertemperatur allein durch die physikalische Wärmeabgabe über die Haut, d.h. durch Kontakt mit der Luft (oder Wasser), durch Infrarotabstrahlung und durch Verdunsten von Schweiß. Die Wärmeabgabe durch Kontakt mit der Luft wird aufgehoben, wenn die Luft wärmer ist als 37°C, die Abgabe durch Strahlung, wenn dem Körper durch Sonne, Erdboden oder auch Hauswände mehr Wärme zugestrahlt wird, als er aufgrund seiner Hauttemperatur abstrahlen kann. Unter Hitzebedingungen bleibt also die Wärmeabgabe durch Verdunstung das wichtigste Mittel zur Konstanterhaltung der Körpertemperatur. Bei hoher Luftfeuchtigkeit kann auch diese letzte Möglichkeit wegfallen.

Die Belastung für den Organismus ist also nicht nur von der Temperatur, sondern auch von der Luftfeuchtigkeit abhängig. Eine Temperatur von 100°C bei einer Luftfeuchtigkeit von 5% ist z.B. für den Organismus genauso belastend wie eine Temperatur von 45°C bei einer Luftfeuchtigkeit von 95%.

Die meisten Hitzeschäden treten auf, wenn ungünstige Umweltbedingungen – hohe Außentemperaturen, hohe Luftfeuchtigkeit und geringe Luftbewegung – mit einer gesteigerten Wärmeproduktion durch körperliche Arbeit kombiniert sind (s.a. Kapitel „Bergunfälle", S. 197).

Hitzeerschöpfung

Die Hitzeerschöpfung unterscheidet sich vom Hitzschlag (s.u.) durch die noch normale oder leicht erhöhte Körpertemperatur und durch die großen Schweiß- und Kochsalzverluste.

Ursachen. Bei der Hitzeerschöpfung handelt es sich um ein akutes Versagen der Kreislaufregulation mit Bewusstseinstrübung oder Bewusstlosigkeit. Die Hitzeerschöpfung tritt auf nach Hitzeeinwirkung und wird verursacht durch einen Flüssigkeitsmangel als Folge von starkem Schwitzen, Durchfällen und Erbrechen oder verminderter Flüssigkeitsaufnahme. Durch Weitstellung der peripheren Blutgefäße versucht der Organismus die Wärmeabgabe zu erhöhen. Dadurch kommt es zur zentralen Minderdurchblutung.

Symptome. Vorboten sind eine gerötete und feuchtwarme Haut, trockene Mundschleimhaut, starker Durst, Kopfschmerzen, Schwindel, Sehstörungen, Ohrensausen und Herzklopfen. Bei ausgeprägter Hitzeerschöpfung kommt es schließlich unter Zunahme der Herz- und Atemfrequenz zu Bewusstseinseintrübung bis Bewusstlosigkeit und ausgeprägter Schocksymptomatik (Pulsfrequenz über 100/min, Blutdruck unter 100 mmHg).

+ Sofortmaßnahmen

- Lagerung mit leichter Kopfhochlage in kühler Umgebung,
- beengende Kleidungsstücke öffnen,
- reichlich salzhaltiges Wasser (ca. 1 %ig) trinken lassen,
- bei Bewusstlosigkeit stabile Seitenlage und Atemwege freihalten.

+ Ärztliche Maßnahmen

Schocktherapie, Infusion von 1–2 Litern normotoner Elektrolytlösung.

Hitzekrämpfe

Ursachen. Hitzekrämpfe können auftreten, wenn es durch starkes Schwitzen zu Flüssigkeits- und Salzverlusten kommt. Betroffen sind v.a. Personen, die strahlender Hitze ausgesetzt sind und dabei gleichzeitig schwere körperliche Arbeit leisten müssen. Die relative Luftfeuchtigkeit scheint zweitrangiger Natur zu sein. Die Hitzekrämpfe treten auf, wenn etwa 2–3 Liter Körperflüssigkeit fehlen und der Salzgehalt im Blut, insbesondere der Kochsalzgehalt unter bestimmte Werte gesunken ist.

Symptome. Durch den Salzverlust (Elektrolytstörung) wird der Mechanismus der Muskelkontraktionen bzw. die Muskelerregbarkeit beeinflusst: Es treten zuerst Muskelzuckungen und später Muskelkrämpfe auf. Sie sind im Gegensatz zum Wundstarrkrampf unsymmetrisch und betreffen die am stärksten beanspruchte Muskulatur, z.B. die Bein- und Rückenmuskulatur bei Heizern und Arbeitern am Hochofen. Wie beim Hitzschlag kann es auch hier zur Bewusstlosigkeit mit den übrigen Symptomen kommen. Durch Trinken von salzhaltigem Wasser (1 %ig) oder durch Einnahme von salzhaltigen Tabletten können die Hitzekrämpfe weitgehend vermieden werden.

+ Sofortmaßnahmen

- bei Temperaturerhöhung Lagerung in kühler Umgebung,
- salzhaltiges Wasser (ca. 1 %ig) trinken lassen,
- bei Bewusstlosigkeit Seitenlage zur Freihaltung der Atemwege und bei Atemstillstand Atemspende.

+ Ärztliche Maßnahmen

Infusionen von 0,9 %iger NaCl-Lösung, es können Infusionsmengen bis zu 3 und mehr Litern erforderlich sein.

Hitzekollaps (Hitzeohnmacht)

Ursachen. Beim Hitzekollaps steht das periphere Kreislaufversagen im Vordergrund. Der Körper versucht, die Wärme über die Haut abzugeben. Die peripheren Gefäße sind mit Blut prall gefüllt, das Blut versackt in der Peripherie und fließt nur ungenügend zum Herzen zurück. Die Blutmenge, die vom Herzen pro Minute in den Körperkreislauf gepumpt wird, ist zu klein. Das Gehirn wird daher nicht mehr genügend mit Sauerstoff versorgt.

Symptome. Durch die Erweiterung der Gefäße ist die Haut gerötet und durch die vermehrte Wärmeabgabe mit Schweiß bedeckt. Wegen der noch funktionierenden Wärmeabgabe ist die Körpertemperatur kaum bis mäßig erhöht. An subjektiven Beschwerden treten vor dem Kollaps Schwindel, Sehstörungen, Ohrensausen, Puls- und Atembeschleunigung auf. Es ist ein Erscheinungsbild, das dem orthastatischen Kollaps (Ohnmacht) sehr ähnlich ist. Die Entstehung der Ohnmacht wird durch Wärmebelastung und Stehen gefördert. Der Hitzekollaps tritt meist im Stehen auf, während der Hitzschlag (s.u.) durch Arbeit begünstigt wird.

+ Sofortmaßnahmen

- Flachlagerung in kühler Umgebung,
- kalte Umschläge (Nacken, Stirn),
- Atemwege freihalten.

Hitzschlag

Ursachen. Beim Hitzschlag ist die Verhinderung bzw. Unmöglichkeit der Wärmeabgabe bei großer Wärmezufuhr von außen Voraussetzung. Die Umgebungstemperatur ist meist höher als die Körpertemperatur. Eine Wärmeabgabe ist nur noch durch Verdunsten möglich. Neben der hohen Umgebungstemperatur spielen Luftfeuchtigkeit und geringer Luftstrom eine Rolle. Begünstigt wird die Entstehung des Hitzschlags durch körperliche Arbeit und gesteigerte Wärmeproduktion, ferner bei alten Leuten und Alkoholikern.

Symptome. Vorboten des Hitzschlags sind Kopfschmerz, Schwindel, Schwäche, Ohnmachtsgefühl und evtl. Bauchschmerzen und Erbrechen. Bis zu diesem Zeitpunkt ist das klinische Erscheinungsbild dem Hitzekollaps sehr ähnlich. Erst das Aufhören der Schweißsekretion und die dadurch rasch ansteigende Körpertemperatur bis 43°C und sogar 44°C führen zur Katastrophe. Bis dahin ist die Haut rot, trocken und heiß. Nach dem Kreislaufzusammenbruch erscheint sie grau. Zeichen der Hirnschädigung wie Bewusstseinstrübung und Dämmerzustand stehen im Vordergrund. Bewusstlosigkeit tritt ein, wenn die Körpertemperatur 42°C überschritten hat. Krämpfe treten auf, der Puls wird klein und schnell und schließlich können die Atemstörungen (Cheyne-Stokes-Atmung) zur Atemlähmung und zum Tode führen.

Der Hitzschlag ist ein sehr ernstes Krankheitsbild und geht mitunter tödlich aus. Heißes Wetter, Bewusstlosigkeit und Krämpfe sollten immer an einen Hitzschlag denken lassen.

+ Sofortmaßnahmen

Der Kranke soll in eine kühlere Umgebung gebracht, flach gelagert und der Kopf leicht angehoben werden. Sofern verfügbar, werden kalte Umschläge oder Eispackungen auf Nacken, Stirn, Beine und Arme aufgelegt. Nach wenigen Minuten kann die Kälteauflage unterbrochen werden. Verfärbt sich danach die Haut wieder rot, muss erneut mit der Anwendung von kalten Umschlägen begonnen werden. Baldmöglichster Transport in ein Krankenhaus. Bei Fällen mit Bewusstlosigkeit muss in der üblichen Weise die Freihaltung der Atemwege gesichert werden.

+ Ärztliche Maßnahmen

Die ärztliche Behandlung entspricht der eines schweren Schocks bei gleichzeitig erhöhten Temperaturen. Infusion von salzhaltigen Lösungen, Sauerstoffgabe und Kühlung sind erforderlich. Letztere bis eine Temperatur von 38°C erreicht ist.

Sonnenstich (Insolation)

Ursachen. Ein Sonnenstich entsteht durch direkte und starke Sonneneinstrahlung auf den ungeschützten Kopf. Betroffen sind insbesondere

Kleinkinder und ältere Personen. Durch die Wärmeempfindlichkeit des Gehirns kann Bewusstlosigkeit eintreten, bevor es zur allgemeinen Überwärmung des Körpers kommt. Die Symptome werden durch ein Hirnhautreizung verursacht, die wiederum zu einer übermäßigen Blutfülle im Gehirn und einer Volumenverteilungsstörung führt.

Symptome. Die Symptomatik des Sonnenstichs ist charakterisiert durch eine hochrote und heiße Gesichts- und Kopfhaut, Abgeschlagenheit, Kopfschmerzen, Schwindel, Übelkeit, Brechreiz und Herzklopfen. Als Folge der Reizung der Hirnhäute besteht Nackensteifigkeit. In schweren Fällen kommt es zur Bewusstlosigkeit und auch zu Krämpfen.

✚ Sofortmaßnahmen

Lagerung in kühler Umgebung, leichte Hochlagerung des Kopfes, kalte Umschläge (Kopf und Nacken), bei Bewusstlosigkeit stabile Seitenlage zur Freihaltung der Atemwege.

✚ Ärztliche Maßnahmen

Normalisierung von Atmung und Kreislauf. In schweren Fällen Hirnödemprophylaxe bzw. -therapie.

7.6 Verletzungen von Knochen, Gelenken und Muskeln

✚ Zerrung: Verletzung von Gelenkbändern und der Gelenkkapsel
✚ Verrenkung: vollständige und unvollständige Verschiebung von knöchernen Gelenkanteilen
✚ Knochenbruch: geschlossener oder offener Knochenbruch

▬▬▬ Zerrung („Verstauchung")

> Verletzte Extremität hochlagern, kalte Umschläge auf das betroffene Gelenk, Kompressionsverband

Ursachen. Zerrungen sind Verletzungen, die die Gelenke betreffen. Sie sind meist das Ergebnis einer plötzlichen Gewalteinwirkung auf ein Ge-

lenk. Es handelt sich dabei um eine vollständige oder teilweise Zerreißung (Dehnung – Einriss – Abriss) der Haltebänder des Gelenkes, die
durch Forcieren der Bewegung über das normale Bewegungsmaß hinaus
zustande kommt.

Wenn als Folge einer plötzlichen gewaltsamen Dehnung etwas am Gelenk nachgeben muss, so können es der Knochen oder aber der Halteap-
parat (Kapsel, Bänder) sein. Kommt es zum Knochenausriss, so sind die
Bänder meist intakt. Sind dagegen die Bänder gerissen, so bleibt meist
der Knochen erhalten. Besonders bei gewaltsamer Streckung oder Ver-
drehung eines Gelenkes treten Zerrungen („Verstauchungen") auf.

Symptome. Als Symptom der Zerrung steht der Schmerz im Vordergrund. Der Verletzte nimmt eine möglichst bequeme Haltung ein, in der
die verletzten Gelenkanteile entlastet sind (Entspannungshaltung).
Außerdem entwickelt sich rasch eine Schwellung über dem Gelenk. Das
Gelenk kann nicht ohne starke Schmerzen bewegt oder belastet werden.
Eine Verfärbung über der Verletzungsstelle (als Folge des Blutergusses)
kann über Wochen bestehen und alle Farben (rot, blau, grünlich) durch-
laufen.

Verschiedene Schweregrade der Zerrung sind zu unterscheiden. Es
gibt leichte Fälle, bei denen der Verletzte nur für einige Minuten etwas
hinkt und schwerste Fälle, bei denen Bänder gerissen und Wochen bis zur
vollständigen Heilung notwendig sind. Das Ausmaß der Basisverletzung
ist oftmals schwer zu beurteilen. Bei schweren Fällen ist mitunter eine
operative Behandlung erforderlich.

✚ Sofortmaßnahmen

In der Regel macht die Unterscheidung zwischen einer Zerrung und einer Verrenkung keine besonderen Schwierigkeiten. Viel schwieriger
und häufig unmöglich ist dagegen die Abgrenzung von einem Gelenk-
bruch, da beide Verletzungen zusammen vorkommen können. In Zwei-
felsfällen wird man immer wie bei einem Bruch versorgen und schienen.

Ist der Verletzte allein oder muss er bis zur ärztlichen Versorgung eine
gewisse Strecke gehen, so kann durch einen speziellen Verband eine
ausreichende Festigung erzielt werden. Die Bandage dient lediglich als
eine vorübergehende Stütze für das Gelenk, bis der Verletzte ärztliche
Versorgung erreicht. Wenn nicht absolut notwendig, dann sollte man
nach Zerrungen der Knöchelgelenke (Skifahren u.a.) den Schuh nicht
abziehen.

Kann der Verletzte den Weg zum Arzt nicht sofort antreten, sollte die gezerrte Extremität hochgelagert und mit kühlen Umschlägen versorgt werden.

Muskelzerrung

Verletzte Extremität hochlagern, ruhigstellen, Eisauflage.

Ursachen. Überdehnung und Überlastung von Muskeln nach übermäßiger Anstrengung erwähnt. Besonders häufig kommt es dazu nach Heben eines Gewichtes aus ungünstiger Körperhaltung. Oft wird zusätzlich dazu noch eine abrupte Drehbewegung eingeschaltet.

Symptome. Als Symptome stehen Muskelschmerzen, Verspannung und Bewegungseinschränkung im Vordergrund. Die Verhärtung der Muskulatur nimmt meist im Laufe von Stunden und Tagen noch zu.

+ Sofortmaßnahmen

Als Erste Hilfe gilt die Ruhigstellung des verletzten Muskels durch eine möglichst bequeme Lagerung des Patienten (Entspannungshaltung). Kälteanwendung (Eis) im akuten Stadium, später Wärme in jeder Form (Einreibungen, Bäder, Massagen u.a.) mildern Schmerzen und tragen zur Entspannung der Muskulatur bei.

Verrenkung

Einrenkung nur durch den Arzt, sonst Gefahr zusätzlicher Verletzungen, z.B. an Nerven oder Arterien.

Ursachen. Das Heraustreten eines Gelenkteils aus einem Gelenk nennt man eine Verrenkung (Abb. 7.**12**). Die Gelenke sind von einer beweglichen Kapsel (Sack) umgeben und werden von Bändern geführt und zusammengehalten. Kommt es zu einer plötzlichen und starken Überbeanspruchung des Gelenks – meist handelt es sich um einen Schlag oder einen Sturz, manchmal auch durch eine plötzliche Muskelanspannung – so

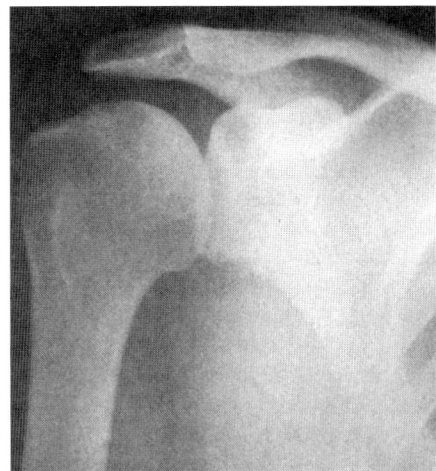

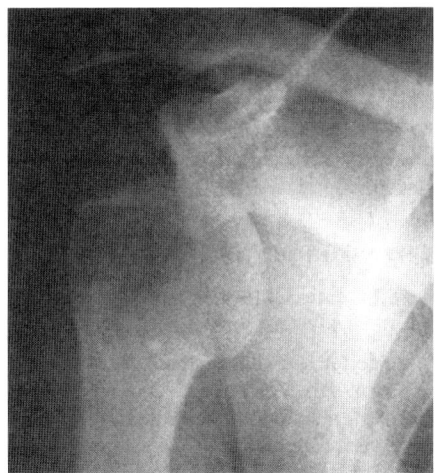

Abb. 7.**12a** u. **b** Röntgenbild
eines Schultergelenks.
a normales Schultergelenk
b Schultergelenkverrenkung

werden diese Bänder und die lockere Kapsel teilweise oder vollständig
zerrissen und der Zusammenhalt der knöchernen Gelenkanteile ist nicht
mehr gewährleistet. Auch die knorpeligen und knöchernen Oberflächen
der Gelenke können abgeschert oder gebrochen, die benachbarten Gefäße, Nerven, Sehnen und Muskeln gedehnt oder zerrissen sein.

Symptome. Unter den Verrenkungen sind die des Schultergelenks und der Finger die häufigsten. Weitere nicht ganz seltene Verrenkungen sind die der Kniescheibe, des Hüftgelenks, des Ellbogengelenks, des Fußgelenks und des Unterkiefers. Unter den Symptomen stehen der Schmerz und die Deformierung des verletzten Gelenkes im Vordergrund. Durch Abtasten lässt sich meist der verrenkte Knochen fühlen. Infolge Verletzung der Gelenkkapsel und der Weichteile entsteht schnell eine starke Schwellung. Die Beweglichkeit ist meist vollständig aufgehoben.

+ Sofortmaßnahmen

Für die Erste Hilfe steht die möglichst bequeme Lagerung der Extremität im Vordergrund. Die Schienung erfordert in diesen Fällen viel Geschick und Improvisationstalent (gute Polsterung!). Ein verrenktes Schulter- oder Ellbogengelenk wird man am besten in eine Schlinge legen, doch darf diese nicht zu fest hochgezogen werden.

Eine Verrenkung muss immer frühzeitig und exakt versorgt werden. Von Ausnahmen abgesehen sollte die Einrichtung einer solchen Verrenkung nur durch einen Arzt vorgenommen werden, um zusätzliche Verletzungen der Nachbargewebe (Nerven, Gefäße) zu vermeiden. Ist dies nicht möglich (z.B. im Hochgebirge) und ist die Verrenkung weniger schwerwiegend, dann kann sie auch durch einen erfahrenen Ersthelfer (z.B. Sanitäter) versorgt, d.h. eingerenkt werden. Anschließend ist unbedingt eine ärztliche Kontrolle notwendig!

Verrenkung des Unterkiefers

Besteht eine Unterkieferverrenkung, so ist der Mund meist offen, verklemmt, und kann nicht geschlossen werden.

+ Sofortmaßnahmen

Der Helfer umwickelt seine Daumen mit einer Binde ö.Ä. und stellt sich vor den Verletzten. Dann legt er beide Daumen im Mund des Verletzten an die Außenseite der Zahnreihe in Höhe der Backenzähne des Unterkiefers. Die Finger beider Hände kommen unter das Kinn. Unter stetigem Druck mit den Daumen nach unten und hinten wird mit den Fingern das Kinn nach vorne oben gezogen. Vorsicht ist geboten, dass die Daumen nicht gebissen werden. Sie können beim Zurückspringen der Verrenkung zwischen die Zahnreihe eingeklemmt werden. Am besten wird diese Einrenkung durch einen Arzt ausgeführt. Nach der Einrenkung (Reposition) sollte man einen Verband unter das Kinn und über den Kopf anlegen.

Verrenkungen von Fingern und Zehen

Verrenkte Finger oder Zehen sind leicht an der Achsenabweichung oder einer Stufenbildung des betroffenen Finger- bzw. Zehengliedes zu erkennen. Schmerzen und Bewegungsunfähigkeit im betroffenen Gelenk weisen zusätzlich auf die Verrenkung hin.

✛ Sofortmaßnahmen

Zur Einrenkung wird das verrenkte Finger- oder Zehenglied fest umfasst und mit beiden Händen in der Achsenrichtung gezogen. Unter deutlichem Knacken springt das verrenkte Glied zurück. Ist dies nicht der Fall, dann sollte der Ersthelfer unter keinen Umständen weitere Einrichtungsversuche machen (mögliche Weichteileinklemmung) und den Verletzten umgehend in ärztliche Behandlung schicken. Auch wenn im Bereich der Verrenkung eine Wunde vorhanden ist, sollte nie eine Reposition versucht werden. Die Wunde wird in üblicher Weise steril verbunden und der Verletzte in ärztliche Behandlung weitergeleitet.

Knochenbrüche

Schienung unter Zug mit bestmöglicher Ruhigstellung des verletzten Körperteils, bei offenen Brüchen zusätzlich steriler Verband.

Offene und geschlossene Knochenbrüche. Für die Maßnahmen der Ersten Hilfe ist eine Unterteilung in offene und geschlossene Knochenbrüche wichtig. Bei geschlossenen Brüchen ist der Knochen verletzt, die Haut über der Bruchstelle aber intakt. Offene Knochenbrüche zeigen im Gegensatz dazu eine Hautwunde, die zum Knochenbruch führt. Die Wunde kann entweder durch ein spitzes Knochenende, das von innen durch die Haut stößt oder durch einen Gegenstand, der wie ein Geschoss von außen nach innen wirkt, entstehen. Offene Knochenbrüche entstehen gelegentlich auch durch unsachgemäße Handhabung geschlossener

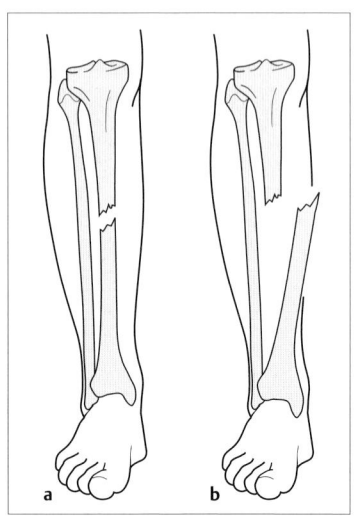

Abb. 7.**13a** u. **b** Geschlossener Unterschenkelbruch (**a**) und offener Unterschenkelbruch mit Durchspießung (**b**).

Brüche im Sinne einer Durchspießung von Weichteilen und Haut durch spitze Knochenenden. Wegen der Gefahr einer Infektion, die sich von der Wundoberfläche durch das verletzte Gewebe in die Tiefe und um den Knochenbruch herum ausbreiten kann, stellen die offenen Knochenbrüche schwere Verletzungen dar (Abb. 7.**13**).

Ursachen. Knochenbrüche ereignen sich besonders bei Verkehrsunfällen; aber auch Sportunfälle, Arbeits- und häusliche Verletzungen – meist Stürze – sind nicht unwesentlich an der großen Zahl von Knochenbrüchen beteiligt.

Symptome bei Knochenbrüchen

Geschlossene Knochenbrüche. Es müssen nicht bei jedem Knochenbruch alle typischen Symptome vorhanden zu sein. Häufig hört oder fühlt der Patient selbst beim Unfall ein deutliches „Knacken". In Höhe der Bruchstelle bestehen Schmerzen und Druckempfindlichkeit. Klagt der Verletzte nach einem Unfall über Schmerzen und ist er unfähig, die verletzte Extremität zu gebrauchen oder verursacht ein Versuch dazu starke Beschwerden, dann muss an einen Knochenbruch gedacht und entsprechende Vorsorge getroffen werden. Ist z.B. bei einem Unfall ein Mensch gestürzt und anschließend nicht in der Lage aufzustehen, zu gehen, einen verletzten Arm oder die Hand zu gebrauchen, dann handelt es sich möglicherweise um einen Bruch der betreffenden Extremität. Es ist aber auch möglich, dass der Verletzte trotz eines Bruchs gehen kann, weil der Knochen lediglich angebrochen und nicht vollständig durchtrennt ist. Auch der Gebrauch z.B. der Finger ist kein sicherer Gegenbeweis eines Unterarmbruchs. Obgleich der Unterarm gebrochen ist, können die Finger – gewöhnlich unter leichten Schmerzen – dennoch bewegt werden.

In den meisten Fällen wird der Verletzte auf eine entsprechende Aufforderung hin die Stelle des Knochenbruchs selbst angeben können. Der gebrochene Teil kann geschwollen und deformiert sein. Auch die angrenzenden Gelenke können oft nicht bewegt werden.

Bei der Untersuchung des Verletzten wird die verdächtige mit der gesunden Seite verglichen. Sie zeigt, ob eine Deformierung besteht oder nicht. Dann wird mit den Fingern vorsichtig über die Bruchstelle gestrichen. Hier besteht meist eine Druckempfindlichkeit. Besonders nach großen oder bei mehrfachen Knochenbrüchen bildet sich infolge vermehrten Blutverlustes ein mehr oder weniger starker Schockzustand aus.

Offene Knochenbrüche. Bei offenen Knochenbrüchen können alle Symptome vorhanden sein wie bei den geschlossenen Brüchen. Zusätzlich findet sich aber in Höhe der Bruchstelle eine Wunde. Des Öfteren ragen aus dieser Hautwunde Knochenstücke heraus. Zusätzlich besteht eine Blutung (Abb. 7.**13b**). Mitunter kommt es zu schweren Schockzuständen. Findet sich eine Wunde in unmittelbarer Nachbarschaft des Bruchs, so muss dieser als offen betrachtet und entsprechend behandelt werden.

✚ Sofortmaßnahmen

Eine sachgemäße Erstversorgung auch eines einfachen, geschlossenen Bruchs ist absolut notwendig, da Fehler hierbei einen geschlossenen in einen offenen Bruch verwandeln und mitunter schwere Verletzungen an benachbarten Gefäßen und Nerven hervorrufen können. Darüber hinaus kann auch ein geschlossener Knochenbruch mit intakter Haut in der Tiefe ausgedehnte Weichteilschäden aufweisen, wodurch der Heilverlauf erschwert wird. Bestehen Zweifel, ob ein Knochen gebrochen ist, so sollte der Erst-Helfer immer so vorgehen, als ob die Extremität tatsächlich gebrochen wäre. Niemals sollte der Ersthelfer aber versuchen, einen verschobenen Knochenbruch einzurichten!

Verband. Besteht eine Blutung und ist der Weg bis zum nächsten Arzt oder Krankenhaus weit, dann muss die Kleidung im unmittelbaren Verletzungsbereich aufgeschnitten und nachgesehen werden, ob es sich um einen offenen Knochenbruch handelt. Beim Aufschneiden der Kleidung sollte man vorsichtig vorgehen, um dem Verletzten keine zusätzlichen Schmerzen zu bereiten. Bestätigt sich der Verdacht auf einen offenen Bruch, so wird die Weichteilwunde vorsichtig ohne große Bewegung der verletzten Extremität mit einem sterilen, nicht zu locker angewickelten Verband versorgt. Damit lässt sich die Blutung meist stillen. Besteht eine arterielle Blutung, wird sie gestillt wie im Kapitel „Blutstillung" (S. 116) beschrieben.

Schienung. Bei Extremitätenbrüchen darf das gebrochene Glied erst bewegt und in eine normale Lage gebracht werden, wenn entsprechende Schienen vorhanden sind. Ein Verletzter sollte auch erst transportiert werden – auch keine ganz kurze Strecke (!), es sei denn, er muss rasch aus einem Gefahrenbereich gerettet werden –, wenn die Knochenbrüche so gut geschient sind, dass durch die Transportbewegungen keine weiteren Komplikationen auftreten können und dem Verletzten nicht mehr Schmerzen als unumgänglich zugemutet werden.

Zwei verschiedene Schienentypen stehen zur Verfügung: Zug- und Halteschienen (Fixationsschienen). Die „Zugschiene", die nur an den Beinen verwendet werden kann, ermöglicht einen festen, anhaltenden, aber dennoch vorsichtigen Längszug (s.a. Abschnitt „Brüche der unteren Extremität, S. 160). Dieser Zug am Ende des verletzten Beines verhindert zusätzliche Muskel-, Nerven- und Gefäßschäden, erleichtert die Schmerzen des Patienten und dient zugleich der Schockbekämpfung. Dies wird durch eine Thomas-Schiene (ähnlich wie eine Bergwachtstreckschiene) ermöglicht. Es ist günstig, wenn ein Helfer mit beiden Händen bereits einen leichten Zug auf die verletzte Extremität ausübt, während ein zweiter die Streckschiene vorbereitet. Ist jedoch einmal ein Zug ausgeübt, dann sollte dieser nicht wieder nachgelassen werden.

Klagt der Verletzte nach Anlegen der Zugschiene über zunehmende Schmerzen, dann kann der abklingende Muskelkrampf zu einer Lockerung der Zugbinden geführt haben. In diesem Falle müssen die Zugbänder wieder nachgestellt werden. Niemals sollte der Zug aber zur Einrichtung übereinander stehender Bruchstücke verwendet werden. Kommt es beim Anlegen des Schienenverbandes jedoch einmal zum Verschwinden der anfänglich vorstehenden Knochenstücke in die Weichteile, dann ist dieses Ereignis unter allen Umständen dem behandelnden Arzt mitzuteilen!

Als *„Fixations- oder Halteschiene"* lässt sich jede Art eines starren oder halbstarren Materials verwenden, das man zur Ruhigstellung einer Extremität anwickelt (z.B. Äste, Stöcke, Regenschirm, mehrfach gefaltete Zeitung, s.a. Abb. 7.**16**). Hier haben sich v.a. bei den Rettungsorganisationen die aufblasbaren Plastik- bzw. Vakuumschienen bewährt.

Schockbekämpfung. Um einen bestehenden Schock zu bekämpfen oder eine Vertiefung desselben zu verhindern, sollte der Verletzte möglichst bequem und warm gelagert werden. Soweit möglich, werden die Beine leicht hochgelagert.

Schädelbrüche und Verletzungen des Gehirns

(s.a. „Schädel-Hirn-Verletzungen", S. 78)
Eine Gehirnverletzung ist die ernsthafteste Folge eines Schlages gegen oder eines Sturzes auf den Kopf. Ob es dabei zu einer knöchernen Verletzung des Schädels kommt, ist im Vergleich mit der Möglichkeit einer Gehirnverletzung weniger von Bedeutung. Die Maßnahmen der Ersten Hilfe werden sich daher nicht damit befassen, ob der Patient einen Schädelbruch erlitten hat oder nicht. Die Erstversorgung am Unfallort ist in beiden Fällen die gleiche.

Unter einer **Gehirnerschütterung** versteht man eine Reihe von Symptomen, die, ihrer Wichtigkeit nach geordnet, nach einer Schädelverletzung auftreten: Bewusstlosigkeit, Benommenheit, fehlendes Erinnerungsvermögen für den Unfallhergang oder auch für einen Zeitraum vor dem Unfall, Kopfschmerzen, Erbrechen und Übelkeit. Eine länger als 15 Minuten anhaltende Bewusstlosigkeit kann bereits auf ein mittelschweres **Schädel-Hirn-Trauma** hinweisen. Dauert die Bewusstlosigkeit länger als 6 Stunden und/oder über 3 Wochen, so liegt eine schwere Verletzung mit Zerstörung von Hirngewebe und Blutungen vor.

Symptome. Die Symptome einer Kopfverletzung sind sehr unterschiedlich. So können Patienten, deren Verletzungen anfänglich als nur gering angesehen wurden, später alle Symptome eines erhöhten Hirndrucks durch die Hirnschwellung infolge einer Wasseransammlung in den Zwischengewebsräumen oder einer Blutung entwickeln. Gefährlich ist es, wenn Kopfverletzte nach dem Erwachen erneut das Bewusstsein verlieren, da dies oft die Folge einer Blutung ist, die sich zwischen der knöchernen Schädelkapsel und dem Gehirn entwickelt. Diese Kranken sind nur durch Trepanation (Bohrloch durch die Schädeldecke) in der Klinik zu retten.

Am Unfallort kann man gewöhnlich eine Kopfverletzung nur durch eine Schwellung oder eine Platz- bzw. Schürfwunde am Kopf vermuten. Darüber hinaus kann der Verletzte verwirrt oder bewusstlos sein. Ein schneller und schwacher Puls weist auf eine Blutung bzw. Schock hin. Die Gesichtsfarbe hängt ebenfalls vom Ausmaß der Gehirnverletzung ab. Sie kann hochrot, normal oder blass sein. Auch die Pupillen können eine unterschiedliche Größe aufweisen. Die Gehirnverletzung vermag gelegentlich eine teilweise Lähmung hervorzurufen (Gesicht, Arm und Bein einer Körperhälfte). Bei Brüchen an der Schädelbasis entwickeln sich häufig Blutergüsse an den Augenlidern und Blutungen aus Ohr, Mund oder/und Nase. Schädelverletzte neigen zum Erbrechen, deshalb besondere Sorgfalt bei der Lagerung, damit nicht Mageninhalt in die Luftwege gerät.

✚ Sofortmaßnahmen

Verletzte, die auch nur für kurze Zeit bewusstlos waren, sollten hinsichtlich ihrer Kopfverletzung ernst genommen und entsprechend ruhiggehalten werden, bis die ärztliche Untersuchung das Ausmaß und die Schwere der Verletzung geklärt hat.

Kopfwunden werden mit einem sterilen Verband versehen. Besteht eine stärkere Blutung, so kann diese durch direkten Druck oder mithilfe eines Kompressionsverbandes vermindert oder zum Stehen gebracht werden (s.a. Kapitel „Blutstillung" S. 116 und „Schädel-Hirn-Verletzungen S. 78).

Nasenbeinbruch

Hier handelt es sich um einen leicht erkennbaren Knochenbruch, der mit Schmerzen, Schwellung, Deformierung und Blutung einhergehen kann. Diesen Bruch sollte man nicht schienen, sondern die Verschiebung und Deformierung durch einen HNO-Facharzt beheben lassen. Ist eine Wunde vorhanden, so wird diese mit einem Verband, evtl. Kompressionsverband, versehen.

Kieferbruch

Symptome. Als Symptome solcher Brüche finden sich besonders Schmerzen bei Bewegungen des Mundes, Unregelmäßigkeiten der Zähne, d.h. des Zahnbisses, möglicherweise auch einige gelockerte Zähne. Weiterhin bestehen Schwierigkeiten beim Essen, Trinken und Schlucken sowie beim Reden. Blutungen im Bereich des Gaumens sowie ein geöffneter, gesperrter Mund mit Speichelfluss können vorhanden sein.

✚ Sofortmaßnahmen

Bei der Erstversorgung wird die flache Hand unter den Kiefer gelegt und langsam vorsichtig angehoben, sodass die Zähne des Unterkiefers auf die des Oberkiefers gesetzt werden. In dieser Stellung wird dann der Unterkiefer mit einer Bandage unter dem Kinn über dem Kopf fixiert.

Sollte der Patient plötzlich erbrechen, so wird die Bandage entfernt, der Kopf nach der Seite gedreht und dabei der Unterkiefer mit der flachen Hand unterstützt gehalten. Anschließend wird der Verband wieder angelegt.

Brüche am Schultergürtel und an der oberen Extremität

> Arm im Ellbogengelenk rechtwinklig beugen und mit gepolsterter Schiene und Dreiecktuch am Körper fixieren.

Brüche des Schlüsselbeins

Symptome. Meist kann man bei Schlüsselbeinbrüchen die Bruchenden tasten, wenn man am Schlüsselbein entlangfährt. Der Verletzte kann seinen Arm nicht über die Horizontale anheben und unterstützt den Arm am Ellbogengelenk mit der Hand der gesunden Seite. Bei hängendem Arm steht die Schulter der verletzten Seite tiefer.

✚ Sofortmaßnahmen

Als Erste-Hilfe-Maßnahme wird der ganze Arm in eine Schlinge (Dreiecktuch) gelegt, wobei der Unterarm der verletzten Seite im Ellbogen-

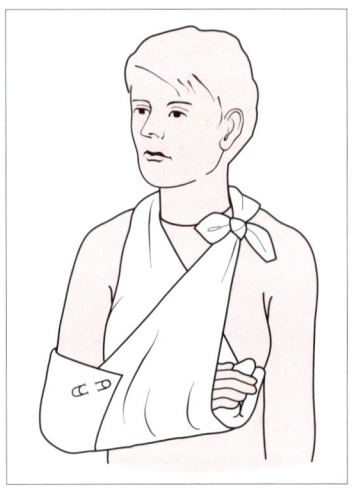

Abb. 7.**14** Ruhigstellung des Arms
in einem Dreiecktuch.

gelenk über 90° gebeugt ist und leicht nach oben zeigt. Dann wird der
Arm mit einer Binde (oder einem sonstigen Kleidungsstück, z.B. Krawatte, Handtuch, Ärmel eines Pullovers) eng an den Brustkorb fixiert
(Abb. 7.**14**). Hierbei muss darauf geachtet werden, dass die Blutzirkulation des Arms durch die Bandage nicht beeinträchtigt wird. Am besten
lässt man die Finger frei, um auf diese Weise die Durchblutung über-
wachen zu können (Pulskontrolle am Handgelenk, rosige, warme Finger).

Brüche des Oberarms

Bei der Erstversorgung wird der Arm im Ellbogengelenk rechtwinklig gebeugt. Eine gut gepolsterte Schiene, die von der Schulter bis zum Ellbogen reicht, wird außen aufgelegt und angewickelt. Vorsicht, nicht zu fest!
Dann wird der Unterarm in eine Schlinge (Dreiecktuch) gelegt und der
Arm mit einer Binde am Brustkorb fixiert (Abb. 7.**15**). Ist keine Schiene
vorhanden, so wird der Arm ohne Schiene am Brustkorb festgemacht und
der Unterarm wiederum in eine Schlinge (oder den leeren Ärmel des
Jacketts oder Hemdes etc.) gelegt.

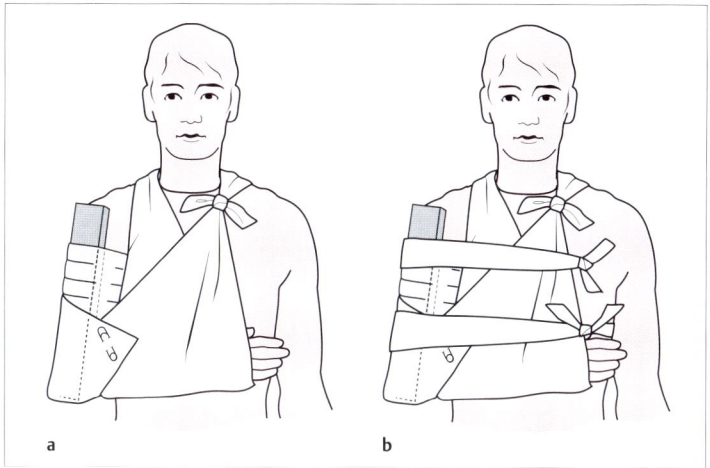

Abb. 7.**15a** u. **b** Provisorische Ruhigstellung eines Oberarmbruchs.

Brüche des Ellbogengelenks, des Unterarms und des Handgelenks

Ellbogengelenk. Brüche im Bereich des Ellbogens können bei Sturz auf ein gebeugtes Ellbogengelenk zustande kommen. Schon frühzeitig zeigt sich eine außerordentlich starke Schwellung im Bereich des verletzten Gelenkes.

Das verletzte Gelenk wird i.d.R. in einer entspannten Mittelstellung (meist 90°) geschient. Zwangsstellungen sollen nicht mit Gewalt korrigiert werden.

Unterarm. Am Unterarm können ein oder beide Knochen gebrochen sein. Sind beide verletzt, so bestehen wie am Unterschenkel alle üblichen Knochenbruchzeichen. Ist dagegen nur ein Knochen gebrochen, so können mitunter noch Bewegungen möglich sein.

Für die Erstversorgung ist es am besten, den Verletzten auf den Rücken zu legen und den gebrochenen Arm vorübergehend über den Brustkorb zu lagern, bis die Schiene vorbereitet ist. In diesem Falle besteht auch nicht die Gefahr, dass der Verletzte plötzlich ohnmächtig wird und sich durch einen Sturz weitere Verletzungen zufügt. Indem der Arm mit der Hohlhand gegen den Brustkorb und den Daumen nach oben ge-

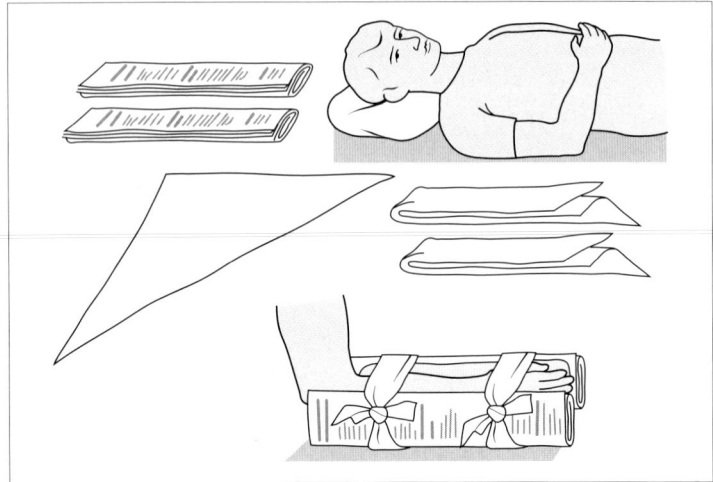

Abb. 7.**16** Behelfsschienung eines Unterarm- oder Handbruchs mithilfe einer zusammengelegten Zeitung.

halten wird, erfolgt die Ruhigstellung mit 1 oder 2 Schienen (Beuge- und Streckseite), die vom Ellbogengelenk bis zu den Fingerspitzen reichen. Wiederum ist darauf zu achten, dass die Schienen gut gepolstert sind und nicht zu scharf angewickelt werden (Blutzirkulation!). Dann wird der Arm so in einer Schlinge gelagert, dass die Finger mindestens 10 cm höher liegen als der Ellbogen. Als improvisierte Schienen eignen sich Zeitungen und Zeitschriften, Pappendeckel, feines Drahtgewebe und andere modellierbare Materialien (Abb. 7.**16**).

Hand. Auch bei schweren Quetschverletzungen der Hand und der Finger mit Brüchen der kleinen Knochen empfiehlt sich die Ruhigstellung mit 1 oder 2 der genannten Schienen. Hier ist jedoch wie beim Fuß auch auf gute Polsterung und nicht zu enge Bandage bzw. Bindentouren zu achten. Auch empfiehlt es sich, die Hand in der Schlinge möglichst hochzulagern.

Verletzungen des Brustkorbs

Lungenverletzungen

> Erstversorgung durch Arzt oder Rettungssanitäter, schneller Transport.

Geschlossener Pneumothorax. Die häufigste Verletzung am Brustkorb überhaupt ist der Bruch einer oder mehrerer Rippen. Eine gebrochene Rippe kann auch nach innen gedrückt werden und ein Blutgefäß oder gar die Lungenoberfläche anreißen. Die Folge ist in beiden Fällen eine schnell zunehmende Atemnot. Erfolgt eine Blutung zwischen Lungenoberfläche und seitlicher Brustkorbwand, so drückt der entstehende Bluterguss sehr bald die weiche Lunge zusammen. Sie wird von der Atmung ausgeschaltet und starke Atemnot tritt ein. Reißt die Lungenoberfläche, so tritt bei jedem Atemzug Luft aus dem Loch in der Lunge in die Rippenfellspalte (Pleuraraum) aus (Abb. 7.**17**).

Spannungspneumothorax. Die Luft kann aus der Lunge zwar heraus, aber nicht wieder hinein (Pneumothorax). Dadurch wird der Rippenfellraum allmählich wie ein Ballon aufgeblasen und die Lunge zusammengedrückt. In beiden Fällen ist schnelle Hilfe notwendig. Zur Behandlung muss der Patient schnell in ärztliche Behandlung gebracht werden, damit Luft oder Blut abgesaugt werden können und die Lunge sich wieder ausdehnen kann (Notarzt) (Abb. 7.**18**).

Offener Pneumothorax. Es gibt auch Verletzungen, bei denen durch einen Messerstich oder eine andere Fremdkörperverletzung ein so großes Weichteilloch zwischen den Rippen entsteht, dass Luft von außen in den Rippenfellraum eindringen kann (Abb. 7.**17c**). Bei jeder Ausatmung hört man die Luft durch das Loch hineinpfeifen. Die Folge ist hier ebenfalls ein Zusammenfallen der Lunge und Atemnot. Das Loch wird mit sterilem Verbandmull und Heftpflaster überklebt, damit keine Luft mehr eindringen kann (Abb. 7.**19**). Dann ist schnelle chirurgische Behandlung erforderlich. Auf Spannungsthorax achten.

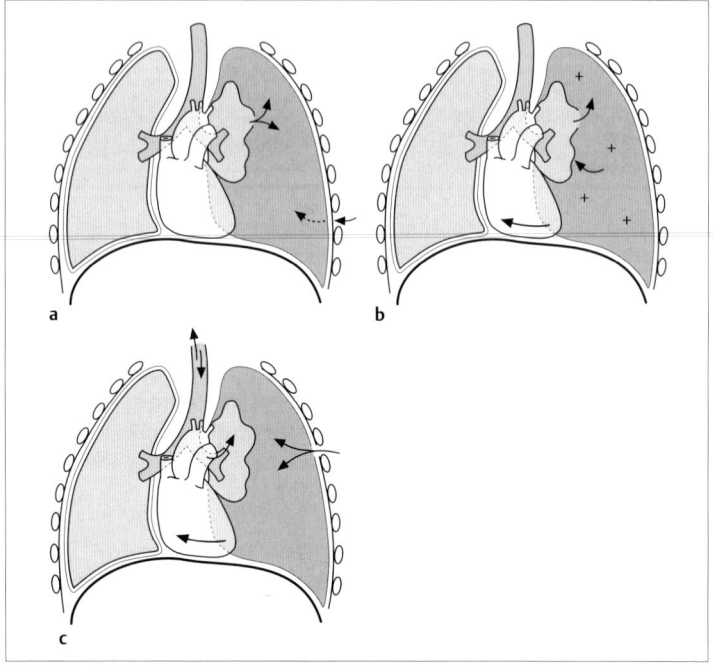

Abb. 7.**17a–c** Verschiedene Formen des Pneumothorax.

a Eine gebrochene Rippe hat die Lungenoberfläche verletzt. Bei jedem Atemzug tritt Luft in den Raum zwischen den beiden Blättern des Rippenfelles ein. Der Unterdruck, der normalerweise im Pleuraraum und in der Außenluft herrscht, geht verloren. Im Pleuraraum und in der Außenluft herrscht der gleiche Druck, wodurch die Lunge zusammenfällt.

b Bei weiterem Luftaustritt entsteht ein Überdruck im Pleuraraum, der sich mit jedem Atemzug durch weiter austretende Luft erhöht. Es kommt zur Kompression der zusammengefallenen Lunge und zur Verdrängung des Mittelfelles auf die andere Seite (Spannungspneumothorax).

c Durch eine offene Verletzung der Brustkorbwand ist die Brusthöhle eröffnet worden. Bei jedem Atemzug wird bei der Einatmung Luft durch die Öffnung eingesogen und bei der Ausatmung wieder ausgeblasen. Die Lunge ist zusammengefallen (offener Pneumothorax), aber es baut sich kein Überdruck im Pleuraraum auf.

Abb. 7.**18a** u. **b** Absaugen eines Pneumothorax.

a Etwa im 3. Zwischenrippenraum wird in der Medioklavikularlinie mit einer Spritze und Nadel mit Blockierungshahn abgesaugt. Nach jedem Absaugen der Spritze muss der Hahn geschlossen werden, bis die Spritze entleert und wieder angesetzt ist, damit in der Zwischenzeit nicht Luft von außen in die Brusthöhle eindringen kann.

b Als Notventil kann man auch eine dicke Kanüle, auf die ein Gummifingerling aufgeknotet ist, im

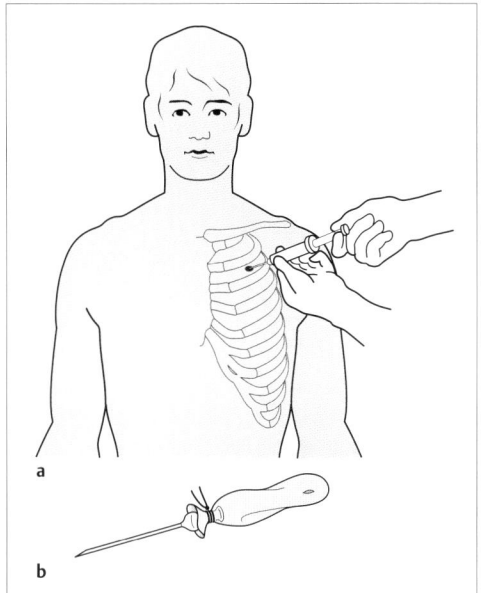

3. Zwischenrippenraum einstechen. In den Fingerling schneidet man ein kleines Loch, dann kann die Luft bei der Ausatmung austreten, aber sie tritt bei der Einatmung nicht ein, weil sich dann der Fingerling zusammenlegt.

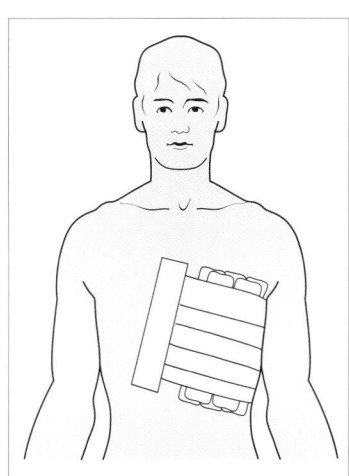

Abb. 7.**19** Provisorische Abdeckung einer offenen Brustkorbwunde mit einem Dachziegelverband.

Luftaustritt ins Gewebe (Weichteilemphysem). Wenn Fußgänger überfahren werden, so kommt es durch den enormen Druck auf den Brustkorb häufig zu Gewebszerreißungen an der Lungenoberfläche, die austretende Luft steigt nach oben und bald beginnen Hals, Gesicht und Augenlider aufgetrieben auszusehen. Bei Betastung fühlt man die Luft im Gewebe knistern, auch hier ist schnelle Hilfe im Krankenhaus nötig. Gelegentlich kann auch ohne äußere Einwirkung Gewebe an der Lungenoberfläche einreißen, es kommt zu Luftaustritt und plötzlicher Atemnot, ärztliche Hilfe ist rasch erforderlich.

Messerstichverletzung. Wenn nach Messerstichen in den Brustkorb das Messer noch im Körper steckt, soll der Helfer das Messer, wie bei anderen Messerstichverletzungen, niemals herausziehen, sondern das herausragende Ende steril umwickeln und den Notarzt und Rettungsdienst rufen. Häufig tritt die tödliche Herz- oder Lungenblutung erst nach dem Herausziehen des Messers auf.

Rippenbrüche

Binden- oder Heftpflastertouren um die Brustwand

Symptome. Das Hauptsymptom ist der starke Schmerz über der Bruchstelle bei jedem Atemzug und beim Husten. Auch kann man manchmal die Bruchstelle mit Hilfe des darüber hinweggleitenden Fingers tasten. Die Atmung ist meist oberflächlich, da tiefe Atemzüge die Schmerzen verstärken. Der Patient presst oft seine Hand auf die Bruchstelle, um diese beim Atmen ruhig zu stabilisieren. In seltenen Fällen ist die Lunge mitverletzt (angespießt), und es kommt zu Hustenreiz mit frischblutigem Auswurf.

+ Sofortmaßnahmen

Im Notfall werden einige Bindentouren oder Heftpflastertouren (Krawatte, Handtücher u.a.) rund um die Brustwand gelegt. Dabei wird die erste Tour direkt in Höhe des Bruchs gehalten und auf der entgegengesetzten Seite über einem kleinen Polster verknotet (Abb. 7.**20**). Dann lässt man zum Anlegen der nächsten Touren den Patienten jeweils stark ausatmen und erreicht so unter ständigem langsamen Anziehen eine Kompression mit teilweiser Ruhigstellung des Brustkorbs und einer

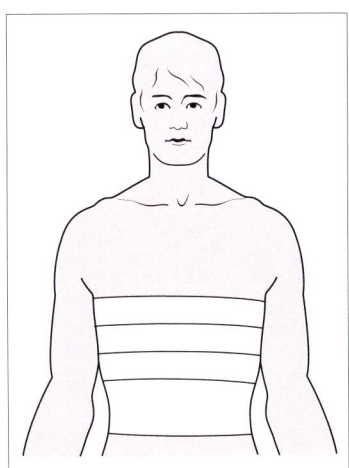

Abb. 7.**20** Heftpflasterverband (Zingulum) bei Rippenbrüchen.

Einschränkung der Atembewegungen an der Bruchstelle. Eine andere Möglichkeit ist das Anlegen einer speziellen, sehr straff sitzenden Brustkorbbandage.

Hustet der Patient Blut und hat man den Verdacht, dass die Lunge mitverletzt sein könnte, dann darf man keinen Verband um den Brustkorb anlegen, da die Atmung nicht zusätzlich behindert werden soll. Der Patient wird in diesem Fall liegend ruhiggestellt und das Atmen durch eine Erhöhung der Schultern und des Brustkorbs möglichst erleichtert. Warm einpacken und nur absolut notwendige Bewegungen – liegender Transport! Möglichst schnelle ärztliche Betreuung.

Wirbelbrüche

Kopf nicht anheben, wenig bewegen, flach gelagert transportieren

Wirbelbrüche des Halses und des Rückens, möglicherweise mit Begleitverletzung des Rückenmarks, können besonders bei Autounfällen, Sportunfällen, beim Sturz aus großen Höhen (Baum, Gerüst), bei Explosionen, aber auch bei vielen anderen Gelegenheiten vorkommen. Es kommt dabei zur Kompression der Wirbelkörper und nicht selten zur

Verrenkung eines oder mehrerer Wirbel. Durch Verschiebung der Wirbelkörper oder von Bruchstücken gegeneinander kann das Rückenmark gequetscht werden. Bei Wirbelbrüchen ist daher eine sachgerechte und vorsichtige Erstversorgung besonders wichtig. Eine unzureichende oder falsche Erstversorgung kann zu bleibenden Lähmungen und Todesfällen führen.

Symptome. Unter den Symptomen kann bei nicht bewusstlosen Verletzten mitunter lediglich ein Nacken- oder Rückenschmerz vorhanden sein. Der Verletzte wird meist in der Lage sein, die schmerzhafte Stelle selbst mehr oder weniger genau zu bezeichnen. Besonders wichtig ist zu prüfen, ob Hand, Arm und Beine sowie Füße bewegt werden können und nicht gefühllos sind. Ehe dies nicht untersucht ist, sollte ein verletzter Patient überhaupt nicht angehoben oder bewegt werden. Kann er die Hände und Arme nicht ausreichend bewegen oder die Hand des Helfers nicht fest drücken, so liegt wahrscheinlich eine Verletzung der Halswirbelsäule vor.

Ist er jedoch in der Lage, Arme und Hände frei zu bewegen, während die Beine und Zehen unbeweglich sind, dann handelt es sich möglicherweise um einen Bruch im Bereich der Lendenwirbelsäule. In beiden Fällen kann das Rückenmark verletzt, muss aber nicht vollständig durchtrennt sein.

✚ Sofortmaßnahmen

Der Patient darf den Kopf nicht anheben oder sich gar aufrichten. Dadurch könnte die Verletzung des Rückenmarks zunehmen und evtl. zur bleibenden Querschnittslähmung führen. Handelt es sich um einen bewusstlosen Verletzten und besteht der Verdacht auf eine Wirbelverletzung, so sollte man sich immer so verhalten, als ob die Halswirbelsäule verletzt wäre. In diesem Falle ist meist auch ein begleitender Schock vorhanden, der einer schnellen Behandlung bedarf.

Lagerung und Transport. Grundsätzlich sollte man bei Verdacht auf eine Verletzung der Wirbelsäule den Patienten niemals in sitzender Stellung transportieren. Muss ein Verletzter mit einer möglicherweise gebrochenen Wirbelsäule bewegt und transportiert werden, dann kann er am besten auf einer ausgehängten, nicht zu breiten Tür, einem breiten Brett, einem Stück Zaun oder einer flachen Trage mit Brettunterlage gelagert werden. Die Rettungsdienste verwenden zu diesem Zweck eine spezielle, sehr harte Matratze, die sich dem Körper anmodellieren

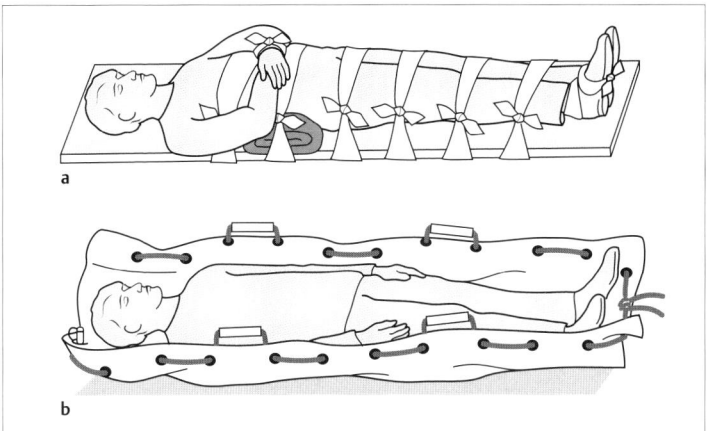

Abb. 7.**21a** u. **b** Lagerung eines Wirbelsäulenverletzten zum Transport.
a auf einem Brett (Tür)
b auf einer Vakuummatratze

lässt (Vakuummatratze, Abb. 7.**21**). Wichtig ist, dass die Unterlage mindestens 30–40 cm breit und ausreichend lang ist. Polstern, Vorsicht Druckstellen!

Beim Verdacht auf Verletzungen der Halswirbelsäule sollte man sehr vorsichtig eine zusammengerollte Decke, ein Kleidungsstück oder ein kleines Kissen in den Nacken legen, um dadurch den Kopf etwas nach hinten zu neigen. Bei Verletzungen in Höhe der Lendenwirbelsäule schiebt man vorsichtig eine Polsterung in Form einer Rolle (Decke, Kleidung) unter die Lendenregion, um auf diese Weise die natürliche Krümmung der Wirbelsäule zu unterstützen.

Ist keine feste Unterlage zum Transport des Rückenverletzten vorhanden oder zu verwenden, so kann man sich in solchen Fällen mit Decken behelfen (Abb. 7.**22**). Hier muss der Verletzte aber in Bauchlage von mindestens 4 Trägern angehoben und transportiert werden. Sorgfältig muss man darauf achten, dass der Kopf beim Anheben nicht nach vorne sinkt. Ein solcher Nottransport eines Verletzten aus einem Gefahrenbereich heraus ist gelegentlich notwendig. Längere Transporte sollte man aber nur auf harten Unterlagen in der oben geschilderten Weise durchführen.

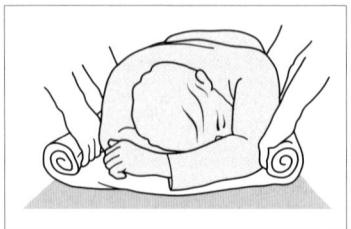

Abb. 7.**22** Transport eines Rückenverletzten mit einer Decke.

Heben eines Verletzten auf die Unterlage. Ohne die Wirbelsäule nach vorne durchzubiegen, muss der Verletzte, wenn möglich, durch mehrere seitlich stehende Helfer waagerecht auf die Unterlage gehoben werden (Abb. 6.**4**). Die Arme werden über der Brust gekreuzt und evtl. durch Binden gehalten. Einige um den ganzen Körper gewickelte Tücher und Binden halten den Verletzten während des Transports auf der Unterlage fest. Unter keinen Umständen darf man ein Kissen unter den Kopf legen. Dagegen wird es mitunter nützlich sein, zu beiden Seiten des Kopfes Sandsäcke oder zusammengerollte Decken zu platzieren, um ein Verschieben oder Nach-der-Seite-Rollen des Kopfes zu verhindern (Abb. 7.**23**). Auf einer Holzunterlage o.Ä. kann der Verletzte jetzt transportiert werden.

Liegt der Wirbelsäulenverletzte nach dem Unfall in Bauch- oder Seitenlage, so kann man die zum Transport notwendige Unterlage zunächst neben ihm herrichten und dann nach Hochziehen beider Arme über den Kopf die Umlagerung vornehmen. Dabei ist wichtig, dass der Kopf immer stabilisiert und in einer Linie mit dem Körper unter leichtem Zug gehalten wird. Kopf und Körper müssen zur gleichen Zeit gedreht werden (daher beide Arme zu Seiten des Kopfes anlegen!).

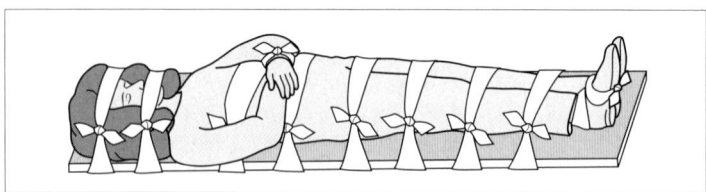

Abb. 7.**23** Patient mit Verdacht auf Halswirbelsäulenverletzung zum Transport gelagert.

Verletzungen des Bauchraums

Sofortiger Transport ins Krankenhaus.

Alle Verletzungen des Bauchraums gehören sofort in ein Krankenhaus. Die Verletzten müssen sehr vorsichtig gelagert und behutsam – unter Vermeidung von Erschütterungen – liegend transportiert werden, damit es nicht zu inneren Blutungen kommt. Etwa vorhandene offene Wunden werden lediglich steril abgedeckt. Für den Arzt ist es eine große Hilfe, wenn sich derjenige, der die Erste Hilfe leistet, genau vergewissert, wo die ersten Schmerzen aufgetreten sind. Schmerzen unter dem linken Rippenbogen sprechen für einen Milzriss, unter dem rechten Rippenbogen für einen Leberriss, im Oberbauch für einen Magenriss, im Mittelbauch für einen Darmriss und im Unterbauch für einen Blasenriss. Heftige Schmerzen in der Lendengegend weisen oft auf eine Nierenverletzung hin. Bis zum Eintreffen im Krankenhaus haben sich die Beschwerden häufig so verschlimmert, dass der ganze Leib weh tut und der Arzt keinen rechten Hinweis mehr dafür hat, wo die erste Verletzung stattgefunden hat. Hier ist es dann für die weitere diagnostische Abklärung und eventuelle Operation sehr wertvoll, wenn der Ersthelfer genaue Angaben über die zuerst aufgetretenen Schmerzen machen kann.

Beckenbrüche

Transport in Rückenlage auf harter Unterlage, Kniegelenke gebeugt.

Der Beckenbruch kann eine schwere Verletzung sein und ist besonders bei Autounfällen nicht selten. Dabei können große Gefäße oder Bauchorgane im Becken, besonders aber die Blase, die Harnröhre oder auch die Nieren und die ableitenden Harnwege verletzt sein. Der Verletzte klagt über starke Schmerzen im Beckenbereich, die durch Kompression beider Hüftgelenke noch verstärkt werden. Häufig besteht ein schwerer Schockzustand, welchem unbedingt die erste Aufmerksamkeit geschenkt werden muss (Beckenschock! Infusion!).

Bei der Erstversorgung müssen solche Verletzte sehr sorgfältig bewegt werden und dürfen nur in Rückenlage auf harter Unterlage (Trage, Vakuummatratze) transportiert werden. Knie- und Knöchelgelenke können zusammengebunden oder aber – sofern für den Patienten angenehmer – die Kniegelenke gebeugt gehalten werden (Abb. 7.**24**).

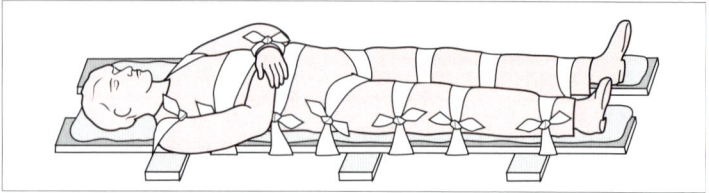

Abb. 7.**24** Behelfslagerung eines Verletzten mit Beckenbruch (z.B. Gartenzaunstück).

Bei Beckenbrüchen kommt es nicht selten zu größeren Blutungen aus dem Bruch ins Gewebe. Daher muss der Verletzte sorgfältig auf einen sich entwickelnden Schock beobachtet werden.

Brüche der unteren Extremität

> Fixierter Streck- oder Schienenverband

Streckschienen. Bei schweren Verletzungen langer Knochen hat sich das Prinzip des (fixierten) Streckverbandes bewährt. Durch seine sofortige Anwendung lassen sich die Schmerzen und ein begleitender Schockzustand günstig beeinflussen. Die Bruchenden werden ruhiggestellt und auf diese Weise zusätzliche Verletzungen der umgebenden Weichteile verhindert. Es gibt eine große Zahl verschiedener Schienen. Die erste Form der Streckschiene war die Thomas-Schiene für das Bein. Heute verwendet man vorwiegend Streckschienen, die am oberen Ende nur einen halben Ring haben und in Höhe des Kniegelenks leicht gebeugt sind (Bergwachtstreckschiene, Abb. 7.**25**). Diese Schiene kann bei allen Brüchen des Beines zwischen Hüfte und Knöchel verwendet werden. Zum Anlegen der Streckschiene werden 2 Personen benötigt. Die Technik muss vorher ausreichend geübt sein, damit die Versorgung ohne Schwierigkeiten und unnötige Bewegung des verletzten Beines abläuft.

Handelt es sich um einen Bruch an der unteren Extremität oberhalb des Knöchels, dann sollte der Schuh nicht ausgezogen werden – abgesehen von Fällen, in denen man einen langen Weg bis zur ärztlichen Versorgung erwartet. Hierbei kann man zur Kontrolle der Blutzirkulation an den Zehen den Schuh zu entfernen.

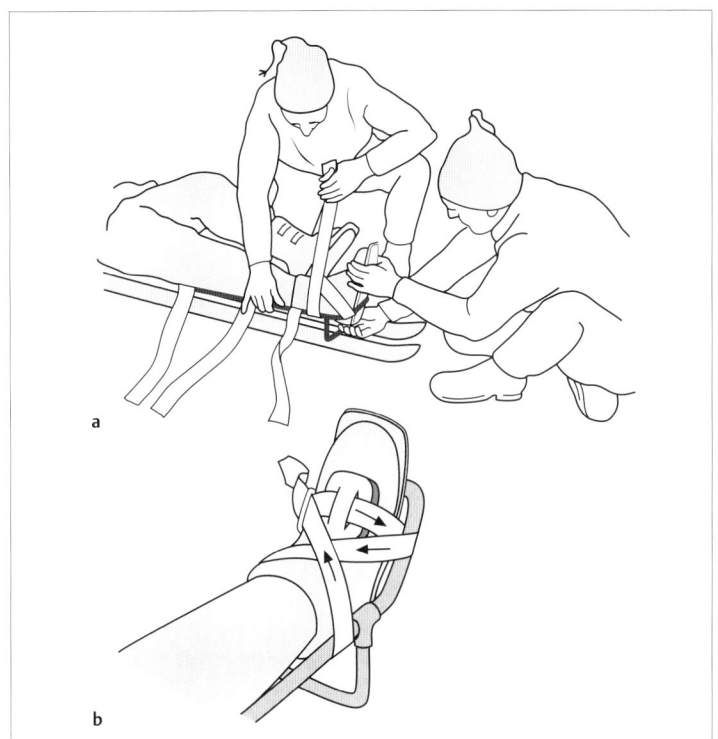

Abb. 7.**25a** u. **b** Bergwachtstreckschiene.

Anlegen der Thomas-Schiene. Der Helfer 1 umfasst den Fuß des Verletzten mit beiden Händen (Abb. 7.**26a**). Er kniet in einer möglichst bequemen Stellung am Fußende und übt einen vorsichtigen, anhaltenden Zug auf die verletzte Extremität aus. Der Fuß wird dabei in Rechtwinkelstellung gehalten, sodass die Zehen nach oben zeigen. Unter ständigem Zug wird dann die Schiene unter das verletzte Bein geschoben, sodass der kürzere Rahmen nach innen zeigt und der Halbring, der gepolstert ist, in Höhe der Leistenbeuge auf der Rückseite gut dem Gesäß anliegt. Der Riemen wird dann geschlossen und festigt die Abstützung der Schiene am oberen Ende. Die einzelnen Zwischenstufen bzw. Streifen, auf denen das Bein zu liegen kommt, werden fest verknotet. Unter anhaltendem Zug wird dann eine Binde um die Knöchelregion geführt und über das Ende der Streckschiene eingespannt. Auch hierbei ist darauf zu achten, dass durch den Zug am Knöchel keine Schnürung und dadurch Zirkulationsstörungen hervorgerufen werden. Es ist daher immer vorteilhafter, den Schuh zu belassen, um über den Schuh den Zug auf das Bein auszuüben.

An manchen Streckschienen kann man seitlich durch Drehen einer Schraube den Zug noch verstärken und etwas mehr strecken. Ist eine solche Möglichkeit nicht vorhanden, dann wird dieser Zug durch Verdrillen der Bandage zwischen Knöchel und Schienenende erzeugt (Abb. 7.**26b**). Anschließend wird dann noch die gesamte Schiene durch zirkuläre Bindetouren am Bein fixiert (Abb. 7.**26c**). Sind keine oder nicht genügend Binden vorhanden, dann eignen sich für Schienenverbände besonders gut Krawatten, Handtücher etc.

Behelfsstreckschienen. Improvisierte Streckschienen (Behelfsstreckschienen) lassen sich auch aus kleinen Holzbrettern, Ästen und im Winter aus Skistöcken u.a. herstellen (Abb. 7.**27**).

Andere Schienenarten. Handelt es sich um einen Knochenbruchtyp, der nicht durch Zug ruhiggestellt werden kann oder ist keine Streckschiene vorhanden, dann benützt man einfache gepolsterte Schienen. Neben vorgefertigten Schienen können Behelfsschienen aus starren Materialien angefertigt werden. Auch die von den Rettungsorganisationen verwendeten aufblasbaren Plastikschienen (Abb. 7.**28**) haben sich bewährt. Notfalls sind selbst Kissen und Decken zur Ruhigstellung und Schienung am Unterarm und Unterschenkel verwendbar.

Grundsätzlich sollte ein Schienenverband so lang sein, dass er auch das Gelenk ober- und unterhalb der Bruchstelle mit ruhigstellt. Besonders wichtig ist, dass alle Schienen entsprechend gepolstert sind und sich über die Kleider gut anlegen lassen. Die Polsterung braucht dabei nur auf einer Seite der Schiene zu sein, muss aber jeweils über die Ecken aller Enden reichen. Je mehr weiche Polsterung unter die Schiene gebracht wird, desto geringer ist die Gefahr einer Druckschädigung und Störung der Durchblutung. Zu beachten ist, dass eine ursprünglich sachgemäß angelegte Schiene infolge einer Schwellung der Extremität und ungenügender Polsterung zu eng werden kann und auf diese Weise Schmerzen und zusätzliche Schädigungen entstehen können. Jeder Schienenverband muss wenigstens alle 30 Minuten sorgfältig kontrolliert werden, besonders aber, wenn der Verletzte über zunehmende Schmerzen klagt oder bewusstlos ist.

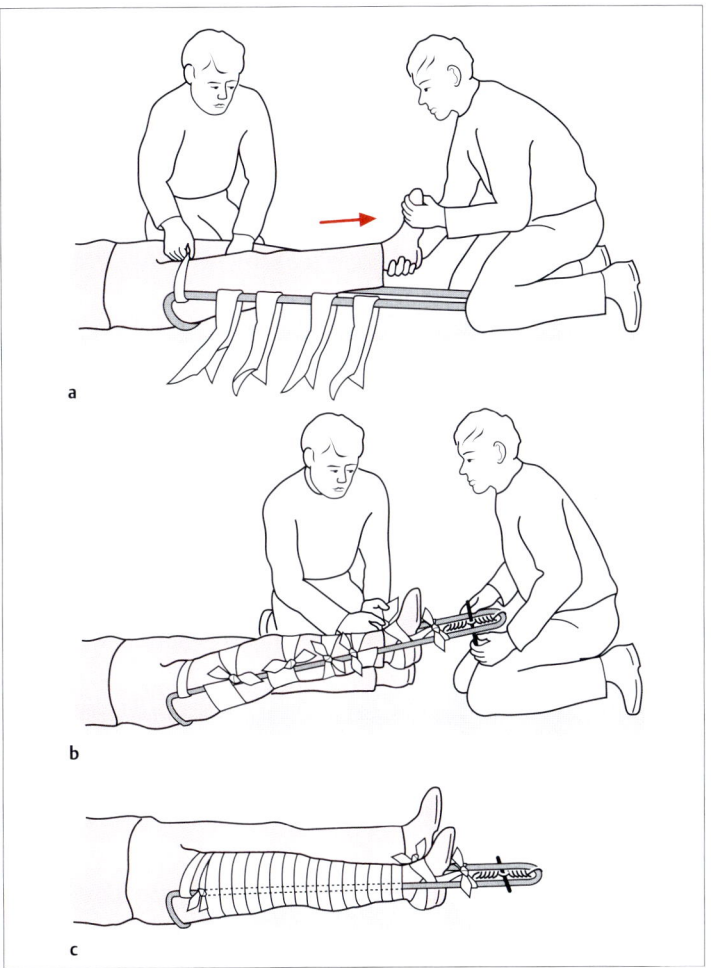

Abb. 7.**26a–c** Anlegen einer Streckschiene (Thomas-Schiene) bei Unterschenkel-
brüchen.

a Helfer 1 hält das verletzte Bein unter Zug und hebt es an, Helfer 2 schiebt die Schiene unter.

b Die Schiene wird von oben nach unten am Bein fixiert. Schließlich wird über einen
Zügel um die Knöchel Zug ausgeübt.

c Vollständig angelegte Streckschiene. Verletzter zum Transport bereit.

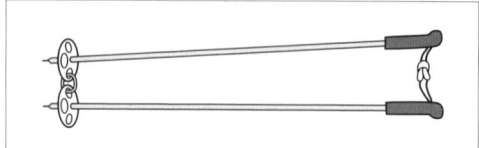

Abb. 7.**27** Behelfs-streckschiene aus 2 Skistöcken.

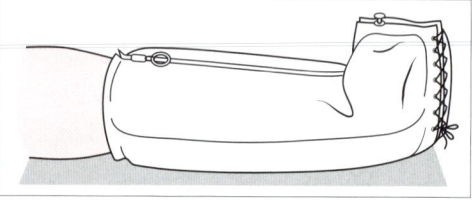

Abb. 7.**28** Aufblasbare Schiene.

Hüftgelenks- und Oberschenkelbrüche

Beim Oberschenkel als dem kräftigsten Knochen des Körpers bedarf es einer erheblichen Krafteinwirkung, um einen Bruch hervorzurufen. Allerdings kann es bei alten Menschen, bei denen die Knochen oft zusätzlich entkalkt und weniger widerstandsfähig sind, schon durch eine abrupte Drehung oder einen leichten Fall auf die Hüfte zu einem Schenkelhalsbruch kommen. Oft ist es sehr schwer, einen solchen Bruch von einer einfachen Hüftprellung zu unterscheiden. In all den Fällen, in welchen der Verletzte die Ferse in Rückenlage nicht von der Unterlage abheben kann und über Schmerzen im Bereich des Hüftgelenks klagt, muss der Ersthelfer einen Knochenbruch annehmen.

Typischerweise ist das verletzte Bein aber nach außen gedreht, verkürzt und kann nicht angehoben werden. Dazu kommen Abwinkelungen des Knochens an falscher Stelle, Schwellung und Deformierung. Das Bein kann unterhalb der Bruchstelle nicht mehr gezielt bewegt werden. Gerade bei diesen Brüchen kommt es leicht zu schwereren Blutungen ins Gewebe und dadurch zu einem Schockzustand, welcher durch unsachgemäße Manipulationen noch vertieft werden kann.

Als Erste-Hilfe-Maßnahme und für den Transport muss eine Schiene angelegt werden, welche das verletzte Bein über ein oder 2 Holzbretter oder lange Schienen am Körper fixiert (Abb. 7.**29**). Das gesunde Bein kann als Schiene mitverwendet werden.

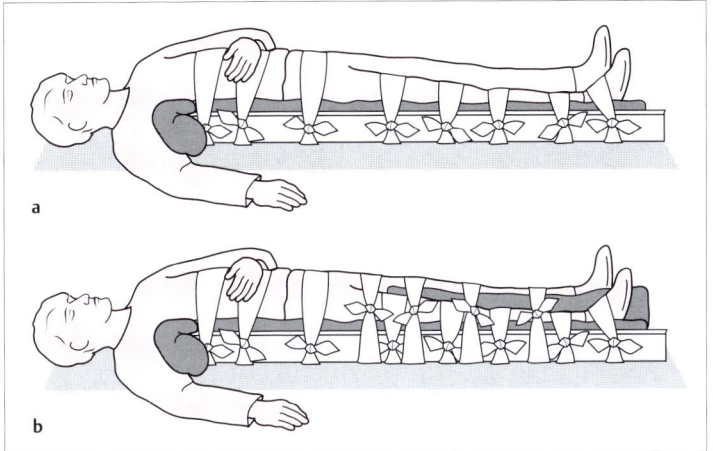

Abb. 7.**29a** u. **b** Behelfsschienung eines Oberschenkel- oder Hüftgelenkbruchs.
a Schienen des verletzten Beins und Fixieren am Rumpf.
b Mitverwendung des gesunden Beins zur Schienung.

Kniescheiben- und Kniegelenksbrüche

Diese Brüche kommen entweder durch einen direkten Schlag gegen das Kniegelenk, durch eine abrupte Muskelanspannung oder durch Einknicken und Verdrehen zustande. Bei Kniescheibenbrüchen kann man mitunter einen Graben zwischen den Bruchstücken fühlen.

Die Erstversorgung erstreckt sich auf Schienung der Extremität in Streckstellung des Kniegelenks, wobei die Schiene vom Gesäß bis zur Knöchelregion reichen sollte. Hierbei ist zu beachten, dass man die Kniescheibe nicht mit einbindet, da diese Region manchmal stark anschwillt. Auch ein Kissen oder eine Decke (zusammengefaltet und eingerollt!) können als Schiene verwendet werden (Abb. 7.**30**).

Unterschenkelbrüche

Am Unterschenkel können ein oder beide Knochen zwischen Kniegelenk und Knöchel gebrochen sein. Sind beide Knochen gebrochen, so erkennt man die üblichen Bruchsymptome. Ist dagegen nur ein Knochen gebrochen, so kann eine sichtbare Verformung fehlen. Knochenbrüche im Be-

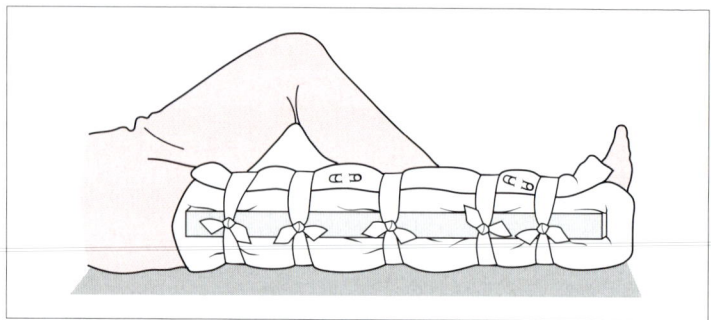

Abb. 7.**30** Verwendung eines Kissens und einer Holzlatte als Behelfsschiene.

reich des Knöchels werden oft als Zerrungen oder Verstauchungen fehlgedeutet.

Zur Erstversorgung wird der Fuß umfasst und ein leichter Dauerzug ausgeübt. Dann wird ein Kissen oder eine Schiene untergeschoben und fest angewickelt. Auch hier lässt sich wieder eine zusammengefaltete, von allen Seiten her eingerollte Decke verwenden. Eine noch bessere Schienung ist zu erreichen, indem man auf das Kissen oder die Decke noch einen oder 2 Holzstäbe (z.B. Äste) beidseits mit einbindet (Abb. 7.**27** und Abb. 7.**30**). Ist kein Kissen verfügbar, so benützt man 2 gut gepolsterte Schienen, die vom Oberschenkel bis unterhalb der Ferse reichen (Holzbretter u.a.). Besonders am Kniegelenk sowie am Knöchelgelenk muss gut gepolstert werden.

Ist überhaupt kein Hilfsmittel für eine Schiene vorhanden, dann wird das gesunde Bein zur Schienung des verletzten verwendet. Hierfür muss eine ausreichende Polsterung (Kleidungsstück u.a.) zwischen die Beine gebracht und diese in Höhe des Fußes, Unterschenkels und Oberschenkels zusammengebunden werden.

Ansonsten wird die Schienung durch das Rettungspersonal mit einer Luftkammer- oder Vakuumschiene durchgeführt.

Brüche an Fuß und Zehen

Diese Brüche ereignen sich meist, wenn schwere Gegenstände auf den Fuß fallen oder über den Fuß fahren. Zur Ersten Hilfe werden Schuhe und Strümpfe entfernt, wenn nötig, aufgeschnitten. Dann wird ein gut gepolsterter Watteverband, ein kleines Kissen oder ein Kompressionsverband mit einer elastischen Binde angelegt.

7.7 Herz-Kreislauf-Notfälle

Bei akut auftretenden Herzbeschwerden ist es für den Laien schwierig und oft fast unmöglich festzustellen, um was es sich handelt, und zu entscheiden, was er tun soll. Sinnvoll kann meist nur ein Arzt helfen. Trotzdem lassen sich aus den Symptomen oft schon sinnvolle Maßnahmen ableiten.

Leitsymptome einer Akutreaktion. Akuter Bewusstseinsverlust (Synkope), Atemstillstand, weite Pupillen, kein tastbarer Puls, Krämpfe, Stuhl- und Urinabgang.
   Wahrscheinliche Diagnose:

▬▬▬ Kreislaufstillstand

Definition. Fehlende Pumpfunktion dies Herzens.

Ursachen. Kammerflimmern (schnelles, unregelmäßiges Fibrillieren der einzelnen Muskelfasern der Herzkammer), Asystolie (fehlende elektrische Aktivität des Herzens), mechanisches Herzversagen (fehlende mechanische Aktivität).

Häufigste Grunderkrankungen. Akutes Koronarsyndrom – die Koronararterien versorgen den Herzmuskel selbst mit Sauerstoff – (instabile Angina pectoris, akuter Herzinfarkt), fortgeschrittenes Stadium verschiedener Herzkrankheiten, Überdosierung von Medikamenten (z.B. Antiarrhythmika), Elektrolytstörungen, Vergiftungen.

Leitsymptome. Akuter Bewusstseinsverlust, Schnappatmung bzw. Atemstillstand, kein tastbarer Puls.

✛ Sofortmaßnahmen

Patienten auf feste Unterlage legen. Atemwege freimachen bzw. freihalten. Wiederbelebungsmaßnahmen, d.h. Atemspende und Herzdruckmassage. Der Faustschlag auf den Brustkorb hilft nur, wenn der Eintritt des Herzstillstands unmittelbar beobachtet wird (EKG).

+ Ärztliche Maßnahmen

EKG-Ableitung, venöser Zugang.

Diagnosesicherung: Kein messbarer Blutdruck, im EKG entweder keine elektrische Herzaktivität, Kammerflimmern oder breite Kammerkomplexe bei fehlender Auswurfleistung.

Therapie: Weiterführende Maßnahme der jeweiligen Form des Kreislaufstillstandes entsprechend:

Kammerflimmern: Defibrillation (200–200-360 J) (ein Defribrillator befindet sich in jedem Notarztwagen und Akutkrankenhaus), wenn erfolglos, Injektion von 1,0 mg Adrenalin (Suprarenin), erneute Defibrillation, wenn Medikation oder Defibrillation mehrfach erfolglos, Injektion von 300 mg Amiadaron (Cordarex) als Bolus, erneute Defibrillation.

Asystolie: Adrenalin (Suprarenin) 1,0 mg i.v., nach Möglichkeit in herznahe Vene, zusätzlich Infusion zum Einspülen. Transthorakale Stimulation mit großflächigen Klebeelektroden und speziellem Stimulationsgerät, transvenöser passagerer Schrittmacher.

Mechanisches Herzversagen: Bei vorerst erhaltener elektrischer Aktiviät des Herzens Reanimation wie bei Asystolie.

Gelingt es beim Patienten mit Kreislaufstillstand nicht sofort, einen peripher venösen oder zentralen Zugang zu finden, muss Adrenalin auf anderem Wege in den Organismus gebracht werden. Da Adrenalin von Lungen bzw. dem Bronchialsystem gut resorbiert wird, kann es durch einen bereits liegenden endobronchialen Tubus verabreicht werden (z.B. 3 mg auf 10 ml expandiert mit Kochsalzlösung). Eine endobroncheale Applikation von Adrenalin kann aber auch beim noch nicht intubierten Patienten erfolgen. Hierzu muss eine Kanüle perkutan in die Trachea eingestochen werden (Abb. 7.**31**). Die endotracheale Lage der Kanüle kann leicht durch Luftaspiration gesichert werden. Über diese Kanüle kann anschließend Adrenalin injiziert werden.

▬▬▬ Lebensbedrohliche Herzrhythmus-störungen

Leitsymptome. Herzrasen, flacher, kaum tastbarer und rascher Pulsschlag, niedriger Blutdruck, Schwindelgefühl, Bewusstseinsverlust, Verwirrtheit, schwere Atemnot, kalte und blasse Haut.

Wahrscheinliche Diagnose:

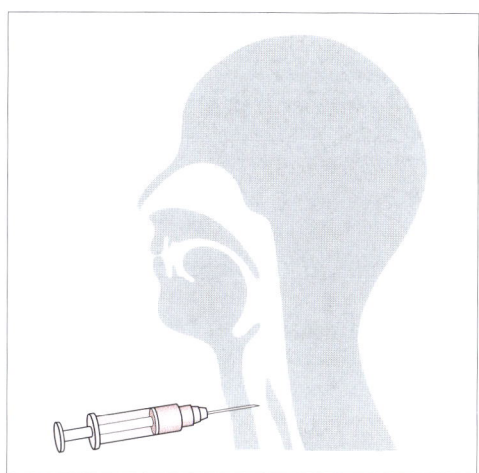

Abb. 7.**31** Perkutaner
Einstich in die Trachea.

Kammertachykardie (Kammerflattern)

Definition. Meist rhythmische Tachykardie (hohe Herzfrequenz) mit Ursprung in den Kammern und einer Frequenz zwischen 200 und 300/min.

Ursachen. Organische Herzerkrankung, meist koronare Herzkrankheit, selten primäre Herzmuskelkrankheit.

+ Sofortmaßnahmen

Patienten auf feste Unterlage legen. Atemwege kontrollieren und freimachen bzw. freihalten. Wiederbelebungsmaßnahmen, d.h. Atemspende und Herzdruckmassage.

+ Ärztliche Maßnahmen

Bei hämodynamischem Stillstand (Bewusstseinsverlust, Pulslosigkeit) sofortige elektrische Defibrillation mit 200–200–360 J.

Bei Fehlen derartiger Symptome Gabe von Lidocain (Xylocain) etwa 200 mg über 15 Minuten, alternativ Ajmalin (Gilurytmal) 50 mg i.v., wenn erfolglos elektrische Kardioversion.

Diagnosesicherung: Im EKG breite, meist regelmäßige Kammerkomplexe, Herzfrequenz > 200/min.

Therapie: Passagerer Schrittmacher und programmierte Elektrostimulation des Herzens. Antiarrhythmische Therapie nach Ergebnis der programmierten Elektrostimulation. Abklärung der Grunderkrankung.

Hochgradige Bradykardie

Leitsymptome. Langsamer Pulsschlag, Schwindelgefühl, Bewusstseinsverlust, Stuhl- und Urinabgang.

Definition. Herzschlagfolge mit einer Kammerfrequenz unter 40/min mit deutlichen Auswirkungen auf den Kreislauf.

Ursachen. Sinusknotensyndrom (Nervenknoten im Herz), höhergradiger AV-Block Herznervenüberleitungsstörung). Beides häufig durch eine primär elektrische Herzkrankheit oder bei koronarer Herzkrankheit.

+ Sofortmaßnahmen

Wenn erforderlich (unzureichende Auswurfleistung des Herzens und/oder Atemstillstand) Wiederbelebungsmaßnahmen.

+ Ärztliche Maßnahmen

Adrenalin (Suprarenin) 0,5–1 mg, nach Möglichkeit in herznahe Vene (anschließend als Infusion nach Kammerfrequenz vorsichtig titrieren, Auslösung von tachykarden Herzrhythmusstörungen und Kammerflimmern möglich). Transthorakale Stimulation mit großflächigen Klebeelektroden und speziellem Stimulationsgerät.

Diagnosesicherung: EKG-Kammerfrequenz unter 40/min oder Pausen > 5 Sekunden.

Therapie: Passagerer transvenöser Schrittmacher.

Akuter Herzinfarkt (Myokardinfarkt)

+ Ärztliche Maßnahmen

Vorbemerkung: Nach der neuen Terminologie werden instabile Angina pecto-ris, der Infarkt ohne ST-Streckenhebung und der Infarkt mit ST-Strecken-hebung unter dem Oberbegriff „akutes Koronarsyndrom" (ACS) zusammen-gefasst.

Leitsymptome. Typischer Schmerz hinter dem Brustbein mit oder ohne Ausstrahlung in die linke Schulter, in den linken Arm oder Rücken. Stärkster Schmerz (Vernichtungsgefühl), mehr als 30 Minuten Dauer, durch Nitrate nicht wesentlich beeinflussbar, zusätzlich Übelkeit, Brech-reiz und Erbrechen sowie Schweißausbruch (kalter Schweiß).

Definition. Absterben größerer Bezirke des Herzmuskels durch unzu-reichende Blut- und Sauerstoffversorgung.

Ursache. Unmittelbar auslösendes Ereignis ist bei mehr als 90 % der Pa-tienten eine Thrombose (Gerinnselbildung) in einem großen Herzkranz-gefäß, bei ebenfalls mehr als 90 % der Patienten im Rahmen einer koro-naren Herzkrankheit mit hämodynamisch wirksamen Stenosen großer Herzkranzgefäße.

+ Sofortmaßnahmen

Patienten nicht aus den Augen lassen, ruhige Umgebung schaffen, unnötige „Zuschauer" entfernen. Sofortigen Notarztruf veranlassen. Wenn die Pulsschlagfolge unter 100/min und der systolische Blutdruck (oberer Wert) über 100 mmHg betragen, dann meist 2-mal Nitrospray verabreichen oder Nitro-Kapseln (Zerbeißen durch den Patienten) auf oder unter der Zunge zergehen lassen.

+ Ärztliche Maßnahmen

Sofortige Klinikeinweisung auch bei Verdacht. Transport soweit möglich im Notarzt- oder Rettungswagen mit EKG-Monitor und Reanimationsmöglichkeit. Venöser Zugang. Schmerzbekämpfung (z.B. Morphin 4–8 mg langsam i.v.). Se-dierung 3–5 mg Dormicum (Midazolam) langsam i.v.

Diagnosesicherung: Typische EKG-Veränderungen mit Anhebung der ST-Strecke schon innerhalb der ersten Stunde nach Eintritt der o.g. Symptome.

Erst mit Verzögerung (> 1 Stunde) Anstieg der herzmuskelspezifischen Enzyme (Troponin T und I, CK-MB) als Marker des Herzmuskelzelluntergangs. Die Diagnose wird aufgrund der typischen Beschwerden und der ST-Streckenhebung gestellt.

Therapie: EKG- und evtl. auch hämodynamische Überwachung, ASS, wenn möglich Thrombolysetherapie, sofortige interventionelle Therapie (Ballondilatation und Stent). Heparinisierung (wenn keine Kontraindikationen). Behandlung der Arrhythmien und der Auswirkungen auf den Kreislauf.

Instabile Angina pectoris

Leitsymptome. Starke Schmerzen im Brustkorb, meist hinter dem Brustbein in Ruhe, anhaltend oder immer wieder trotz Therapie auftretend.

Definition. Angina pectoris seit Stunden oder Tagen wiederholt auftretend, vorwiegend in körperlicher Ruhe, kaum durch Nitrate beeinflussbar, typische Veränderungen des Oberflächen-EKG während des Schmerzanfalls (Endstreckenveränderungen ohne Zeichen eines ST-Streckenhebungsinfarktes). Keine Erhöhung der herzmuskelspezifischen Enzyme. Kommt es zu einem Anstieg (Troponine und/oder CK-MB) ohne ST-Streckenhebung, dann liegt ein Herzinfarkt ohne ST-Streckenhebung (NSTEMI) vor (eine nur für den geschulten Arzt erkennbare Veränderung im EKG).

Ursachen. Akute Ischämie (Blut- bzw. Sauerstoffmangel) in größeren Bezirken des Herzmuskels, zumeist durch unvollständige Verlegung eines großen Herzkranzgefäßes, zumeist bedingt durch Thrombus (Gerinnsel) auf dem Boden eines aufgebrochenen atherosklerotischen Beetes.

+ Sofortmaßnahmen

Wie bei akutem Herzinfarkt (s.o.)

+ Ärztliche Maßnahmen

Wie bei akutem Herzinfarkt, aber keine Thrombolysetherapie, jedoch ASS, Clopidogrel, Heparin.

Diagnosesicherung: Klinische Beobachtung, wiederholte Ableitung des Oberflächen-EKG, Verlaufskontrolle der herzspezifischen Enzyme, Koronarangiographie.

Therapie: Nach klinischem Verlauf und koronarangiographischem Befund.

▬ Kardiales Lungenödem

Leitsymptome. Akute Atemnot, Blauverfärbung der Haut (v.a. Gesicht und Hände), Husten, Angstgefühl, dünnflüssiger, rötlicher, schaumiger Auswurf, lautes, brodelndes Atemgeräusch.

Definition. Austritt von Blutbestandteilen aus dem Gefäßbett in das Lungengewebe (interstitielles Lungenödem) und/oder in die Lungenbläschen (alveoläres Lungenödem) infolge eines erhöhten Drucks in den Lungenvenen.

Ursachen. Erhöhung des pulmonalvenösen Drucks (Druck in den Lungenvenen) durch akute Linksherzinsuffizienz bei akutem Herzinfarkt, hypertoner Krise (hoher Blutdruck), Herzklappenfehlern oder tachykarden (schneller Puls) Herzrhythmusstörungen.

✚ Sofortmaßnahmen

Oberkörper hoch lagern, Beine tief. Nitrospray oder Nitrokapseln (Zerbeißen durch den Patienten) mehrfach auf oder unter der Zunge zergehen lassen. Sauerstoff (6–12 l/min) über Nasensonde oder besser Maske.

✚ Ärztliche Maßnahmen

Venöser Zugang, wiederholt Nitroglycerin sublingual. Furosemid (Lasix) 40–80 mg i.v., Opiate (z.B. Morphin 4–8 mg) langsam i.v.

Diagnosesicherung: Zeichen der peripheren Minderperfusion, im Röntgen-Thorax meist bihiläre symmetrische Hilusverschattung, in der arteriellen Blutgasanalyse pO_2 vermindert und pCO_2 initial ebenfalls vermindert. Typische Druckerhöhung bei Einbringen eines Swan-Ganz-Katheters in die Lungenstrombahn.

Therapie: Fortsetzung der genannten Maßnahmen. I.v. Infusion von Nitroglycerin, wenn Ödem nicht behebbar Intubation und Beatmung, endotracheal absaugen.

Kardiogener Schock

Leitsymptome. Zeichen des Schocks mit Minderdurchblutung (Blässe, Kälte und Blauverfärbung) von Haut, Gesicht, Armen und Beinen, kaum messbarer Blutdruck mit geringer Amplitude (Unterschied zwischen den beiden Blutdruckwerten), Schläfrigkeit, Unruhe und Verwirrtheit durch Minderdurchblutung des Gehirns, verminderte Harnausscheidung durch Minderdurchblutung der Niere, rascher Herzschlag (Tachykardie).

Definition. Minderdurchblutung lebenswichtiger Organsysteme durch verminderte Pumpleistung des Herzens.

Ursachen. Akuter Herzinfarkt, Endstadium chronischer, schwerer Herzkrankheiten, Zustand nach Herzoperation.

+ Sofortmaßnahmen

Lagerung des Patienten mit leicht erhöhtem Oberkörper. Patienten nicht aus den Augen lassen, Sauerstoff (6–12 l/min) über Nasensonde oder besser Maske. Notarzt rufen zum sofortigen Transport in das nächste Krankenhaus.

+ Ärztliche Maßnahmen

Venöser Zugang. Wenn keine Zeichen einer Stauung erkennbar, vorsichtige Volumenzufuhr. Dobutamin, Dopamin und wenn möglich Vasodilatanzien, Azidosebekämpfung.

Diagnose: Blutdruck und Herzminutenvolumenmessung (Swan-Ganz-Katheter und intraarterielle Kanüle). EKG.

Therapie: Je nach Grunderkrankung weitere Diagnostik (Herzkatheteruntersuchung und Koronarangiographie) und intraaortale Ballonpumpe. Ungünstige Prognose (> 60 % tödlicher Ausgang).

Lungenembolie

Leitsymptome. Plötzlich auftretende Atemnot und rasche Atmung, rascher Herzschlag (Tachykardie), Brustschmerz, Blauverfärbung der Haut (v.a. Gesicht). Bei großen Embolien zusätzlich Blässe, Halsvenenstauung, Blutdruckabfall und Bewusstseinsverlust.

Definition. Akuter teilweiser Verschluss der Lungenstrombahn (Strombett der A. pulmonalis), meist durch verschleppte Thromben aus den Bein- und/oder Beckenvenen.

Ursachen. Begünstigende Faktoren für die Entstehung von Becken- oder tiefen Beinvenenthrombosen sind: Ruhigstellung und Bettruhe, z.B. nach Operationen. Herzinsuffizienz, Schwangerschaft, maligne (bösartige) Erkrankungen, Einnahme von Ovulationshemmern (Pille), Fettsucht und Rauchen, langes Sitzen (z.B. Überlandflug).

+ Sofortmaßnahmen

Oberkörper hochlagern, Atemwege kontrollieren, ggf. freimachen und freihalten. Sauerstoff (6–12 l/min) über Nasensonde oder besser Maske.

+ Ärztliche Maßnahmen

Venöser Zugang. Sedierung mit Diazepam (Valium) 5–10 mg langsam i.v. Schmerzbekämpfung mit Opiaten (Morphin 4–8 mg langsam i.v.). 5000–10.000 IE Heparin i.v. als Bolus.

Diagnosesicherung: Untersuchungsbefund mit Zeichen der Rechtsherzbelastung, typische EKG-Veränderungen durch Rechtsherzbelastung. Echokardiogramm mit Erweiterung des rechten Ventrikels und der A. pulmonalis. Ventilations-Perfusions-Szintigramm mit typischen Perfusionsausfällen bei erhaltener Ventilation. Rechtsherzkatheter mit Druckerhöhung im rechten Herzen und im kleinen Kreislauf bei normalem pulmonalkapillärem Druck. Wichtigste diagnostische Maßnahme: Angio CT mit Nachweis der Verlegung von Anteilen der Lungenstrombahn durch Thromben.

Therapie: Je nach Schweregrad der Embolie und Grunderkrankung Fortsetzung der Heparintherapie, Lysetherapie oder in Einzelfällen (bei schweren hämodynamischen Folgen) auch operative Therapie.

▬▬ Hypertone Krise

Leitsymptome. Neben Blutdruckanstieg Zeichen der Beeinträchtigung der Funktion des Gehirns, des Herzens oder der Nieren. Kopfschmerzen, Brechreiz, Krämpfe, Schläfrigkeit, Sehstörungen durch Papillenödem oder Retinablutungen (hypertone Enzephalopathie – Gehirnschädigung durch hohen Blutdruck). Herzschmerzen, Atemnot in Ruhe, akute Herzleistungsschwäche (kardiale Symptome). Verminderte Harnausscheidung (renale Symptome).

Definition. Plötzlicher Blutdruckanstieg mit Beeinträchtigung der Funktion von zentralem Nervensystem, Herz oder Nieren.

Ursachen. Die Ursache des krisenhaften Blutdruckanstiegs, der praktisch ausschließlich bei Hochdruckpatienten vorkommt, ist unbekannt.

✚ Sofortmaßnahmen

Nifedipin (Adalatkapsel 10 mg; Zerbeißen durch den Patienten) mehrfach auf oder unter der Zunge zergehen lassen oder – ebenso effekiv – Kapsel öffnen durch Anstich mit Kanüle und Inhalt schlucken lassen.

✚ Ärztliche Maßnahmen

Furosemid (Lasix) 20–40 mg i.v., Clonidin (Catapresan) 0,15 mg i.v. Wenn diese Therapie unwirksam, dann Diazoxid (Hypertonalum) 75–300 mg relativ rasch i.v. oder Nitroprussidnatrium (Nipruss) per infusionem, beginnend mit 10–20 mg/min.

Diagnosesicherung: Blutdruck gewöhnlich höher als 200/120 mmHg. Neurologischer Status, kardiovaskuläre Veränderungen, Augenhintergrund mit Fundus hypertonicus und/oder Papillenödem, im EKG Linksherzhypertrophie und -schädigung.

Therapie: Richtige Einstellung des Hypertonus.

▬▬ Dissezierendes Aortenaneurysma

Leitsymptome. Bei Eintritt der Dissektion (Einriss) typischer infarktähnlicher Schmerz im Brustkorb oder Bauchraum. Je nach Lage des Einrisses Blutdruckdifferenz zwischen oberer und unterer Körperhälfte oder zwischen linkem und rechtem Oberarm, manchmal Aortenklappeninsuffizienz (unzulängliche Klappenschließung), manchmal Perikarderguss.

Definition. Einblutung in die Wand der Aorta (:Körperschlagader) und Abhebung der Innenschicht. Einteilung nach Stanford:

✚ Typ A (60–70 % der Fälle): Aorta ascendens beteiligt
✚ Typ B (30–40 % der Fälle) Aorta descendens ohne Beteiligung der Aorta ascendens

Ursachen. Einriss der Innenschicht der Aorta, besonders häufig bei Bluthochdruck, Marfan-Syndrom (angeborene Bindegewebserkrankung), Medianekrose der Aorta oder Syphilis.

+ Sofortmaßnahmen

Absolute Bettruhe und Transport ins Krankenhaus.

+ Ärztliche Maßnahmen

Sedierung und Schmerzbekämpfung, wenn nötig Blutdrucksenkung.

Diagnosesicherung: Echokardiographie, Transösophageale Echokardiographie, CT, MRT. Jeweils Nachweis der Blutansammlung in der Aortenwand und der Abhebung der Innenschicht.

Therapie: Bei Typ A unverzüglich chirurgischer Ersatz der Aorta ascendens. Bei Typ B primär konservativ (Betablocker) oder ggf. Versorgung mit Stentgraft.

Herzbeuteltamponade

Leitsymptome. Atemnot, gestaute Halsvenen, Zunahme der Halsvenenstauung bei der Einatmung. Niedriger Blutdruck mit geringer Amplitude. Schwindelgefühl und plötzlich auftretende Bewusstlosigkeit. Pulsus paradoxus (Abfall des systolischen Blutdrucks um mehr als 10 mmHg beim Einatmen).

Definition. Flüssigkeitsansammlung im Herzbeutel mit ausgeprägter Füllungsbehinderung des Herzens und daraus folgender Minderung der Pumpleistung.

Ursachen. Entzündlicher Herzbeutelerguss. Urämischer Herzbeutelerguss (bei Niereninsuffizienz). Herzbeutelerguss bei Tumorerkrankung und/oder Strahlentherapie. Traumatisches (durch Verletzung bedingtes) oder spontanes Hämoperikard (Blut im Herzbeutel).

+ Sofortmaßnahmen

Patienten aufsetzen, Sauerstoff (6–12 l/min) über Nasensonde oder besser Maske, Volumenzufuhr i.v.

+ Ärztliche Maßnahmen

Perikardpunktion (auch bei Verdacht, rasche Flüssigkeitszufuhr i.v.

Diagnosesicherung: Echokardiogramm, Nachweis der Flüssigkeit im Herzbeutel, Nachweis der Füllungsbehinderung des rechten Herzens.

Therapie: Perikardpunktion und eventuell Einlage eines Perikardkatheters. Abklären der Grunderkrankung.

8 Notfälle in besonderen Situationen

8.1 Straßenverkehrsunfälle

▬▬ Notfallmeldung

Mögliche Kommunikationswege. Nach zumeist zufälliger Entdeckung oder Beobachtung eines Unfalls oder Notfalls sollte eine rasche Meldung des Notfalls erfolgen. Im Zeitalter des mobilen Telefons stellt das im Gegensatz zur Vergangenheit nur noch selten ein Problem dar. Leider gibt es noch keine bundeseinheitliche Notrufnummer. In Deutschland erreicht man die zuständige Rettungsleitstelle über nachfolgende Rufnummern:

+ 112 (Feuerwehr)
+ 110 (Polizei)
+ 19222 (Rettungsleitstelle) – allerdings nur in Baden-Württemberg und Bayern flächendeckend verfügbar

Die Notrufnummer in den Niederlanden lautet 112, in Österreich 144.

Europaweit sind Bestrebungen im Gange die Nummer 112 als einheitliche Notrufnummer zu etablieren.

Auf Autobahnen in Deutschland steht zusätzlich ein engmaschiges Netz an Notrufsäulen zur Verfügung. Auf der zur Fahrbahn zugewandten Seite der Begrenzungspfähle sind kleine Pfeile angebracht, die in die Richtung der nächststehenden Notrufsäule weisen.

Inhalt der Notfallmeldung. Nachfolgende Fragen sollten bei der Abgabe einer Notrufmeldung (5-W) beantwortet werden:

+ Was ist passiert?
+ Wo ist es passiert?
+ Wie viele Verletzte/Erkrankte gibt es?
+ Welche vermutliche Verletzungen/Erkrankungen?
+ Wer meldet den Notfall?
+ Warten auf eventuelle Rückfragen.

Hilfsmittel

Bei Verkehrsunfällen sind immer Hilfsmittel für die Erste Hilfe verfügbar, zumindest der Inhalt des gesetzlich vorgeschriebenen Verbandkastens (Tab. 8.1).

Tabelle 8.1 Gesetzlicher Mindestinhalt für Verbandskasten im PKW nach DIN 13164

Anzahl	Artikel
1	Heftpflaster, 5 m lang, 2,5 cm breit, nach DIN 13019-A
8	Wundschnellverbände, elastisch, 10 × 6 cm, nach DIN 13019-E
1	Verbandspäckchen groß, 10 × 12 cm, nach DIN 13151-G
3	Verbandspäckchen mittel, 8 × 10 cm, nach DIN 13151-M
1	Verbandtuch mittel, 60 × 80 cm, nach DIN 13152-A
2	Verbandtücher klein, 40 × 60 cm, nach DIN 13152-BR
6	Zellstoff- (Mull-) Kompressen, 10 × 10 cm, einzeln steril verpackt
3	Mull- oder Fixierbinden, 4 m lang, 8 cm breit, einzeln verpackt
2	Mull- oder Fixierbinden 4 m lang, 6 cm breit, einzeln verpackt
2	Dreiecktücher rohweiß, 96 × 96 × 136 cm, nach DIN 13168-D
1	Erste-Hilfe-Schere klein, nach DIN 58279-A145
1	Rettungsdecke silber/gold, 210 × 160 cm
4	Einmalhandschuhe groß
1	Anleitung zur Ersten Hilfe bei Unfällen
1	Inhaltsverzeichnis

Helmabnahme bei Zweiradfahrern

Nach Motorradunfällen erhebt sich immer die Frage, ob der Helm des verletzten Fahrers abgenommen werden soll oder nicht. Die Helfer haben meist Angst vor evtl. vorhandenen Halswirbelverletzungen. Dennoch sollte der Helm bei Bewusstlosen nach einem Unfall auf jeden Fall noch an der Unfallstelle abgenommen werden. Denn bei aufgesetztem Helm ist eine sachgemäße Erste Hilfe nicht möglich, besonders nicht bei Atemstillstand. Es gibt 2 Methoden, den Helm sachgerecht abzunehmen, je nachdem, ob 1 oder 2 Helfer zur Stelle sind.

Helmabnahme durch 1 Helfer. Bei beiden Methoden wird zuerst der Kinnriemen geöffnet, dann das Visier aufgeklappt, der Verletzte angesprochen, eine evtl. getragene Brille entfernt und dann der Helm in Längsrichtung, parallel zur Halswirbelsäule, abgezogen. Der Helfer kniet dabei als Rechtshänder auf der rechten Körperseite in Kopfhöhe des Verunglückten, als Linkshänder auf der linken Seite (Abb. 8.**1**).

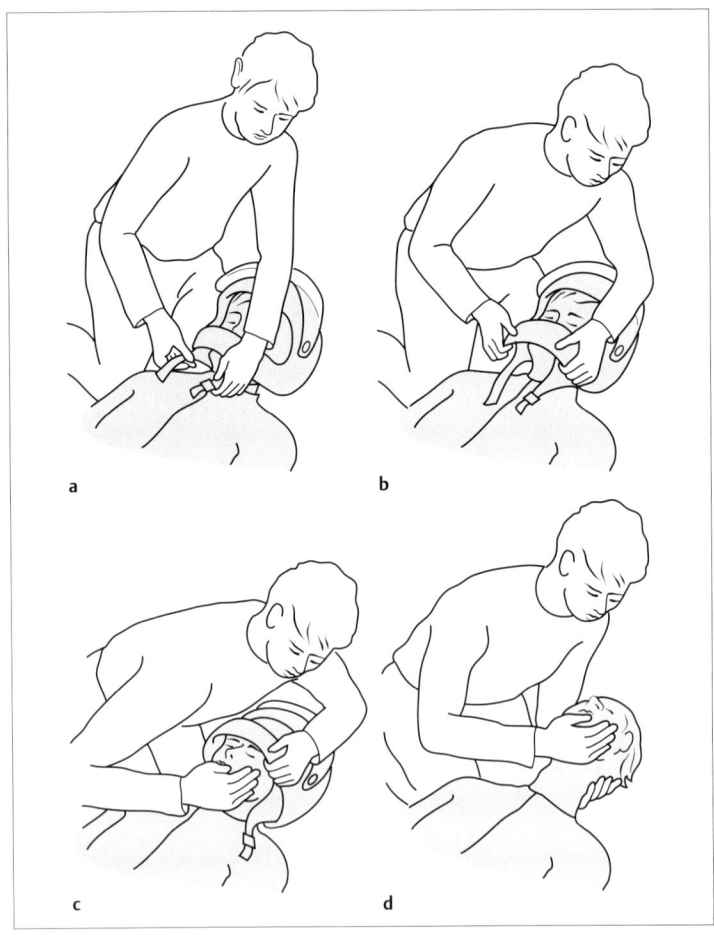

a

b

c

d

Helmabnahme durch 2 Helfer. Wenn ein zweiter Helfer vorhanden ist, so fasst dieser den seitlichen Helmrand mit beiden Händen, zieht den Helmrand soweit als möglich nach außen, kippt den Heim leicht nach hinten und zieht ihn langsam ab. Gleichzeitig fasst der erste Helfer in Längsrichtung ziehend mit der linken Hand, mit Daumen und Zeigefinger haltend, den Hinterkopf, der dann in seine Hohlhand gleitet. Die rechte Hand fasst das Kinn, mitziehend und so weit hochrutschend, dass das Kinn ebenfalls in die Hohlhand zu liegen kommt. Daumen und Zeigefinger sind dann frei, um im Falle einer Atemspende den Mund des Verletzten sicher verschließen zu können. Dieser Zangengriff des ersten Helfers gewährleistet sowohl die Streckung der Halswirbelsäule durch Längszug als auch die Rückneigung des Kopfes, die für die Atemspende nötig ist (Abb. 8.**2**). Mit dieser Methode lässt sich der Helm in jeder Körperlage abnehmen. Wenn keine 2 Helfer vorhanden sind, muss im Prinzip genauso verfahren werden, nur kann der Zangengriff erst nach dem Abziehen des Helmes ausgeführt werden.

Gefahrgutunfälle

Bei Verkehrsunfällen, an denen ein LKW mit Warntafeln bzw. Gefahrzetteln beteiligt ist, muss auf die Gefährdung durch die Gefahrstoffe geachtet werden. Hinweise auf mögliche Gefahren kann man aus der Kennzeichnung ableiten:

◀

Abb. 8.**1a–d** Lösen des Helms bei verunglückten Zweiradfahrern (nach Offermann).

a Kinnriemen des Helms öffnen, Visier öffnen und evtl. Brille abnehmen. Der Helfer kniet neben dem Kopf des liegenden Verletzten und lehnt den Oberschenkel als Stütze an den Helm.

b Mit beiden Händen wird der untere Rand des Helms gespreizt. Dann wird der Helm, leicht nach hinten gekippt, vorsichtig ohne Kippbewegungen kopfwärts abgezogen. Dabei werden der Heim und der Kopf des Verletzten vom Oberarm und vom Körper des Helfers gestützt.

c Man erkennt, wenn die Backenpolsterung und dann der Integralrand des Helms den größten Umfang des Kopfes (Nasenbereich) überschritten haben. Eine Hand greift jetzt ans Kinn, wobei der ganze Unterkiefer umschlossen werden sollte, und führt den Kopf vorsichtig nach hinten (Überstreckung), während der Helm mit der anderen Hand, unterstützt durch Arm und Brust, ganz abgezogen wird.

d Während die erste Hand weiterhin das Kinn umfasst, wird nun mit der anderen Hand der Kopf von hinten gesichert. Die Erste Hilfe kann beginnen.

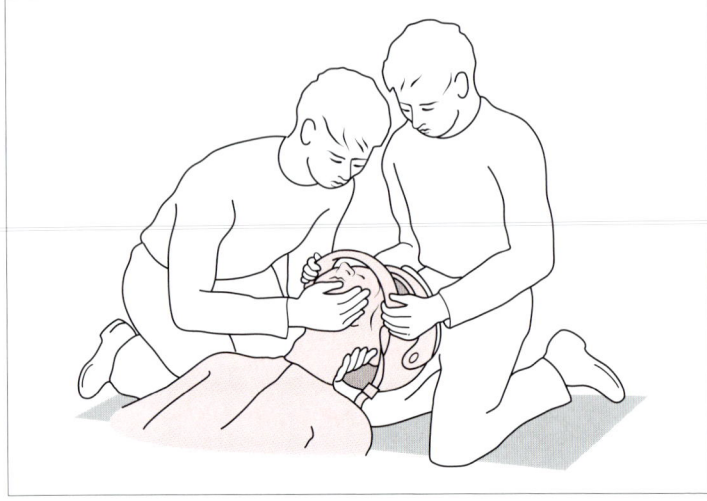

Abb. 8.**2** Helmabnahme durch 2 Helfer.

+ Warntafel (Abb. 8.**3a**): Ab bestimmten Mindestmengen müssen Fahrzeuge, die gefährliche Güter befördern, mit Warntafeln gekennzeichnet sein. Diese orangen Tafeln sind zumindest vorn und hinten am Fahrzeug angebracht. An Tankfahrzeugen tragen sie 2 Zahlen. Die Zahl im oberen Feld der Warntafel (Kemmler-Zahl) gibt die Art der Gefahr an (Tab. 8.**2**). Die Zahl im unteren Feld gibt an, um welchen Stoff bzw. welche Stoffgruppe es sich handelt (z.B. 1203 = Benzin).
+ Bei Stückguttransporten trägt die Warntafel keine Zahlen. Die Gefahr wird dann durch Gefahrzettel, die sich an den einzelnen Frachtstücken befinden, gekennzeichnet.
+ Gefahrzettel (Abb. 8.**3b**): Diese geben mit Symbolen und Farben zusätzlich zu den Warntafeln die Gefahr durch den transportierten Stoff an. Bei Stückguttransporten befinden sich die Gefahrzettel an den einzelnen Frachtstücken, bei Tankfahrzeugen auf dem Tank.

> Bei Gefahrgutunfällen sollte immer sofort die Feuerwehr hinzugezogen werden.

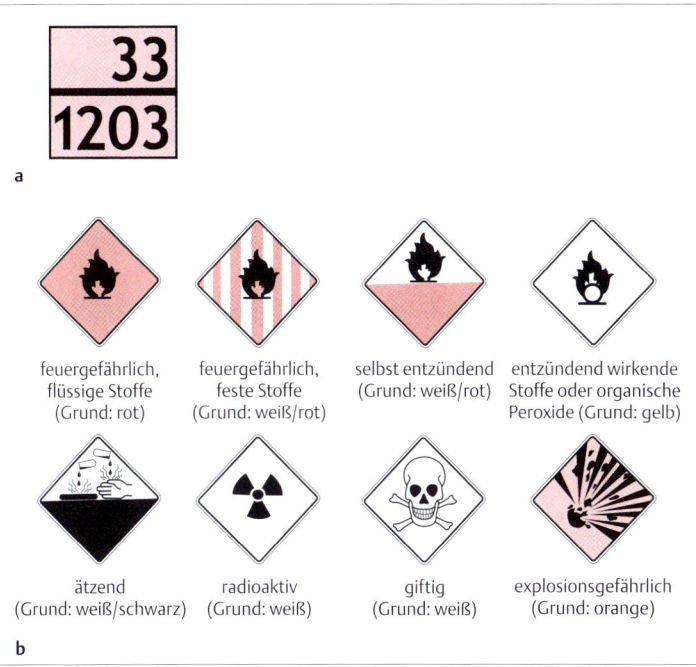

Abb. 8.**3a–b** Warntafel bei Transport von Benzin (**a**) und Gefahrzettel (**b**).

Tabelle 8.**2** Bedeutung der Ziffern der Kemmler-Zahl

	1. Ziffer (Hauptgefahr)	2. Ziffer (zusätzliche Gefahren)
0	–	ohne zusätzliche Gefahr
1	–	Explosionsgefahr
2	Entweichen von Gas	Entweichen von Gas
3	entzündbare Flüssigkeit	entzündbare Flüssigkeit
4	entzündbarer Feststoff	entzündbarer Feststoff
5	brandfördernder Stoff	brandfördernder Stoff
6	giftiger Stoff	giftiger Stoff
7	radioaktiver Stoff	radioaktiver Stoff
8	ätzender Stoff	ätzender Stoff
9	Gefahr einer heftigen Reaktion	Gefahr einer heftigen Reaktion

8.2   Bergunfälle

> Immer erst Transport aus dem Gefahrenbereich, z.B. Lawine, Gletscherspalte. Abtransport erst, wenn der Verunglückte transportfähig ist.

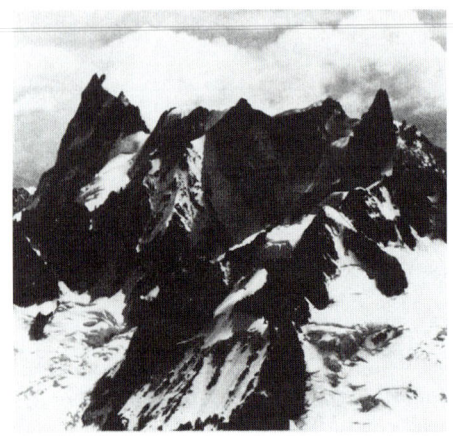

Abb. 8.4 Alpengipfel bei Schönwetterlage.

■■■ Besonderheiten bei Bergunfällen

Bei Unfällen im Gebirge ist der Helfer meist völlig auf sich selbst angewiesen. Das Überleben eines alpinen Unfallopfers kann aber ganz wesentlich von den richtigen Maßnahmen abhängen.

Die objektiven Gefahren sind durch die Verhältnisse am Berg und durch die Natur bedingt: Lawinen, Steinschlag, Eisbrüche, Gletscherspalten, Muren (Schutt- oder Schlammströme), Witterungseinflüsse wie Sturm, Kälte, Nebel, Gewitter, Sonnenstrahlen u.a.m.

Die subjektiven Gefahren liegen in der Person des Bergsteigers/Bergwanderers begründet, also in seiner körperlichen Leistungsfähigkeit, nicht ausreichender Beherrschung der alpinen Technik, Nichtbeachtung der alpinen Erfahrungsgrundsätze, mangelhafter Ausrüstung oder unzureichender Bekleidung.

Unfallursachen

Den offiziellen Zahlen der Bergrettungsdienste aus den letzten Jahren ist zu entnehmen, dass es in Deutschland derzeit jährlich über 12.000 alpine Unfälle gibt, wobei ca. 100 Personen nur tot geborgen werden können. Früher ereigneten sich die meisten Unfälle beim Abstieg, heute passiert beim Aufsteigen wesentlich mehr. Gut die Hälfte der Unfälle beim Klettern wird durch einen Sturz des Ersten am Seil ausgelöst, der Rest durch Steinschlag oder schlechte Standplatzverankerung. Leider besteht bei den Kletterern oft eine große Risikobereitschaft unter Inkaufnahme von Stürzen. Dies zeigt sich besonders auf kurzen, gut abgesicherten Routen. Natürlich führt das zu einem erhöhten Verletzungsrisiko. Messergebnisse des DAV-Sicherungskreises haben gezeigt, dass nur eine Kombination von Hüft- und Brustgurt schwere Verletzungen verhindern kann. Sehr gefährlich ist der heute weit verbreitete Trend, ohne Helm und Brustgurt zu klettern.

Rettung bei Bergunfällen

Die Schwierigkeit der Rettung bei Bergunfällen liegt einmal im Faktor „alpiner Unfallort". Dieser liegt meist in unwegsamem Terrain, weit ab von jeder zivilisatorischen Erreichbarkeit. Dazu kommen oft bedrohliche Umwelteinflüsse (Kälte, Nebel, Regen und Schnee, schneller Einbruch der Dunkelheit). Der Zeitfaktor spielt zudem häufig die lebensentscheidende Rolle. Die Zeitspanne zwischen dem Unfallgeschehen über die Alarmierung von Helfern bis zum Eintreffen derselben am Unfallort sowie der Rettung und dem Abtransport ist häufig beträchtlich und kann nicht nur Stunden, sondern in ungünstigen Fällen mitunter Tage betragen. Die Stoffwechsellage des Verunglückten lässt jedoch oft keinen großen Spielraum zu, da durch den dem Unfall vorhergegangenen intensiven Belastungsverbrauch eine starke Beanspruchung erfolgte. Die Ausgangsposition eines Verunfallten ist also weitaus problematischer als bei den meisten anderen sportlichen Unfallarten.

Transport im Sommer. Unter sommerlichen Verhältnissen ist der Transport eines Verletzten, der mit Unterstützung noch gehfähig ist, nicht allzu problematisch. Sofern ausreichend Helfer zur Verfügung stehen, ist auch der Transport nicht mehr gehfähiger Verletzter zwar anstrengend und langsam, aber machbar (s. Kapitel „Transport ohne Krankentrage", S. 68). Muss der Verunfallte jedoch liegend transportiert werden, so ist das meist nur mithilfe einer Behelfstrage möglich, die aus Stöcken, Ästen, Kleidungsstücken, Biwacksack u. Ä. zusammengestellt werden kann (s. Kapitel „Transport mit Krankentrage", S. 64). Wichtig bei einem solchen Transport ist es, in steilem Gelände auf eine ausreichende Sicherung zu achten. An etwas kritischen Stellen, die man sonst ohne Sicherung bewältigen würde, sollte lieber einmal mehr als weniger angeseilt werden.

Transport im Winter. Ein Unfall unter winterlichen Verhältnissen ist zwar in mancherlei Hinsicht schwieriger zu bewältigen als im Sommer (Kälte, Witterung, Schnee und Eis), doch zumindest was den Transport Verletzter angeht, hat man es etwas leichter. Zum liegenden Transport kann man sich einen Behelfsschlitten bauen, z.B. aus Skiern oder einem Biwaksack (Abb. 8.**5**).

▬▬▬ *Medizinische Besonderheiten bei Bergunfällen*

Die Probleme, die sich bei der Versorgung eines Alpinunfalls stellen, sind zunächst der Schock und die daraus resultierende Ateminsuffizienz. Dann die auftretende Unterkühlung und schließlich die Erschöpfung und der Bergungstod. Der Schock ereignet sich meist als Folge von Mehrfachverletzungen und hat fast immer ein allmähliches Atemversagen zur Folge. Dies wird oft nicht rechtzeitig erkannt. Die Bedeutung einer rechtzeitigen Frühbeatmung beim alpinen Unfallopfer wird daher oft unterschätzt. Der Einfluss von Kälte, Nässe und Wind, der beim Verletzten auf eine reduzierte Stoffwechsellage trifft, beschwört die Gefahr einer allgemeinen Unterkühlung herauf. Am schlimmsten ist das natürlich bei Lawinenopfern. Diese verlieren in der Lawine etwa 3°C ihrer Körpertemperatur pro Stunde, außerhalb der Lawine 6°C pro Stunde. Bei Lawinenverschüttung kann jedoch die damit verbundene Unterkühlung ein lebenserhaltender Faktor sein. Durch die Unterkühlung werden nicht nur das Atemzeitvolumen und damit der Gasaustausch in der Lunge eingeschränkt, sondern die Stärke des Hirnstoffwechsels wird in Abhängigkeit von der Temperatur entscheidend herabgesetzt. Es entsteht ein winterschlafähnlicher Zustand. Die Empfindlichkeit des Gehirns auf die Sauerstoffunterversorgung vermindert sich. Als Regel gilt, dass durch eine Senkung der Hirntemperatur um 10°C die Wiederbelebungszeit nervaler Strukturen verdoppelt wird. Für den Verschütteten ist daher das Vorhan-

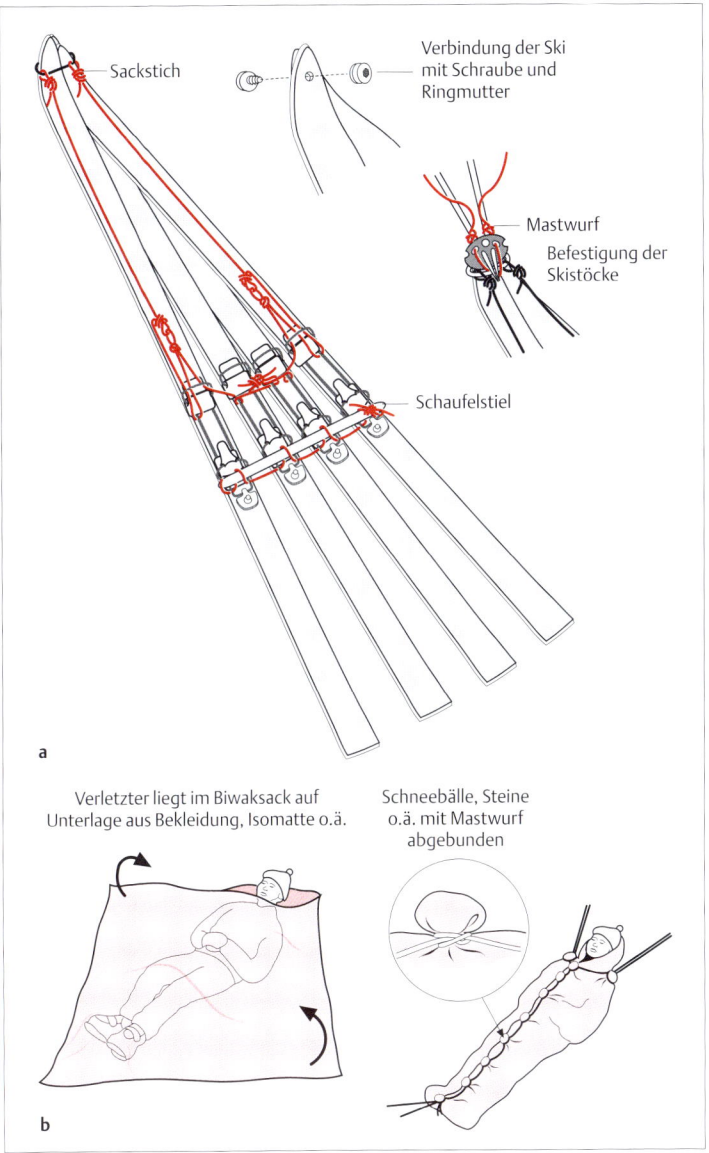

Sackstich

Verbindung der Ski mit Schraube und Ringmutter

Mastwurf

Befestigung der Skistöcke

Schaufelstiel

a

Verletzter liegt im Biwaksack auf Unterlage aus Bekleidung, Isomatte o.ä.

Schneebälle, Steine o.ä. mit Mastwurf abgebunden

b

Abb. 8.**5a** u. **b** Behelfsschlitten aus Skiern (**a**) bzw. Biwaksack (**b**).

densein einer Atemhöhle das Entscheidende, damit er nicht sofort erstickt. Wenn eine Atemhöhle vorhanden ist, wird das ausgeatmete CO_2 wieder eingeatmet und dadurch die Toleranz des Gehirns für die Sauerstoffunterversorgung zusätzlich verlängert. Deswegen ist es bei der Erstversorgung der Lawinenopfer besonders wichtig, im Freien eine weitere Abkühlung zu vermeiden, um die Wiederbelebungsmaßnahmen bis zur Wiedererwärmung fortzusetzen. Den Tod eines Lawinenopfers, das anscheinend erstickt ist, kann man erst nach erfolgter Wiedererwärmung feststellen.

Bergungstod. Nicht selten ist leider der Bergungstod aus Erschöpfung. Er erfolgt einfach durch den Aufbrauch der Reserven und damit Zusammenbruch der Schutzmechanismen eines Verletzten. Er erfolgt meist während oder unmittelbar nach erfolgtem Abtransport, wenn die Spannung nachlässt und die Willensimpulse des Geretteten wegfallen. Hier sind extrem hohe Cortisongaben bis zu 5 g in 24 Stunden die einzige Möglichkeit, etwas zu ändern.

Allgemeine Hinweise zur Vorbeugung

Witterung

Wetterentwicklung. Der Bergwanderer, besonders aber der Bergsteiger, muss über die grundsätzlichen Vorgänge der Wetterbildung hinaus wissen, dass die Alpen u.a. Gebirgsketten eine Wetterscheide sind, was die Art, insbesondere aber auch die Geschwindigkeit einer Wetterveränderung wesentlich beeinflusst. Im Allgemeinen sind die einheimischen Wetterregeln sicherer als der letzte Radiobericht. Am Ausgangsort im Tal gibt es überall kundige Einheimische (Bergführer, Jäger, Rettungsstellen), die man immer nach den derzeitigen Verhältnissen befragen sollte.

Wetterschutz. Wegen der Wettergefahren gehören in den Rucksack des Bergsteigers, aber auch des Bergwanderers, im Sommer ein Reservehemd, Wollpullover, Kopfschutz, Regenumhang und der unentbehrliche Schirm (!). Viel wichtiger aber ist und bleibt die Mahnung, rechtzeitig den Mut zur Umkehr zu haben.

Gewitter

Meist kommt ein Gewitter erst am Nachmittag. Scharf begrenzte Wolkenränder, Ballungen mit aufsteigenden Türmen, eine graue oder gar schwefelgelbe Farbe deuten das kommende Gewitter an, was sich alles in einer halben Stunde abspielen kann. Blitzt es in der Ferne, lässt sich der Abstand zum Gewitter feststellen, indem man die Sekunden vom Blitz bis zum Donner zählt und durch 3 dividiert, die herauskommende Zahl ergibt die Entfernung in Kilometern, weil der Schall etwa 330 m/sec zurücklegt. Beispiel: Vom Blitz bis zum Donner vergehen 3 Sekunden, 3 : 3 = 1, d.h. das Gewitter ist noch 1 km entfernt. Wichtiger als die Entfernung des Gewitters ist seine Bewegung. Durch das wiederholte Bestimmen der Entfernung lässt sich abschätzen, ob und wie schnell das Gewitter naht.

Mit einem Gewitter überfallen den Bergsteiger Kälte, Nässe und Sturm (Abb. 8.**6**). Jede dieser Gewitterkomponenten kann den Bergsteiger für sich allein schon durch allgemeine Unterkühlung in höchste Gefahr bringen. In ihrer Kombination können sie sich insbesondere dann auswirken, wenn die örtliche Situation eine Möglichkeit des Ausweichens nicht zulässt. Schneefall gibt es in den Alpen in jedem Sommermonat über einer Höhe von 2000 m. Ein waagrecht heranbrausender Hagelschauer und evtl. ein Blitzschlag in die Bergspitze können schwerwiegende Verletzungen verursachen. Man achte daher bei herankommendem Gewitter auf das sog. Elmsfeuer, ein bläuliches Leuchten an eisenhaltigen Teilen,

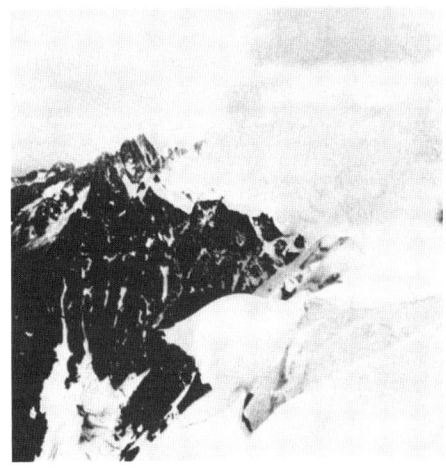

Abb. 8.**6** Aufkommen eines Sturms im Gebirge.

z.B. am Gipfelkreuz. Ferner auf das Surren eines Pickels oder auf das Aufstellen der Haare. Dann eilt es: Weg von Gipfeln und Graten. Tiefer steigen, alles Eisen weglegen, nicht hinlegen, lieber hocken. Im tieferen Gelände alle freien Bäume meiden.

Nebel, Schnee

Ebenso schnell wie ein Gewitter können den Bergsteiger Wolkenmassen erreichen und ihn in ein Nebelmeer einhüllen, das ihm jegliche Sicht und Orientierung nimmt. Auch ein plötzlich einsetzender Schneesturm bringt die gleiche gefährliche Situation (Abb. 8.**7**). Es kann immer wieder nur eine Mahnung geben: Schon beim drohenden Schnee- und Nebeleinfall sofort umzukehren, insbesondere in schwierigem Gelände. Anseilen bzw. in Sichtweite gehen!

> Wenn die Orientierung verloren gegangen ist, keinesfalls bis zum Eintritt der Erschöpfung herumirren, sondern bald einen windgeschützten Biwakplatz suchen.

Dabei sollten Rinnen vermieden werden, die nach kurzer Zeit Wasser führen. Schneehöhlen sind wärmer als man glaubt. Im Biwak sollte höchstens viertelstundenweise geschlafen werden, während andere wachen.

Föhn

Der oft dankbar erwähnte Föhn, der eine allgemeine Wetterverschlechterung hinauszögerte, bringt den Nachteil mit sich, dass die höhere Temperatur in Verbindung mit der vermehrten Feuchtigkeit eine Überwärmung und somit ein schnelleres Ermüden des Körpers auslöst. Weiterhin gibt es beim Föhn mehr Steinfall, morsches Eis, faulen Schnee sowie eine erhöhte Lawinengefahr. Und nicht zuletzt leitet er bei seinem Abflauen meist einen Wettersturz ein. Dessen sei man sich stets bewusst (Abb. 8.**8**). In größeren Höhen ist es bei Föhn übrigens ausgesprochen kalt, weil sich die Luft ja erst durch das schnelle Abfallen am Alpenrand erwärmt.

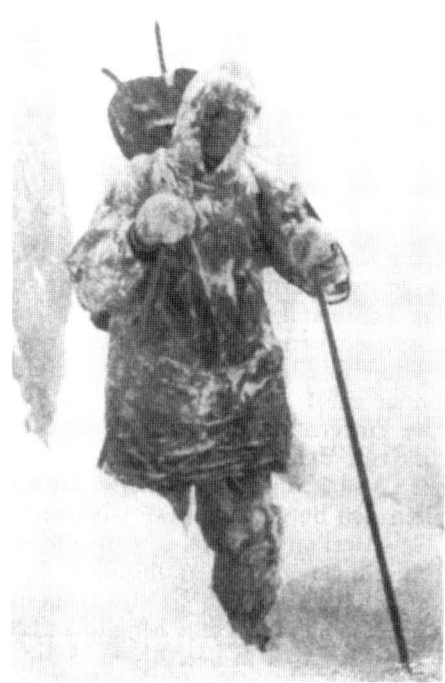

Abb. 8.**7** Ein Schneesturm kann für den Bergsteiger erhebliche Gefahren bergen, insbesondere, wenn er unzureichend darauf vorbereitet ist.

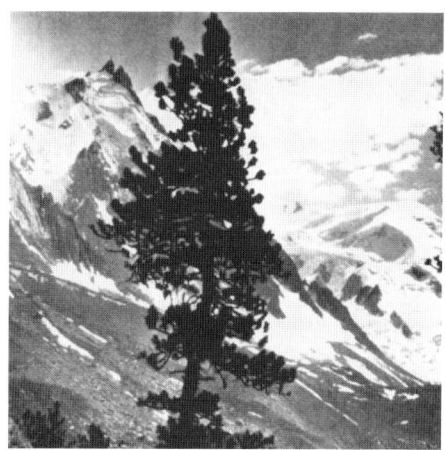

Abb. 8.**8** Typische Föhn-Wetterlage in den Alpen.

Sommerlicher Fels

Der Aufbau der Alpen und Gebirgsketten, insbesondere die Eigenschaften der einzelnen Gesteinsarten sowie ihre Schichtung und Brüchigkeit, müssen dem Felsgeher bekannt sein. Nur dann kann er einer der gefährlichsten, meist todbringenden alpinen Gefahren ausweichen bzw. ihr begegnen, nämlich dem **Steinschlag.** Seine Auslösung durch Erwärmung des vorher kalten Felsens wurde bereits erwähnt. Meist ist es nächtliches Eis, welches, durch die morgendliche Sonne erwärmt und zu Wasser geschmolzen, die Steine aus ihrer Bindung entlässt. Auch Regenflüsse, Blitzschlag und Sturm sollten stets den Gedanken an einen drohenden Steinschlag wach halten. Sieht man über sich in steinschlaggefährdetem Gelände Tiere, z.B. Gämsen, Schafe oder Ziegen, so soll man mit einem evtl. losgetrennten Stein rechnen. Wesentlich gefährlicher aber ist der Mensch, der über einem im Berg klettert. Man sollte lieber immer annehmen, dass er ein Unerfahrener ist. Extremere Felstouren werden heute kaum noch ohne Schutzhelm durchgeführt.

Beim sommerlichen Gehen gibt es kaum etwas Gefährlicheres als **nasses Gras** oder steile, **lehmige Hänge.** Hier helfen die besten, sonst so überaus geschätzten Profilsohlen fast gar nichts, und nur äußerst vorsichtiges Gehen unter Zuhilfenahme der Hände schützt hier vor einem blitzschnellen, haltlosen Abrutschen.

Winterliches Berggelände

Im winterlichen Berggelände steht und fällt die Beherrschung der objektiven alpinen Gefahren mit der umfassenden Kenntnis des Schnees, seiner Beschaffenheit sowie seiner Umwandelbarkeit. Die Niederschlagsmenge nimmt mit der Meereshöhe zu, mit den größeren Neuschneemassen wächst die Spurarbeit und damit der Zeitaufwand für eine Skitour. Ein **Schneesturm** verwandelt einen Modeberg mit Spurenstraße schnell in gefährliches Hochgebirge.

Lawinen

Risikoabschätzung. Die größte objektive Gefahr des Wintersports ist neben dem Witterungswechsel die Lawine. Jeder Hang mit über 20° Neigung kann je nach Schneefall lawinengefährlich werden. Enge, V-förmige Täler ohne Talbodenentwicklung sind Lawinenfallen. Auf glatten Felsplatten, Eis, Harschoberfläche, Grashängen etc. kann sich der Schnee nicht halten und gleitet deswegen dort leichter ab. Eine Spur, die vor einem einen Steilhang quert, gibt keine Garantie! Sie ist je nach Tageszeit verschieden sicher und kann übrigens auch von einem Unerfahrenen angelegt sein, der gerade mal Glück hatte! Abfahrtsspuren garantieren ebenfalls keine sichere Aufstiegsspur in den betroffenen Hang. Rücken und Grate sind stets die sicherste Marschroute.

Maßnahmen bei Lawinengefahr. Für den Bergsteiger gilt: In verdächtigem Gelände Lawinenschnur anlegen, Fangriemen lösen, Hände aus den Schlaufen der Skistöcke. Bei auffällig verdächtigem Gelände große Abstände, Querungen nur schräg abwärts unter Beobachtung des Begleiters, notfalls ohne Skier in der Falllinie absteigen! Bei der Abfahrt in verdächtigem Gelände immer wieder Abstände halten, Grate aufsuchen, Mulden vermeiden, an geschützten Punkten sammeln und Begleiter beobachten. Verdächtige Abschnitte ohne Skier abwärts steigen.

Abgang einer Lawine. Versuch der Flucht durch schräge Abfahrt aus dem Lawinenfeld heraus, was aber nur für einen guten Skifahrer nahe am Lawinenrand möglich ist. Ist die Flucht aussichtslos, dann Stöcke, Rucksack und Ski weg. Mit Schwimmbewegungen an der Oberfläche halten, dem Lawinenrand oder einem Festpunkt zusteuern. Ist man von der Lawine verschüttet, Atemwege durch Handvorhalten schützen, Hockstellung, Arme vors Gesicht nehmen, Luft sparen, nicht schreien!

Die Begleiter- bzw. Kameradenhilfe ist ausschlaggebend. Nach einer großen Statistik lebt nach Ablauf von 2 Stunden von 10 Verschütteten nur noch einer! Die Begleiter müssen sofort den letzten Standpunkt des Verschütteten und seinen Verschwindepunkt markieren; beide weisen auf die vermutliche Lage des Verschütteten unterhalb davon hin. Dann sollte man die Lawine grob nach Ausrüstung, Kleidung oder Lawinenschnur absuchen. Es soll dabei mit dem umgekehrten Skistock grob sondiert werden. Erst dann sollte ein verlässlicher Begleiter losgeschickt werden, um Hilfe zu holen. Hilfreich können „Lawinen-Piepser" und elektronische Suchgeräte sein.

✚ Sofortmaßnahmen

Wird der Verschüttete gefunden, muss zunächst sein Kopf freigemacht werden. Der Mund wird – mit einem Taschentuch auf den Finger gestülpt – oberflächlich gereinigt und es wird unverzüglich mit der Atemspende begonnen, während andere Begleiter den übrigen Körper freilegen.

Firnfelder

Wer in Fim und Eis größere Touren unternimmt, muss sich mit den Eigentümlichkeiten dieses Geländes selbst vertraut machen. Auf eine besondere Gefahr, in die fast jeder Bergsteiger/Bergwanderer einmal bzw. immer wieder kommt, sei jedoch noch hingewiesen, nämlich das sommerliche Firnfeld, das zum Abrutschen einlädt. Alle Firnfelder, die unten ohne Abflachung ins Geröll überführen, sind ausgesprochene Todesfallen, auch für solche Bergsteiger und Besucher, die sich für gute Skifahrer halten und deshalb sicher fühlen!

Notfallversorgung im Gebirge

Alle bisherigen Ratschläge galten dem Bergwanderer und Bergsteiger im Sinne der Vorbeugung und Verhütung. Sie sollen ihn bereit und fähig machen, mit gesundem Körper und hellen, offenen Augen die Wunder der Bergwelt zu erleben und deren Anforderungen zu bestehen. Im Folgenden geht es nun aber darum, all denjenigen zu helfen, die Verletzungen erleiden oder durch plötzliche Erkrankungen überrascht werden. Wie in anderen Akutsituationen im Alltag gilt es, ruhig zu bleiben und „seine 5 Sinne beisammen zu halten", denn nur dann kann man viel helfen und schwere Dauerschäden verhüten, ja sogar das Leben eines Verletzten erhalten.

Erschöpfung

Ursachen. Eine alte Regel besagt: „Nicht die Strecke mordet, sondern das Tempo"! Der gute Bergsteiger – weniger vielleicht der gelegentliche Bergwanderer – kennt das „Eingehen" und ist bestrebt, in der ersten halben Stunde in den ruhigen, beglückenden Rhythmus zu kommen, in das langsame, raumgreifende Schreiten, das dem stürmischen Anfänger zunächst als Bummelei erscheint. Nur so aber ist eine Steigerung bei größerer Länge und wachsender Schwierigkeit der Bergtour möglich. Trotz allen Trainings können die Kräfte schwinden, und es kommt zu einer allgemeinen Erschöpfung. Zu wenig Schlaf vor der Tour, Eindrücke von Höhe, Kälte, Nässe, Hitze, selbst kleine oberflächliche Wunden und nicht zuletzt die falsche Planung und Einteilung der Tour können die Erschöpfung auslösen.

Symptome. Die ersten Zeichen sind eine bleierne Müdigkeit. Jeder Schritt wird zur Anstrengung und Qual; das Herz klopft bis zum Kopf. Atmung und Puls gehen übermäßig schnell und beruhigen sich auch in Ruhe kaum. Schließlich setzt eine Gleichgültigkeit und Entschlusslosigkeit ein, man stolpert unaufmerksam vor sich hin; die Gesichtsfarbe ist blass, die Lippen werden blaurot. Waden und Oberschenkel schmerzen, es kommt zum Seitenstechen, manchmal auch zu Übelkeit und zum Brechreiz. Der junge Mensch schämt sich meist, dem Begleiter die ersten Merkmale seiner Erschöpfung mitzuteilen und versucht, sie mit Energie zu überwinden. Das ist falsch! Bei Jugendlichen ist die Zeitspanne vom ersten Auftreten der genannten Erscheinungen bis zum Zusammenbruch viel geringer als beim Erwachsenen. Lächerliche Kleinigkeiten, wie eine zu enge Hose, ein drückender Schuh, eine glatte Schuhsohle, die Ecke der Proviantbüchse, die durch den schlampig gepackten Rucksack in den Rücken bohrt, ein rutschendes Fell am Ski u.a. können zu vorzeitiger Erschöpfung führen, Dieses Unbehagen, das Gefühl, nicht in Form zu sein, ein leichter Sonnenstich von gestern oder gar eine regelrechte Erkrankungen mit Fieber, Kopfschmerzen und Halsweh, ein überstandener Unfall mit auch einer kleineren Wunde (eine Blase am Fuß!), all das mahnt zu Vernunft und zum Verzicht auf eine größere Unternehmung!

> Auf die Zeichen der Erschöpfung, d.h. Bestehenbleiben einer erhöhten Pulsfrequenz auch nach einer 10–15 Minuten dauernden Rast, starkes Herzklopfen und Andauern der Atemnot auch in Ruhe kann nicht eindringlich genug hingewiesen werden.

✚ Sofortmaßnahmen

Wenn Anzeichen einer beginnenden Erschöpfung auftreten, dann darf es kein Zögern mehr geben. Dann ist es höchste Zeit zu rasten und anschließend, was noch viel schwerer fällt, umzukehren. Doch die Kraftreserven sind ausgeschöpft und auch ein längeres Ausruhen lässt keinen Gang zum Gipfel mehr zu. Was die Rast mit der Aufnahme von Nahrung an Kraft bringt, wird zum Abstieg dringend benötigt. Es war noch immer ein Zeichen von Klugheit, rechtzeitig umzukehren.

Daher wird zunächst eine Rast an einer windgeschützten Stelle oder auf längeren Bergtouren im Biwaksack eingelegt. Kälte raubt Kräfte, deshalb muss man sich warm halten. Bei zu langer Rast und Unterkühlung ist es noch schwerer, weiterzugehen. Während der Rast wird Nahrung und Flüssigkeit aufgenommen, um die Verluste an Energie, Salz und

Flüssigkeit aufzufüllen. Geeignet sind z.B. gezuckerter Früchtetee und salzhaltige, leicht verdauliche Nahrung. Besonders bei stürmischem und kaltem Wetter ist es schwierig, einen erschöpften Begleiter wieder aufzumuntern. Er möchte unter allen Umständen liegen bleiben und schlafen; bei Kälteeinbruch würde dies eine ganz besondere (tödliche!) Gefahr bedeuten. Mit ausgesprochener Willenskraft, mit List, Lügen und Versprechungen muss man ihn immer wieder vorwärts treiben, damit die rettende Schutzhütte erreicht wird. Sollte der Betroffene wirklich nicht mehr in der Lage sein zu gehen, so muss man ihn in windgeschützter Lage hinter einem Fels oder einer Schneemauer betten und auf jede erdenkliche Art für Wärmezufuhr sorgen, schließlich auch mit dem eigenen, sich anschmiegenden Körper. Immer ist es jedoch besser, ihn zum Abstieg bewegen zu können, denn je tiefer er kommt, desto besser wird es ihm wieder gehen. Jeder, der diese schreckliche Situation einmal erlebt hat, wird diese allerersten Zeichen der aufkommenden Erschöpfung nicht mehr übersehen.

▬▬▬ *Schock*

Ursachen. Bei allen schweren Verletzungen, besonders bei Knochenbrüchen, aber auch Wunden, Quetschungen und Blutverlust, bei starken Schmerzen aller Art, bei Kälteschäden oder Verbrennungen, auch bei großen Schreckerlebnissen, kann es zu einer schweren Kreislaufstörung kommen – dem Schock (s.a. Kapitel „Schock", S. 28). Ausgelöst wird er entweder durch eine Weitstellung der Gefäße und einem damit verlangsamten Blutfluss oder einen Blut- bzw. Flüssigkeitsverlust. Es strömt zu wenig Blut zum Herzen zurück, das dadurch den normalen Blutdruck nicht mehr aufrecht erhalten kann. Damit wird die Blutversorgung des Körpers beeinträchtigt. Besonders das Gehirn reagiert sehr empfindlich auf eine solche Minderversorgung, was zur Bewusstlosigkeit führen kann.

Symptome. Blassgraue Hautfarbe, eingefallenes Gesicht mit tiefen Ringen unter den Augen; die Haut ist kühl und feucht, es tritt kalter Schweiß aus, der Puls am Handgelenk (Daumenseite, Abb. 3.1) ist kaum zu fühlen und sehr schnell. Die Atemzüge werden kurz und oberflächlich. Schließlich färbt sich die blasse Haut mit bläulichen Flecken; Ohren, Nase, Lippen und Fingernägel werden ebenfalls bläulich. Anfänglich ist der Schockierte noch lebhaft, fast unruhig; er antwortet mit leiser Stimme, wird dann dösig und schließlich bewusstlos. Alle diese Zeichen können in wechselnder Stärke und Reihenfolge auftreten und sind ernst zu nehmen.

✚ Sofortmaßnahmen

Zunächst einmal nicht gleich abtransportieren! Liegen lassen! Bei einem sofortigen Abtransport verstärken sich die genannten Zeichen und die Lebensgefahr (!) wird beim Abtransport größer. Durch Hochlagern beider Arme und Beine wird dem Körperkern Blut zugeführt. Wenn weder Bewusstlosigkeit noch Brechreiz vorliegen, dann kann man Flüssigkeit zum Trinken geben, am besten warmen, gesüßten Tee. Im Gebirge friert jeder, der verletzt oder krank ist und im Freien liegt, auch im Sommer! Der im Schock befindliche Verletzte soll auf eine isolierte Unterlage gelegt und mit vorhandenen Kleidungsstücken zugedeckt werden. Im Hüttenmilieu darf man ihn aber nicht zu stark aufheizen (keine Wärmeflaschen, nicht direkt an einem Ofen lagern!). Beim späteren Abtransport muss der Verletzte oder Erkrankte möglichst waagrecht getragen werden. Wenn dies geländebedingt nicht möglich ist und der Verletzte z.B. im Rucksacksitz getragen werden muss, kann es durch die senkrechte Lage wieder zur Bewusstlosigkeit kommen. Beim Abtransport in senkrechter Stellung soll nach jeder halben Stunde eine Pause von 10–15 Minuten eingelegt werden, in der der Verletzte flach liegen und sich erholen kann.

Schäden durch Sonnenstrahlung und Hitze

(s.a. Kapitel „Hitzeschäden", S.137)

Sowohl Hitze- als auch Kälteschäden lassen sich bei Bergtouren in besonderer Form erleben. Die Intensität der Sonne ist in der Höhe viel stärker als in den niederen Lagen oder gar im Flachland. Um die Schädigungen zu verstehen, die bei übermäßiger Sonnenbestrahlung an unserem Körper auftreten können, muss man 2 Strahlungsarten unterscheiden:

✚ die Wärmestrahlung (Infrarot-Strahlung) kann zu Sonnenstich und Hitzschlag führen,

✚ die hautschädigende Strahlung (UV-Strahlung) kann Sonnen- und Gletscherbrand hervorrufen sowie zur Schneeblindheit führen.

Sonnenstich

Ursachen. Hierbei handelt es sich um eine Hitzeschädigung des Gehirns. Treffen Sonnenstrahlen stundenlang auf die ungeschützte, ungekühlte Kopfhaut, erwärmen sich allmählich die darunter liegenden Gewebeschichten, v.a. der Schädelknochen und mit ihm das darunter liegende, sehr empfindliche Gehirn. Es kommt zu einer Hirnhautreizung mit vermehrter Durchblutung (Hyperämie) und dadurch einer Volumen-Verteilungsstörung.

Symptome. Bei den leichteren Formen treten Kopfschmerzen und Brechreiz auf, auch etwas Schwindel. Werden die ersten Anzeichen übersehen oder nicht auf die Sonneneinwirkung bezogen, bleibt der Kopf also weiter der Bestrahlung ausgesetzt, dann verstärken sich Übelkeit und Brechreiz. Unter Fieberanstieg (gelegentlich bis 41°C) tritt zusätzlich zum Kopfschmerz ein heftiger Genickschmerz mit Genickstarre auf. Bei zunehmender Bewusstlosigkeit zeigt die bald stockende Atmung eine ernsthafte Verschlechterung an, die ohne ärztliche Maßnahme nach wenigen Tagen zum Tode führen kann.

Das Heimtückische am Sonnenstich ist, dass die genannten Krankheitszeichen oft erst in der Nacht nach der Bestrahlung oder bei schon wieder bedecktem Himmel auftreten, sodass man nicht mehr an diese Schädigung denkt und entsprechende Gegenmaßnahmen unterlassen werden.

Vorbeugung. Der beste Schutz zur Vermeidung eines Sonnenstiches ist die ausreichende Kopfbedeckung mit einem möglichst hellen Hut oder einer Mütze. Dieser Schutz muss im Hochgebirge aber auch bei bedecktem Himmel getragen werden, da auch ohne direkte Sonneneinwirkung bei dünner Wolken- oder Nebelschicht Strahlungsschäden auftreten können (Abb. 8.**9**).

✚ Sofortmaßnahmen

Bei den leichteren Formen wird der Erkrankte in den Schatten gebracht und soll sich in leichter Hochlagerung des Oberkörpers erholen. Eisbeutel bzw. kalte feuchte Umschläge in Form von wassergetränkten Kleidungsstücken auf Stirn und Nacken sowie ein Kopfschmerzmittel bessern die Symptome soweit, dass die nächste Hütte erreicht werden kann. Bei schwereren Formen (Bewusstlosigkeit) wird der Erkrankte in stabiler Seitenlage zur Freihaltung der Atemwege gelagert und – soweit

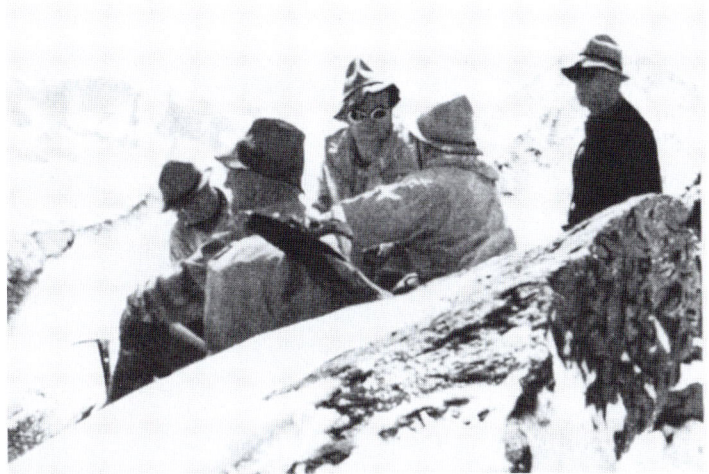

Abb. 8.**9** Bergsteiger mit Sonnenschutz durch Kopfbedeckung und Gletscherbrille.

möglich – Hilfe (Bergrettung) geholt. Ist dies nicht möglich, muss die Erholung des Erkrankten abgewartet werden, bis er – ggf. in vielen kleinen Etappen – mit Unterstützung seiner Begleiter den Rückweg zur nächsten Hütte antreten kann. Größere Anstrengungen müssen dabei vermieden werden.

Hitzschlag

Ursachen. Der Hitzschlag entsteht durch eine Wärmestauung im Körper durch mangelhafte Wärmeabgabe. Der Körper kann Wärme aber nur schlecht abgeben, wenn enge, abschnürende Kleidung den Zutritt von kühlender Luft verhindert. Die Kühlung durch Schwitzen kann behindert sein, wenn die Luft selbst schon feucht und schwül ist und wenn man sich stundenlang in tief eingeschnittenen, windlosen Tälern und Schneemulden bewegt. Unter diesen Umständen kann die Körpertemperatur ansteigen und schließlich 40°C und mehr betragen.

Symptome. Es tritt Herzklopfen auf, der Kopf ist hochrot, die Kopfschmerzen sind dumpf und klopfend. Es kommt schließlich zu Übelkeit und Erbrechen. All diese Anzeichen können im Gegensatz zum Sonnenstich recht schnell auftreten, schon im Verlauf von 1–2 Stunden.

✚ Sofortmaßnahmen

Die erste Hilfsmaßnahme muss Kühlung sein, also dem Körper wieder die Möglichkeit zu geben, Schweiß in die umgebende Luft abdunsten zu können. Dazu wird an einer schattigen, kühlen Stelle beengende Kleidung gelöst bzw. ausgezogen und feuchte, kühle Tücher werden aufgelegt. Waren die genannten Zeichen bereits deutlich ausgeprägt, dann ist der Patient keinesfalls mehr in der Lage, die Tour fortzusetzen. Nach einer längeren Erholungspause von mindestens 1 Stunde kann der Abstieg angetreten werden. Die größte Gefahr droht von Seiten des Herzversagens; es sollen deswegen immer wieder kleine Pausen eingelegt werden. Die nächsten 2–3 Tage ist völlig Ruhe (Hüttenruhe) einzuhalten, größere Anstrengungen dürfen keinesfalls unternommen werden.

Sonnenbrand

Ursachen. Der Sonnenbrand bzw. Gletscherbrand ist ein Verbrennungsschaden der Haut durch das ultraviolette Licht (UV-Licht) der Sonnenstrahlung. Für den Bergwanderer ist es wichtig, dass UV-Licht nicht sichtbar ist. Das Gefühl der Hauterwärmung während der Sonnenbestrahlung hat mit dem UV-Licht nichts zu tun. Auch im Schatten kann eine beträchtliche UV-Bestrahlung stattfinden. Mit der Höhe nimmt die UV-Strahlung stark zu. Schon in 1500 m Höhe ist sie im Sommer doppelt, im Winter 4-mal so stark wie im Flachland. Ferner reflektieren Schnee und Nebel das Licht zusätzlich, Neuschnee zu 90 %, Altschnee zu 60 %, Eis zu 25 %. Es kann also schon in 1500 m bei Neuschnee 8-mal so viel Strahlung vorhanden sein wie auf dem bewachsenen Talboden!

Symptome. An der Haut kommt es entsprechend der Dauer und Stärke der Einstrahlung zu 3 verschiedenen Graden der Schädigung:

✚ Im Vordergrund der Verbrennung 1. Grades stehen die Rötung, Schwellung und Druckschmerzhaftigkeit, d.h. alle Zeichen der Entzündung.

✚ Bei weiterem Fortschreiten kommt es zum 2. Grad, der Blasenbildung.

✚ Im 3. Stadium tritt eine Schädigung auch der tiefen Hautschichten ein mit Einrissen und Hautverlust.

Im 2. und 3. Stadium besteht die Gefahr einer Infektion mit schwerer Eiterung. Solange sich der Sonnenbrand nur an relativ kleineren Hautbezirken des Körpers, meist im Gesicht, abspielt, sind auch die zu spürenden Krankheitssymptome nur dort unangenehm. Anders wird dies, wenn sich der Bergwanderer einer Ganzkörperbestrahlung in den Bergen aussetzt. Dann können zusätzlich zu den Schmerzen an der krebsroten Haut Zeichen der Übelkeit, Kopfschmerzen und in schwersten Fällen schließlich Bewusstlosigkeit auftreten.

Vorbeugung. Vor allem blonde Menschen, noch mehr rothaarige, sind stark gefährdet und sollten sich besonders sorgfältig vor der UV-Strahlung schützen. Ein Hut mit Krempe hält die UV-Strahlen von oben ab, nicht aber die vom Schnee zurückgeworfenen. Deswegen muss die Gesichtshaut mit einer Sonnenschutzcreme mit hohem Schutzfaktor eingerieben werden, insbesondere der Nasenrücken, die Wangenknochen und die Ohrmuscheln. Besonders leicht befallen werden die Lippen, die daher – insbesondere bei Gletschertouren – mit einer dicken Schicht Lichtschutzsalbe mit Zinkzusatz (weiße Creme) über die Lippengrenze hinaus bedeckt werden. Diese Schutzcremes müssen bereits vor Antritt der Tour angewendet werden. Wenn das Gesicht erst einmal rot ist und brennt, dann ist es zu spät! Treten beim Aufstieg Schweißperlen im Gesicht auf, muss man sich abtupfen, denn sie wirken wie kleine Brennspiegel und erzeugen Blasen.

Wäsche aus Kunststoff (Perlon, Nylon u.a.) schützt im Gegensatz zu Baumwolle nicht gegen die UV-Strahlen. Das gleiche gilt für eine Kopfbedeckung aus einem solchen Material.

Wenn die Sonne beim Aufstieg durch Schneemulden, die wie Hohlspiegel wirken, besonders stark brennt, dann soll man sich nicht genieren, vor das Gesicht ein Taschentuch mit Augenschlitz zu hängen. Es bleibt einem in den kommenden Nächten viel erspart.

✚ Sofortmaßnahmen

Die Behandlung eines Sonnenbrandes ohne Blasenbildung ist relativ einfach, auch wenn der Bergwanderer wenig Hilfsmittel zur Verfügung hat. Im Handel sind zahlreiche Sonnenbrandcremes erhältlich. Notfalls kann man die betroffene Haut auch mit Pflanzenöl (z.B. Oliven- oder Sonnenblumenöl) einreiben. Möglich ist auch das Einpudern mit Talkum. Der Aufenthalt im Schatten oder in kühlen Räumen und v.a. die Vermeidung jeder weiteren zusätzlichen Sonnenbestrahlung sind selbstverständlich.

Schneeblindheit

Ursachen. Eine länger andauernde, starke Sonneneinstrahlung auf ungeschützte Augen (kein genügender Brillenschutz!) führt zur sog. „Sonnenblindheit" bzw. „Schneeblindheit". Es handelt sich im Grunde genommen um die Sonnenbrandreaktion der Haut, übertragen auf die Bindehäute bzw. die Netzhaut des Auges.

Symptome. Die Reizung der Bindehaut ist sehr schmerzhaft und kann neben starkem Tränenfluss auch dazu führen, dass die Augen nicht mehr geöffnet werden können (Lidkrampf). Der Betroffene hat das Gefühl, Sand in den Augen zu haben. Ist die Netzhaut betroffen, kann der Erkrankte zusätzlich zu den Symptomen der Bindehautentzündung auch bei geöffneten Augen nur noch schemenhaft oder gar nicht mehr sehen.

Vorbeugung. Im Gebirge ist bei starker Sonneneinstrahlung (v.a. auf Schneefeldern und Gletschern) das Tragen einer entsprechenden Sonnen- oder Gletscherbrille unumgänglich. Der Schutz vor der UV-Strahlung ist von der Färbung der Brillengläser unabhängig. Aus besonders dunklen Gläsern kann also nicht auf einen besonders guten UV-Schutz geschlossen werden. Billige Sonnenbrillen mit einem nur unzureichenden UV-Schutz sind also nicht ausreichend. Bei einfachen Bergwanderungen genügt eine gute Sonnenbrille. Beim Gehen im Schnee- und Gletschergelände muss dagegen ein Seitenschutz das Eindringen von Strahlen verhindern. Die meisten Gletscherbrillen sind darüber hinaus mit einem Schutz für den Nasenrücken ausgestattet. Sollte die Sonnen- oder Gletscherbrille durch Sturz verloren oder kaputt gegangen sein, so kann man sich aus Pappe selbst eine Ersatzbrille herstellen, indem man mit großen Nadelstichen die Pappe durchlöchert und damit eine „Lochbrille" herstellt. Sie schützt relativ sicher, man kann mit ihr ausreichend sehen und sogar Skiabfahrten durchführen. Ruß auf die Augendeckel geschmiert, hilft zusätzlich oft erstaunlich gut.

✚ Sofortmaßnahmen

Glücklicherweise ist die Sonnen- und Schneeblindheit meist rückbildungsfähig und hinterlässt nur sehr selten bleibende Folgen (z.B. Farbenblindheit). Der Erkrankte darf seine Augen nicht mehr dem Sonnenlicht aussetzen. Daher wird ihm am besten eine Augenbinde angelegt. Sofern vorhanden, können abschwellende Augentropfen verabreicht werden, die auch den Schmerz beruhigen. Nach einigen Tagen Ruhe in abgedunkelten Räumen klingen die Symptome ab und die Sehkraft kehrt wieder.

Schädigung durch Kälte

(s.a. Kapitel „Unterkühlung", S. 129)

Der Körper ist in der Lage, Wärmeabgabe und Wärmeproduktion in gewissen Grenzen in der Waage zu halten. Bei zunehmendem äußeren Kälteeinfluss verengen sich die Blutgefäße der Haut und des darunter liegenden Gewebes, damit sie von möglichst wenig warmem Blut durchströmt werden und somit möglichst wenig Wärme abgestrahlt wird. Da der Mensch kein Fell hat, umgibt er sich bei Kälte mit Hüllen, in und zwischen denen sich isolierende Luftschichten befinden. Mehrere dünne Hüllen wärmen dabei besser als eine dicke. Eine weitere ausschlaggebende Rolle spielt das den Körper umgebende Milieu. Je feuchter dieses ist – im schlimmsten Falle also kaltes Wasser – desto größer ist der Wärmeentzug. Schnee dagegen – insbesondere Neuschnee – ist wegen der zwischen den Schneekristallen vorhandenen Luft ein relativ guter Isolator.

2 Arten von Kälteschäden müssen unterschieden werden: die örtliche, lokale Erfrierung und die wesentlich bedrohlichere allgemeine Unterkühlung.

Unterkühlung

Ursachen. Zu einer Unterkühlung können in den Bergen viele Ereignisse führen. Neben Lawinenverschüttung und Kälteeinbrüchen wirkt v.a. die Kombination aus Nässe und Wind stark auskühlend. Ruhende kalte Luft wirkt sich günstiger aus, denn der Körper bildet um sich einen lauwarmen Luftmantel. Bei Wind wird ihm dieser jedoch dauernd weggeblasen. Wird durch feuchte oder nasse Kleidung zusätzlich Wärme zum Verdunsten der Flüssigkeit verbraucht, erhöht sich die Wärmeabgabe erheblich.

Symptome. Um den Wärmeverlust zu begrenzen, werden die Gefäße der Haut eng gestellt, der Körper hält seine Wärme möglichst im Inneren fest. Aufgrund der reduzierten Durchblutung wird die Haut kühl und blass. Alles, was man als „Körperschale" bezeichnet, wird also schneller kalt als das Innere, der „Körperkern". Zur „Schale" gehören die Haut, das Fettgewebe, die Muskulatur, die Arme und Beine. Zum „Kern" gehören die lebenswichtigen Organe wie Herz, Lungen, Bauchorgane und das Gehirn.

Gleichzeitig kommt es zu einer Erhöhung der Wärmeproduktion durch eine Ankurbelung des Stoffwechsels und das Kältezittern. Mit diesen Maßnahmen kann sich der Körper eine Zeit lang gegen die Abkühlung wehren. Bei anhaltendem Kälteeinfluss sinkt jedoch schließlich auch die Kerntemperatur ab. Wenn die normale Temperatur von 37 auf 34°C gesunken ist, hören die Muskelzuckungen auf. Sinkt die Kerntemperatur weiter, wird der Unterkühlte bewusstlos, seine Atmung wird langsam und flach, der Herzschlag ist kaum noch fühlbar. Findet man einen Unterkühlten in diesem Zustand, so lässt sich schwer entscheiden, ob nicht schon der Tod eingetreten ist.

+ Sofortmaßnahmen

Wesentlich ist es, dem Unterkühlten trockene Kleider zu geben und ihn von Windeinfluss zu schützen. Da es nicht möglich ist, bei Regen, Sturm und winterlicher Kälte Wärme zur Verfügung zu haben, muss der evtl. bewusstlose Unterkühlte rasch bis zur nächsten beheizbaren Hütte transportiert werden. Falsch wäre es allerdings, in der Hütte den Körper mit Decken einzuhüllen. Das wärmere „Kernblut" würde sich in diesem Fall mit dem kalten „Schalenblut" vermischen und damit den Körperkern weiter abkühlen, was den Tod bedeuten könnte. Daher muss, wenn das Kernblut in die Schale kommt, die Schale schon warm sein. Mann muss also so schnell als möglich viel Wärme von allen Seiten an die Schale heranbringen. Auf einer Hütte stehen dazu heiße, feuchte Tücher, vorgewärmte Wolldecken, Wärmeflaschen oder Bier- oder Sprudelflaschen mit heißem Wasser zur Verfügung, die von allen Seiten an den Körper gelegt werden sollen. Hierbei darf man nicht ermüden und muss immer wieder „nachheizen". Wenn das Bewusstsein wiederkommt, soll man heiße, gesüßte Flüssigkeit zum Trinken geben.

Lokale Erfrierung

Ursachen. Finger, Zehen, Nase, Ohren, alles, was als „Spitze" aus dem Körper hervorsteht, ist besonders durch Kälte gefährdet. Hier kann die kalte Luft von allen Seiten angreifen. Die Blutgefäße reagieren auf diesen Kälteangriff mit einer Zusammenziehung. Dann wird die Lichtung des

Gefäßes immer enger, bis es schließlich kaum mehr von Blut durchströmt wird. Damit bleibt auch der Wärmenachschub aus.

Symptome. Zunächst wird die Haut der betroffenen Körperpartien kalt und blass, später auch gefühllos. Bei Fortdauer der Kälteeinwirkung kann die betroffene Körperregion schließlich regelrecht gefrieren und starr werden. Die weiteren Grade der örtlichen Erfrierung – Blasenbildung und Schwarzfärbung – wird man am Unfallort nicht erleben, wohl aber im Laufe der Wiedererwärmung nach der Rettung einen bis mehrere Tage später.

✦ Sofortmaßnahmen

Wenn die Zehen weiß und gefühllos werden, dann besteht der Gefäßkrampf (Spasmus) nicht nur in den Zehen, sondern reicht bis in den Unterschenkel hinauf. Bei der Erfrierung der Finger ist es ähnlich. Am Unterarm oder sogar bis hinauf in den Oberarm sind die Gefäße enger gestellt und lassen zu wenig Blut zum Finger durch.

Die Wiedererwärmung des erfrorenen Gliedabschnittes soll langsamer vor sich gehen als die des gesamten Körpers bei der allgemeinen Unterkühlung. Es soll erreicht werden, dass die Wiedereröffnung der Gefäße vom Kern her in die Unterarme bzw. Unterschenkel und erst dann in die Hände und Füße erfolgt. Praktisch lässt sich dies am besten so durchführen, dass man den Patienten zunächst „zentral aufheizt", ihn also an den warmen Ofen setzt und ihm heiße Flüssigkeiten zu trinken gibt. Der erfrorene Gliedabschnitt soll dabei zunächst kühl gehalten werden, z.B. indem man ihn in eine Schale kalten Wassers stellt. Im Laufe von längstens einer halben Stunde darf man den Gliedabschnitt dann aus dem Wasser herausziehen oder das Wasser langsam bis auf 40°C erwärmen. Dadurch öffnen sich die Gefäße von oben her und bringen nun wieder genügend Sauerstoff bis an das erfrorene Endglied. Erst wenn es wieder mit ausreichend Blut versorgt wird, darf es selbst erwärmt und damit sein Stoffwechsel wieder angekurbelt werden.

Das langsame Herausnehmen des Unterschenkels aus dem Wasserbecken geschieht am mühelosesten, indem man immer höhere Unterlagen unter den Fuß ins Wasser stellt. Dabei soll der Betroffene das Fußgelenk oder die Zehen bewegen. Man kann, beginnend am Oberschenkel in Richtung Unterschenkel, leicht massieren, später knetet man den Fuß und schließlich die erfrorenen Zehen.

Das bekannte Abreiben mit Schnee ist nicht empfehlenswert. Mit den scharfrandigen Schneekristallen ritzt man dadurch in die empfindliche

Haut kleine Risse und Schrunden, in denen sich der Schmutz festsetzt, was dann zu Infektionen führen kann.

Kann man den Verletzten nicht in eine nahe gelegene Schutzhütte bringen, dann bleibt im Freien nur die Möglichkeit, ihm viele wärmende Kleidungsstücke von sich selbst abzugeben. Weiterhin soll man seinen Körper warmreiben, klatschen und zunächst die Oberschenkel und Arme kneten, schließlich die Unterschenkel und Unterarme, Finger und Zehen. Bei leichteren Erfrierungen, wenn sich eine Gefühllosigkeit an Finger oder Zehenspitze, an Nase und Ohren in Verbindung mit einer Weißfärbung dieses Gliedabschnittes bemerkbar macht, genügt ein kräftiges Kneten und Massieren in der Nähe dieser Stellen und schließlich auch derselben. Unter einem heftigen, aber vorübergehenden Schmerz kommen dann Gefühl und Wärme wieder.

Medikamente bei den ersten Hilfemaßnahmen der örtlichen Erfrierungen gibt es für den Laien nicht, aber jede bewirtschaftete Schutzhütte hat Alkohol zur Verfügung, der hier – aber nur in der warmen Hütte! – seine wohltuende Wirkung entfalten kann. Das heiße Rumgetränk, der heiße, gezuckerte Rotwein sind die stärksten Gefäßöffner.

▬▬▬ *Höhenkrankheit*

Ursachen. Beim raschen Aufstieg in große Höhe, meist nur bei Höhen über 3000 m – kann die Höhenkrankheit auftreten. Durch den geringeren Druck und Sauerstoffgehalt der Luft in großer Höhe entsteht ein Sauerstoffmangel im Körper. Insbesondere die Lunge und das Gehirn sind von der Höhenkrankheit betroffen.

Symptome. Zunächst kommt es zu Allgemeinsymptomen wie Leistungsverlust, Kopfschmerzen oder Schwindel, später auch Übelkeit, Atemnot und Pulsanstieg. In schweren Fällen kann es zum Höhenlungenödem (Wasseransammlung in den Lungenbläschen) oder zum Höhenhirnödem (Schwellung des Gehirns) kommen.

+ Sofortmaßnahmen

In leichten Fällen genügt eine Rast, um die Symptome abklingen zu lassen. Ein weiterer Aufstieg darf jedoch in keinem Fall unternommen werden. Die wichtigste Maßnahme bei schwereren Fällen ist der sofortige Abstieg in tiefere Regionen und die körperliche Schonung. Ausgeprägte Fälle müssen nach dem Abstieg oder Transport in tiefere Lagen vom Arzt behandelt werden.

+ Ärztliche Maßnahmen

Die Zeichen der akuten Höhenkrankheit lassen sich durch Anreicherung der Atemluft mit Kohlendioxyd bessern.

Daneben können Sauerstoff-PEEP-Beatmung beim Höhenhirnödem (HACE) zusätzlich Dexamethason, beim Höhenlungenödem (HAPE) Nefedipin ret. versucht werden.

8.3 Einige plötzlich auftretende Erkrankungen

Die Behandlung aller im Folgenden kurz besprochenen Erkrankungen ist Sache des Arztes. Sie müssen aber hier besprochen werden, da sie den Betroffenen plötzlich überfallen und er dann meist schnelle Hilfe erwartet. In allen Fällen ist lediglich ein Transport ins Krankenhaus angezeigt, niemals dürfen etwa Schmerztabletten gegeben werden.

Gallenkolik. Meist Frauen, krampfartige Schmerzen unter dem rechten Rippenbogen, die in die rechte Schulter ausstrahlen. Häufig ist den Betroffenen schon bekannt, dass sie Gallensteine haben.

Magendurchbruch. Heftige Schmerzen in der Oberbauchmitte. Patienten haben oft das Gefühl, dass innen im Bauch etwas herunter läuft. Die Muskeln im Oberbauch sind hart wie ein Brett. Tritt manchmal bei Menschen auf, die schon längere Zeit Magenbeschwerden haben, häufig aber auch aus völligem Wohlbefinden heraus und bei Leuten, die lange Zeit Rheumamittel genommen haben (Cortison, Butazolidin, Amuno). Auf keinen Fall darf hierbei, wie auch bei anderen akuten Bauchschmerzen, etwas zu trinken verabreicht werden.

Plötzliche Bauchschmerzen. Sind diese Schmerzen v.a. im rechten Unterbauch, handelt es sich meist um eine Blinddarmentzündung. Bei Schmerzen, die im ganzen Bauch herumziehen, kann eine Darmverschlingung die Ursache sein. Meist ist dann der ganze Bauch eigenartig aufgetrieben und gebläht. Manchmal verursacht aber auch eine Darmentzündung mit Durchfall plötzliche scharfe Bauchschmerzen. Ähnliche Beschwerden können durch eine plötzlich auftretende Entzündung der Bauchspeicheldrüse ausgelöst sein.

Nierenkolik. Wenn ein Nierenstein nach unten wandert und sich im Nierenbecken oder im Harnleiter festklemmt, treten plötzliche, krampfartige Schmerzen auf, die vom Rücken in den Bauch nach vorne ausstrahlen. Ähnlich können die Beschwerden bei Hexenschuss sein.

Hexenschuss. Unter „Hexenschuss" versteht man eine akute, schmerzhafte Verzerrung mit Verspannung der Rückenmuskulatur. Der Schmerz tritt meist dann auf, wenn sich jemand vom Bücken aufrichten will. Auch als Folge einer Erkältung oder durch Verschiebung einer Zwischenwirbelscheibe (Bandscheibe) können solche Beschwerden auftreten.

Durch Flachlagerung auf harter Unterlage bei im Hüftgelenk angewinkelten Beinen und hoch gelagerten Unterschenkeln (Stufenbett) sowie örtliche Wärmeanwendung lässt sich in vielen Fällen eine Schmerzlinderung erzielen. Auch ein warmes Bad bringt oft Linderung. Bei Anhalten der Schmerzen ist ärztliche Behandlung anzuraten.

Zeckenbiss. Zecken sind leider in Deutschland, besonders im Hochschwarzwald und Südbaden, im Alpenvorland und in der Berchtesgadener Gegend sehr verbreitet. Im Gegensatz zur oft geäußerten Meinung fallen sie nicht von den Bäumen, sondern lauern vor allem im Unterholz und im hohen Gras. Sie übertragen Krankheiten, wie die Borreliose und die Frühsommer-Meningoenzephalitis, FSMI, Entzündungen der Hirnhäute und des Gehirns.

Die Zecken befallen besonders behaarte Körperregionen. Äußerlich ist meist lediglich der rundliche braune Hinterleib und direkt an der Bissstelle die 8 Beine zu erkennen. Hat die Zecke eine Borreliose übertragen, so zeigt sich 3–4 Tage nach dem Biss eine kreisförmige Rötung um die Bissstelle. Diese Rötung vergrößert sich allmählich. Ist es zur Entzündung mit dem Hirnhauterreger gekommen, so beginnt die Erkrankungsphase 2–14 Tage nach dem Biss mit grippeähnlichen Symptomen.

Bei 2/3 aller Erkrankten heilt die Erkrankung folgenlos aus, bei 1/3 folgt allerdings dann die Entzündung der Hirnhäute und des Gehirns mit Schädigungen, die sogar zu Lähmungen führen können.

✚ Sofortmaßnahmen

Die Zecke gegen den Uhrzeigersinn herausdrehen. Wenn das nicht gelingt, dies durch einen Arzt vornehmen lassen. Nach dem Herausdrehen kontrollieren, ob die Zecke komplett entfernt ist und ob der Kopf nicht in der Wunde verblieben ist. Auf keinen Fall darf die Zecke mit Öl oder ähnlichem ertränkt werden, da die Zecke sonst beim Absterben ihren

Mageninhalt mit den Krankheitserregern ins Blut abgibt. Nach dem Zeckenbiss muss in den nächsten Tagen die Bissstelle und das Gesamtbefinden genau beobachtet werden.

+ Ärztliche Maßnahmen

Die Borreliose kann mit Antibiotika behandelt werden. Bei der FSMI können jedoch lediglich die Symptome durch Medikamente gelindert werden. Es gibt für die FSMI allerdings die vorbeugende Impfung. Alle Personen, die in gefährdeten Gebieten leben oder häufig Ausflüge in die Natur machen, sollten sich impfen lassen.

Wenn kein Impfschutz vorliegt, sollte der Arzt in einem gefährdeten Gebiet die passive Impfung gegen FSMI durchführen. Dies muss allerdings bis höchstens 3 Tage nach dem Biss erfolgen. Bei Reisen in gefährliche Gebiete sollte man sich grundsätzlich vorher impfen lassen. Jeder Arzt verfügt über eine Übersicht der besonders gefährdeten Gebiete. Angehörige von Risikogruppen – z.B. Waldarbeiter, die in gefährdeten Gebieten arbeiten, sollten sich unter allem Umständen impfen lassen.

8.4 Tauchunfall

Unter Tauchunfällen versteht man alle einen Taucher während der verschiedenen Phasen eines Tauchgangs betreffenden gesundheitlichen Ereignisse. Waren Tauchunfälle vor 10–15 Jahren noch seltene, auf Berufstaucher begrenzte Ereignisse, so sind Sie durch die steigende Popularität des Sport- und Freizeittauchens mittlerweile deutlich häufiger. Tauchunfälle sind durch die spezifischen Auswirkungen der Gase unter Überdruckbedingungen charakterisiert. Grundsätzlich werden während eines Tauchgangs die Abtauch-, Aufenthalts-, und Auftauchphase unterschieden.

▬▬▬ Abtauchphase

In der Abtauchphase kommt es, bedingt durch die akute Druckzunahme bei ungenügendem Druckausgleich der luftgefüllten Höhlräume des Körpers, zu einem sog. **Barotrauma** (Druckverletzung). Dies ist die häufigste Form von Tauchunfällen. Durch den zunehmenden Druck kommt es bei Behinderung des Luftausgleichs zum Zerreißen von Weichteilen oder dem Bruch kleinerer Knochen. Besonders häufig sind die Nasennebenhöhlen sowie das Mittel- und Innenohr betroffen (Zerreißung des Trommelfells und Schädigung der Gehörknöchelchen).

✚ Sofortmaßnahmen

Ein Barotrauma ist selten ein Notfall, der lebensrettender Sofortmaßnahmen bedarf. Vielmehr stehen im Rahmen der Ersten Hilfe abschwellende (Kühlung mit Eis) und schmerzstillende Maßnahmen im Vordergrund.

Aufenthaltsphase

In der Aufenthaltsphase in der Tiefe spielen die veränderten Auswirkungen der üblichen Atemgase unter Überdruck die größte Rolle. Ab ca. 30 m Tiefe kommt es unter Luftatmung zu einem überproportionalen Anstieg der Stickstoffaufnahme ins Blut. Die Auswirkungen sind ähnlich wie die Wirkung von Lachgas: Verminderung des Urteilvermögens, Euphorie, Panik bis zur Bewusstlosigkeit. Diese Symptome sind auch unter dem Begriff des **„Tiefenrauschs"** bekannt. Werden für den Tauchgang mit Sauerstoff angereicherte Luftgemische verwendet, kann es zu einem überproportionalen Anstieg der Sauerstoffaufnahme ins Blut kommen, was zu einer **Sauerstoffvergiftung** führt. Dies äußert sich mit Gesichtsmuskelzuckungen, Zittern, Übelkeit, Krämpfen bis zur Bewusstlosigkeit. Bei fehlerhaft befülltem Atemgerät kann es natürlich auch zur **Kohlenmonoxidvergiftung** kommen (S. 101). All diese Ursachen führen meist dazu, dass der Taucher im Zustand der Panik oder gar bewusstlos an der Wasseroberfläche ankommt. Regelmäßig ist dabei von einem begleitenden Beinaheertrinken auszugehen. Entsprechend konzentrieren sich die Maßnahmen der Ersten Hilfe hierauf (S. 58).

Auftauchphase

Dekompressionskrankheit

In der Auftauchphase kann es bei zu schnellem Aufstieg, bedingt durch mangelhaften Druckausgleich, zur Dekompressionskrankheit kommen. Während des Überdrucks im Rahmen des Tauchgangs reichern sich die verschiedenen Atemgasbestandteile in Blut und Gewebe an. Dies betrifft bei den am häufigsten eingesetzten Luftgemischen insbesondere Stickstoff. Wird nun die Auftauchphase schneller vorgenommen, als sich Stickstoff im Blut wieder lösen und damit abgeatmet werden kann, kommt es zur Bildung von Stickstoffgasperlen in Gewebe und Blut. Entsprechend unterscheidet man 2 Formen der Dekompressionskrankheit:

+ Bei Typ I kommt es überwiegend zum Ausperlen von Stickstoff in den Weichteilen. Dann treten vor allem Hautsymptome wie Juckreiz, punktförmige Rötung, Schwellung („Taucherflöhe") sowie Muskel- und Gelenksschmerzen auf.

+ Beim Typ II der Dekompressionskrankheit kommt es neben dem Ausperlen von Stickstoff in Haut und Weichteilen zur Bläschenbildung im Blut, der Gasembolie. Symptome sind Schwindel, Hör-, Seh-, und Sprachstörungen, Gefühlsstörungen, Lähmungen, aber auch Brustschmerz, Luftnot und Erstickungsgefühl.

+ Sofortmaßnahmen

Taucher von der Ausrüstung (Gasflaschen, Neoprenanzug) befreien, bei Bewusstlosigkeit Atemwege freihalten und stabile Seitenlage, sonst flache Rückenlagerung, schnellstmögliche Gabe von Sauerstoff, Verständigung des Rettungsdienstes.

+ Ärztliche Maßnahmen

Großzügige Volumensubstitution (Taucher haben physiologischerweise eine negative Flüssigkeitsbilanz, welche die Gasemboliegefahr verstärkt), Intubation und kontrollierte Beatmung mit 100 % Sauerstoff, Gabe von ASS 500 mg i.v. und Dexamethason 100 mg i.v. Sofortiger Transport in ein Zentrum mit Überdruckkammer zur hyperbaren Sauerstoffbehandlung. Je konsequenter die beschriebenen Sofortmaßnahmen, insbesondere die Sauerstoffzufuhr durchgeführt werden, und je schneller der Verunfallte einer hyperbaren Sauerstoffbehandlung zugeführt wird, umso geringer sind die neurologischen Langzeitschäden.

Lungenverletzung

Nicht nur in Weichteilen und Blut, auch das in den Lungen befindliche Atemgas dehnt sich beim Auftauchen aus. Entsteht durch ungenügende Atmung („Luftanhalten") beim Auftauchen ein Überdruck von über 30 mmHg in der Lunge, kann es zu Einrissen in den Lungenbläschen und Ausbildung eines Pneumothorax (S. 151) und zur Eröffnung von Lungengefäßen mit Emboliegefahr kommen. Symptome sind Luftnot, Brustschmerzen, Schwindel, Übelkeit, Blutdruckabfall und schneller Puls.

✚ Sofortmaßnahmen

Taucher von der Ausrüstung (Gasflaschen, Neoprenanzug) befreien, Lagerung mit erhöhtem Oberkörper, schnellstmögliche Gabe von Sauerstoff, Verständigung des Rettungsdienstes.

8.5   Flugmedizin

Der enorme Zuwachs des Flugverkehrs hat dazu geführt, dass mittlerweile jährlich mehr als 1 Milliarde Menschen von Flugzeugen transportiert werden. Mit einer weiteren Verdopplung dieser Zahl wird innerhalb des kommenden Jahrzehnts gerechnet. Während Erkrankungen des Flugpersonals durch die sorgfältigen Gesundheitsüberprüfungen der Luftfahrtgesellschaften extrem selten sind, leidet eine nicht geringe Anzahl der Flugpassagieren unter chronischen Erkrankungen, die unter den besonderen Bedingungen des Fliegens rasch zu einem medizinischen Notfall führen können. Insbesondere der erniedrigte Sauerstoffdruck kann zu einem kritischen Sauerstoffmangel führen (trotz Druckausgleich entspricht der Kabinendruck je nach Flugzeugtyp in etwa dem Luftdruck auf 2000–2500 m Meereshöhe). Zusätzlich sind Lärm und Vibrationen, starke Beschleunigungs- und Verzögerungskräfte bei Start und Landung sowie die sehr niedrige Luftfeuchtigkeit mit 10–20 % und das lange, beengte Sitzen gesundheitliche Belastungsfaktoren.

Flugtauglichkeit. Besonders gefährdet sind Patienten mit Vorerkrankungen von Herz- und Lungen sowie Patienten mit bereits fortgeschrittener Gefäßverkalkung und neurologischen Erkrankungen. Aus diesem Grund sollten Patienten keine Flugreise antreten, die einen Herzinfarkt oder Schlaganfall vor weniger als 6 Wochen erlitten haben oder Patienten mit Luftnot in Ruhe. Bei den genannten Vorerkrankungen empfiehlt sich eine flugmedizinische Beratung, um das Risiko eines nicht vermeidbaren Fluges so gering wie möglich zu halten. Häufig bestehen Unsicherheiten hinsichtlich der Flugtauglichkeit von Schwangeren. Grundsätzlich stellt eine Flugreise bei normaler Schwangerschaft ohne Komplikationen kein erhöhtes Risiko für das Kind dar. Es ist im Einzelfall jedoch immer zu klären, bis zu welcher Schwangerschaftswoche eine Fluggesellschaft den Transport noch übernimmt (ab der 32. Schwangerschaftswoche wird das Entbindungsrisiko meist so hoch eingeschätzt, dass manche Fluggesellschaften den Transport ablehnen).

Notfallversorgung in der Luft. In vielen Flugzeugen befinden sich ein gut ausgestatteter Notfallkoffer mit allen Materialien zur Durchführung der lebensrettenden Sofortmaßnahmen und der Gabe von Sauerstoff. Ebenso sind die Flughelfer in Erster Hilfe ausgebildet und können sehr gute Hilfestellungen leisten. Handelt es sich um einen lebensbedrohlichen Notfall, so wird der Pilot über das Flugbegleitpersonal darüber informiert, um eine rechtzeitige Entscheidung zu einer vorzeitigen, evtl. außerplanmäßigen Landung treffen zu können.

Beinvenenthrombose. Ein besonderes Problem ist die bei Flugpassagieren gehäuft auftretende tiefe Beinvenenthrombose („Economy-Class-Syndrom"). Ursache ist das lange und eingeengte Sitzen mit angewinkelten Knien. Dies führt zu einer Verlangsamung des Blutstroms. Zusätzlich kommt es aufgrund der trockenen Kabinenluft zu großen Flüssigkeitsverlusten, die zu einer Eindickung des Blutes führen. Hierdurch steigt die Thrombosegefahr dramatisch an. Symptome einer tiefen Beinvenenthrombose sind Druckschmerzhaftigkeit und Schwellung, sowie Rötung des betroffenen Beines.

Vorbeugung: Regelmäßige Bewegung der Beinmuskulatur im Sitzen durchführen, bei Langstreckenflügen gelegentlich im Flur des Flugzeuges auf und ab gehen, große Flüssigkeitsmengen zu sich nehmen. Bei bekannter Thromboseneigung medizinische Beratung mit dem Hausarzt und evtl. gerinnungshemmende Substanzen einnehmen z.B. Aspirin oder sogar Heparininjektion vor Antritt des Flugs. Auch das Tragen von elastischen Stützstrümpfen ist für ältere Patienten zu empfehlen.

✚ Sofortmaßnahmen

Das betroffene Bein hochlagern und kühlen, großzügige Flüssigkeitszufuhr, bei Verdacht auf eine zusätzliche Lungenembolie sofortige Sauerstoffgabe und baldmögliche Landung zur Versorgung in einer Klinik.

8.6 Tropenkrankheiten

Akuter Brechdurchfall

Ursachen. Infektion des Magen-Darm-Trakts mit Bakterien bzw. Viren oder Bakteriengiftstoffen. Nahrungsmittelvergiftung (meist in Fisch, Muscheln oder Pilzen) oder Nahrungsmittelunverträglichkeit gegenüber bestimmten Zuckerstoffen (fälschlicherweise auch als Milchallergie bezeichnet).

Symptome. Das Krankheitsbild ist durch Erbrechen, Durchfälle und meist Bauchschmerzen, Übelkeit und Appetitlosigkeit gekennzeichnet. Die Folgen sind Flüssigkeits- und Salzverluste. Bei schweren Verläufen und bei Kindern besteht die Gefahr einer innerhalb von Tagen einsetzenden Austrocknung des Körpers (lebensbedrohlicher Zustand!).

Vorbeugung. Bei Reisen in Gebiete, in denen Typhus, Paratyphus oder Cholera zu Hause (endemisch) sind, ist eine vorbeugende Impfung vor Reiseantritt empfehlenswert. Durch Vermeiden der Aufnahme von ungekochter Nahrung, Speiseeis, Salaten und offenen Getränken lässt sich die Gefahr viraler und bakterieller Infektionen des Magen-Darm-Trakts vermindern. Im gleichen Sinne wirksam sind hygienische Maßnahmen wie häufiges Händewaschen und Verzicht auf Baden in offenen Gewässern.

+ Sofortmaßnahmen

Sinnvoll ist Bettruhe und ein bequemer Zugang zu Toilette und Badezimmer. Bei schwerem und/oder anhaltendem Erbrechen soll der Kranke zunächst (z.B. für 12 Stunden) keinerlei flüssige oder feste Nahrung zu sich nehmen. Daran anschließend oder bei nur leichtem Erbrechen schrittweise Zufuhr flüssiger Nahrung (in jeweils kleinen Portionen), z.B. in Form von warmem gesüßten Tee, Salzgetränken, Glucose-Elektrolyt-Lösung, Brühe, Kleie, Haferschleim oder Bouillon mit Salzzusatz. Bestehen neben dem Erbrechen überwiegend schwere Durchfälle und droht eine Austrocknung des Körpers, müssen die Flüssigkeits- und Salzverluste durch eine Infusion von Flüssigkeit, Salz- und Zuckerstoffen durch einen Arzt ersetzt werden.

+ Ärztliche Maßnahmen

Großzügiger Flüssigkeits- und Elektrolyersatz i.v. Grobe Regel: Die Flüssigkeitsverluste über den Stuhl müssen mengenmäßig durch i.v. Flüssigkeit ersetzt werden. Zusätzliche medikamentöse Maßnahmen: Antiemetika, Spasmolytika sowie Antibiotika.

Infektiöse Gelbsucht

Ursachen. Hauptursache der infektiösen Gelbsucht ist die Virusinfektion der Leber mit bestimmten Viren: Virushepatitis A, B und C. Während die infektiöse Hepatitis B und C überwiegend durch Blut bzw. Blutbestandteile sowie bei sexuellen Kontakten übertragen wird, wird die Hepatitis A über Wasser und Nahrung übertragen. In die Nahrung gelangt es durch Stuhlverunreinigungen. So verunreinigt sind in bestimmten Gebieten (gehäuft in Entwicklungsländern) Trinkwasser, Speiseeis und manchmal auch Schalentiere (z.B. Muscheln).

Vorbeugung. Durch Hygiene kann der Hepatitis-Infektion vorgebeugt werden. Blut und Stuhl des A-Virus-Infizierten sind ansteckend. Bei Reisen in Gebiete, in denen die Hepatitis zu Hause (endemisch) ist, ist eine Vorbeugung durch Impfung sinnvoll.

✚ Sofortmaßnahmen

Eine spezielle Behandlung der Hepatitis ist nicht möglich. Während die Hepatitis A – die wie ein gewöhnlicher Brechdurchfall behandelt wird – in aller Regel folgenlos ausheilt, gehen Hepatitis B und C häufig in ein chronisches Stadium über und ihre Behandlung gehört in jedem Fall in die Hand eines Arztes.

Bilharziose

Ursachen. Die Bilharziose ist eine parasitäre Eingeweideerkrankung, die durch bestimmte Würmer (Schistosomen) hervorgerufen wird. Diese Würmer gelangen beim Baden in verseuchten Gewässern durch die intakte Haut in den Körper. Verseuchte Gewässer finden sich in Afrika (Ägypten) und in einigen Gebieten Südamerikas sowie des Fernen Ostens. Die Erkrankung befällt je nach Wurmart vorwiegend den Magen-Darm-Trakt oder den Harn- und Geschlechtstrakt.

Vorbeugung. Das Vermeiden von Baden in verseuchten Gewässern vermindert das Erkrankungsrisiko erheblich. Wurmmaterial gelangt über Urin und Stuhlausscheidung Erkrankter in Badegewässer. Besonders gefährlich sind daher entsprechend verunreinigte Gewässer in der Nähe dichter Besiedlung. Eine Impfung oder vorbeugende medikamentöse Therapie existiert bis heute nicht.

✚ Sofortmaßnahmen

Eine Erstbehandlung im Sinne einer Notfallbehandlung ist nicht notwendig. Die Intensität der medikamentösen Therapie durch den Arzt richtet sich nach dem Schweregrad der Infektion. Etwa 3–6 Monate nach einer medikamentösen Therapie sollte der Stuhl des Patienten auf lebende Wurmeier untersucht werden.

▬▬▬ **Malaria**

Ursachen. Malaria ist eine Infektionskrankheit, die durch Protozoen verursacht wird. Übertragen werden diese durch den Stich einer mit einem Plasmodium (bestimmtes Protozoon) infizierten Anopheles-Mücke. Je nach Art des Plasmodiums und dem daraus entstehenden klinischen Verlauf unterscheidet man unterschiedliche Formen der Malaria: Malaria tertiana, Malaria tropica und Malaria quartana. Heimatgebiete der Malaria sind heute ganz überwiegend die tropischen Regionen Afrikas, des Fernen Ostens sowie Mittel- und Südamerikas.

Symptome. Das Krankheitsbild ist durch anfallartige auftretenden Schüttelfrost, Fieber, Schweißausbrüche sowie Blutarmut und Vergrößerungen von Leber und Milz gekennzeichnet.

Vorbeugung. Vorbeugende Maßnahmen sind:
+ Gebrauch von Insektiziden innerhalb von Gebäuden,
+ Abschirmung oder Moskitonetze an Fenstern und Türen,
+ Schutzbekleidung gegen Mückenstiche.

Zur medikamentösen Vorbeugung bei Reisen sollte man sich vor Reiseantritt vom Arzt beraten und die entsprechenden Medikamente verschreiben lassen. Nicht jedes Medikament wirkt in jeder Gegend, da die Plasmodien regional unterschiedlich Resistenzen gegen manche Antimalariamittel entwickeln. Daher vor jeder Reise neu beraten lassen, um ein tatsächlich wirksames Vorbeugungsmittel einzunehmen.

> **+ Sofortmaßnahmen**
>
> Bei Verdacht auf Malaria muss sich der Kranke unverzüglich in ärztliche Behandlung begeben. Eine Malaria kann trotz einer ordnungsgemäßen vorbeugenden Therapie eintreten. Insbesondere die nicht richtig behandelte Malaria tropica ist lebensbedrohlich. Bei jedem Fieber nach Reisen in Malariagebiete an eine mögliche Malaria denken und ärztlich abklären lassen.

▬▬▬ **Gelbfieber**

Bei Reisen in Gebiete in denen Gelbfieber vorkommt (Mittelamerika, Südamerika) ist eine vorherige Impfung vorgeschrieben.

9 Frauenkrankheiten und Geburtshilfe

9.1 Grundlagen

Laienhilfe im Bereich der Geburtshilfe und Frauenheilkunde ist nur möglich, wenn sich der Helfer darüber klar ist, dass bei akuten Gefahrenzuständen eine unzweckmäßige Selbsthilfe ebenso falsch ist wie unverantwortliches Abwarten.

! Als Maxime gilt also: Das Notwendige schnell tun, nicht mehr und nicht weniger.
Die erste und wichtigste Sofortmaßnahme ist die dringende Verständigung eines Arztes oder einer Hebamme. In besonders eiligen Fällen ist jedoch darauf zu verzichten und auf schnellstem Wege ein sachgemäßer Transport in das nächstgelegene Krankenhaus vorzunehmen. Wenn möglich, sollte eine Klinik aufgesucht werden, die über eine geburtshilflich-gynäkologische Abteilung verfügt.

Möglichkeiten und Grenzen der außerklinischen Behandlung. Für einen frei praktizierenden Arzt und eine Hebamme sind die Möglichkeiten zur Hilfeleistung direkt am Ort des akuten Geschehens erheblich eingeschränkt. Das Fehlen geeigneter instrumenteller und personeller Hilfe, die im Krankenhaus zur Verfügung stehen, engt das therapeutische Handeln ein.

Erste Hilfe beginnt aber nicht erst bei Krampfanfällen oder Bewusstlosigkeit. Auch scheinbar harmlose Blutungen in der Schwangerschaft können gefährlich sein und unverzüglich Anlass zum Kliniktransport geben.

Anatomische Grundbegriffe

Das weibliche Genitale gliedert sich in die äußeren und inneren Geschlechtsorgane. Vor dem Scheideneingang liegt die Harnröhrenmündung, zwischen Scheide (Vagina) und After (Anus) der Damm. Auf dem

Weg über die Scheide führt eine direkte Verbindung zu den inneren Genitalorganen Gebärmutter (Uterus), rechter und linker Eileiter (Tube) und zu den Eierstöcken beidseits (Ovar). Eileiter und Eierstöcke zusammen bilden die Anhangsgebilde (Adnexe), die rechts und links von der Gebärmutter in der Bauchhöhle liegen.

Gebärmutter. Die Gebärmutter hat in nicht schwangerem Zustand die Größe eines kleinen Hühnereis. In die Scheide ragt von oben her der Scheidenteil der Gebärmutter zapfenförmig hinein. Dieser trägt in der Mitte den äußeren Muttermund. Der Scheidenteil der Gebärmutter setzt sich nach oben fort in den Gebärmutterhals und weiter in den Gebärmutterkörper. Das obere Ende des Gebärmutterhalses bildet in seiner Mitte den inneren Muttermund.

Während der Gebärmutterhals mehr aus Bindegewebe besteht, ist der Gebärmutterkörper mit einer kräftigen Muskelwand ausgestattet, deren Muskulatur während der Schwangerschaft erheblich wächst und sich unter der Geburt rhythmisch zusammenzieht (Wehen). Die Wehen erfolgen unwillkürlich, sie unterstehen nicht dem Willen der Patientin. Im Innenraum des Gebärmutterkörpers liegen links und rechts oben die Einmündungsstellen der Eileiter. Dieser Innenraum ist ausgekleidet mit einer drüsenhaltigen Schleimhaut (Endometrium). Die Gebärmutter wird über eine Anzahl von Bändern in ihrer Lage gehalten.

Eileiter und Eierstöcke. Die Eileiter sind lange, dünne Schläuche, die dem Eitransport vom Eierstock in die Gebärmutter dienen. In der Nähe der seitlichen Beckenwand enden die Eileiter und hängen mit ihrem Fransenrichter über dem seitlichen Teil des Eierstockes, um die aus dem Eierstock austretenden reifen Eizellen aufzunehmen, die dann während ihrer Wanderung durch den Eileiter befruchtet werden können. Der Eierstock enthält Hunderttausende von Eizellen, jeweils eingelagert in einem Eibläschen (Follikel) und ist dennoch nicht viel größer als eine Mandel.

Blutversorgung. Die inneren Genitalorgane sind hervorragend mit Blut versorgt. Insbesondere die Gebärmutter ist neben ihrer arteriellen Versorgung von einem dichten Geflecht von Venen durchsetzt. Die Blutungsgefahren und die Infektionsgefahren sind im Bereich des kleinen Beckens also besonders groß.

Harnwege. Von der Blase aus wird der Urin über die Harnröhre nach außen geleitet. Diese liegt vor der Scheide. Harnleiter heißen die zarten

Kanäle, die den Harn aus dem Nierenbecken in die Blase leiten. Die Harnleiter liegen hinter dem Bauchraum.

Schwangerschaft. Kommt es zur Schwangerschaft (Gravidität), so wächst die Frucht im Uterus heran. Sie schwimmt in der mit Fruchtwasser gefüllten Fruchtblase. Über die Nabelschnur ist das Kind mit dem Mutterkuchen (Plazenta) verbunden, der in der Gebärmutterwand sitzt und über Nährzotten die Versorgung des Kindes mit Sauerstoff und Nährstoffen sowie den Abtransport von Kohlendioxid und Stoffwechselprodukten gewährleistet. Der Gas- und Stoffaustausch zwischen mütterlichem und kindlichem Blut findet also im Mutterkuchen statt. Obwohl der mütterliche und der kindliche Blutkreislauf streng voneinander getrennt sind, können dennoch etliche Medikamente und Giftstoffe, Alkohol in höherer Dosis, Drogen und Nicotin auf den Weg über den Mutterkuchen in den kindlichen Kreislauf gelangen.

Physiologische Grundlagen

Geschlechtsreife. Etwa um das 12.–13. Lebensjahr beginnt die Geschlechtsreife. Sie dauert bis um das 48. Lebensjahr, einem Zeitraum, in dem die Wechseljahre beginnen (Klimakterium).

Zyklus. Während der Geschlechtsreife kommt es periodisch zu Regelblutungen (Menstruationen), die normalerweise bis zu 7 Tage andauern können, und deren erster Tag jeweils der Beginn eines neuen „Zyklus" ist. Infolge einer fein abgestimmten Zusammenarbeit der Hormondrüsen – insbesondere der Hirnanhangdrüse (Hypophyse) und der Eierstöcke – finden während der Geschlechtsreife Veränderungen an den Eierstöcken und in der Gebärmutter statt, die sich normalerweise alle 4 Wochen, d.h. in jedem Zyklus, wiederholen. Das Grundprinzip besteht darin, dass in jedem oder zumindest in zahlreichen Zyklen im Eierstock eine Eizelle heranreift, die zur Zeit des Eisprungs (Ovulation) den Eierstock verlässt und dann durch den Eileiter in die Gebärmutter wandert. Für den Fall, dass es nach dem Eisprung zu einer Befruchtung der weiblichen Eizelle durch eine männliche Samenzelle (Spermie) kommen sollte, ist die Gebärmutterschleimhaut in der Lage, die Eizelle aufzunehmen. Von diesem Augenblick ab übernimmt die Gebärmutter (Uterus) ihre volle Funktion als Fruchthalter einer Schwangerschaft, und die Menstruation bleibt aus.

Ist es nicht zu einer Schwangerschaft gekommen, so stößt sich die Schleimhaut normalerweise etwa am 28. Zyklustag ab – wiederum eine

Folge hormoneller Reize. Dabei kommt es zur Eröffnung von Blutgefäßen, die Menstruation und damit der neue Zyklus beginnt. Die Menstruation kann schmerzhaft sein und aufgrund der hormonellen Umstellung von einem allgemeinen Unwohlsein begleitet werden.

Blutungsunregelmäßigkeiten. Hinter nicht regelmäßigen Regelblutungen können sich Blutungen aus Krebsgeschwülsten verstecken. Das ist besonders während der Wechseljahre zu beachten, in denen es infolge Nachlassens der Eierstocktätigkeit oft zu unregelmäßigen Zyklen kommt. Zwischenblutungen und blutiger Ausfluss sollten daher immer unmittelbare Veranlassungen sein, ohne Verzögerung einen Frauenarzt aufzusuchen. Kleinere oder größere Unregelmäßigkeiten im Zyklus beobachtet man aber auch häufig bei jungen Mädchen kurz nach Beginn der Geschlechtsreife. Sowohl im jugendlichen als auch im klimakterischen Alter können sogar starke Dauerblutungen auftreten, die hormonell bedingt sind. Die Ursache für eine ausbleibende Regelblutung können nicht nur Schwangerschaften, sondern auch Hormonstörungen sein.

Immer ist während einer Genitalblutung mit erhöhter Infektionsgefahr zu rechnen. Die hygienischen Vorschriften sind daher peinlich genau zu beachten.

9.2   Geburtshilfe

> Regelmäßige ärztliche Schwangerschaftsuntersuchungen, Mutterpass

Regelmäßige, sorgfältige Schwangerschaftsuntersuchungen im Rahmen der modernen Schwangerenvorsorge sind dringend notwendig, wenn die mütterlichen und kindlichen Risiken vor, während und nach der Geburt reduziert werden sollen. Die Abhängigkeit der mütterlichen und kindlichen Sterblichkeit vom Umfang der Schwangerenvorsorge ist erwiesen und findet ihren Niederschlag im Mutterschutzgesetz.

Jede schwangere Frau erhält einen Mutterpass, in dem alle wesentlichen Daten aus der Vorgeschichte und die Untersuchungsbefunde einschließlich der Blutgruppe und des Rhesusfaktors eingetragen sind.

Röteln-negative Frauen besitzen keine Schutzstoffe gegen diese Viruserkrankung; sie müssen jeden Kontakt mit an Röteln erkrankten Kindern meiden und sollten sich nach Beendigung der Schwangerschaft unbedingt impfen lassen. In den darauf folgenden 3 Monaten darf keine neue Schwangerschaft auftreten (Schwangerschaftsverhütung). Im Zweifelsfall sollte ein AIDS-Test nach Absprache mit der Patientin, am besten schon vor einer Schwangerschaft, durchgeführt werden, da im Falle einer Schwangerschaft sonst ein Abbruch diskutiert werden muss.

Der Mutterpass sollte immer in der Handtasche mitgeführt werden. Sollte eine Schwangere durch Unfälle oder Erkrankungen Erste Hilfe benötigen, so ist der Mutterpass dem behandelnden Arzt zu übergeben. Die Erste Hilfe bei Bewusstlosigkeit und bei Blutungen wird wesentlich erleichtert, wenn der Mutterpass vorliegt.

Empfehlenswert sind Vorbereitungskurse auf die Geburt im Sinne der „familienorientierten", modernen Geburtshilfe.

Blutungen in der Schwangerschaft

Nicht selten lebensgefährlich für Mutter und Kind! Stationäre Klinikeinweisung.

Selbstverständlich gibt es auch harmlosere und kleinere Blutungen in der Schwangerschaft, über die hier nichts ausgesagt ist, es kann ferner bluten als Zeichen einer Krebserkrankung. Über den Ernst einer Blutung kann der Laie jedoch nicht entscheiden. Daher wird jede Blutung in der Schwangerschaft wie ein Notfall gehandhabt.

Grundsätzlich sind alle Blutungen in der Schwangerschaft ernst zu nehmen, Das gilt für die ersten Monate ebenso wie für die letzten. Leichte Genitalblutungen während der Schwangerschaft können also den Laien über die drohenden Gefahren hinwegtäuschen. Die Erste Hilfe kann nur in einem unverzüglich vorzunehmenden Kliniktransport bestehen.

Erste Hälfte der Schwangerschaft

Selten sind Unterleibsblutungen in den ersten 5 Monaten einer Schwangerschaft so stark, dass nicht noch ein geordneter Transport in ein Krankenhaus möglich wäre, der liegend erfolgen sollte. Die Stärke der sich zeigenden Blutung und der Allgemeinzustand der Frau (Schock?) bestimmen den Grad der gebotenen Eile. Diesen Blutungen in der ersten Hälfte einer Schwangerschaft liegen häufig Fehlgeburten zugrunde. Sie bedürfen der klinischen Versorgung.

Höchste Dringlichkeitsstufe erreichen dagegen die geplatzten Eileiterschwangerschaften (Tubarruptur), die ebenfalls in den ersten Schwangerschaftswochen und -monaten auftreten, oft schon zu einem Zeitpunkt, an dem die Betroffene noch gar nicht weiß, dass sie schwanger ist. Auch bei (unzuverlässiger) „Pillen"-Einnahme und bei Trägerinnen von „Spiralen" sind Schwangerschaften möglich. Die Blutung nach außen kann minimal sein, sie kann als Regelblutung fehlgedeutet werden, ja, es blutet evtl. überhaupt nicht nach außen. Dafür blutet es lebensbedrohlich stark nach innen. Näheres darüber im Abschnitt „Frauenkrankheiten" (S. 251).

Zweite Hälfte der Schwangerschaft

> **!** Etwa vom 6. Schwangerschaftsmonat an sind Unterleibsblutungen in der Mehrzahl der Fälle bedingt durch das „Vorliegen des Mutterkuchens" (Nachgeburt oder Plazenta), auch „Placenta praevia" genannt (Abb. 9.**1**) oder durch eine vorzeitige Lösung des Mutterkuchens („vorzeitige Plazentalösung"), ohne dass er vorliegt. Dringlicher Notfall!

Vorliegen des Mutterkuchens (Placenta praevia)

> Mutter und Kind sind in Lebensgefahr. Erste Hilfe kann nur in einer Klinik erfolgen. Gefahr des Verblutungstodes für Mutter und Kind innerhalb kürzester Frist.

Bedeutung.   Der Mutterkuchen liegt vor, d.h. er liegt in den unteren Abschnitten der Gebärmutter seitlich (lateral) oder total (zentral) vor und wird durch Wehen, durch Bewegungen oder durch die geburtshilfliche Untersuchung von ihrer Unterlage abgeschert. Dabei kommt es zum Einriss von kleineren oder größeren Blutgefäßen. Es blutet entweder nur leicht, mäßig oder oft auch stark. Immer gilt: akute Lebensgefahr! Durch das Vorliegen des Mutterkuchens wird dem Kind der Geburtsweg nach außen versperrt, sodass in vielen Fällen eine Schnittentbindung notwendig wird.

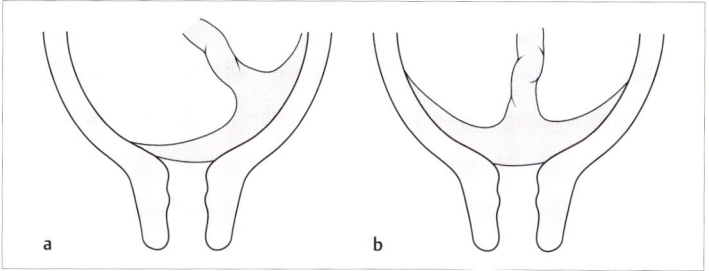

Abb. 9.**1a** u. **b** Das Vorliegen des Mutterkuchens (Placenta praevia). Insbesondere bei der Placenta praevia centralis (**b**) wird dem Kind der Geburtsweg nach außen versperrt. Blutungsgefahr durch Lösung der Plazenta von der Unterlage. Häufig notwendig werdende Schnittentbindung. Dargestellt sind der Bereich des inneren Muttermundes und der untere Abschnitt der Gebärmutter (nach Stoeckel).

Symptome. Unterleibsblutungen, gleich welcher Stärke, jenseits des 5. Schwangerschaftsmonats sind in erster Linie auf das Vorliegen des Mutterkuchens verdächtig und müssen so aufgefasst werden. Zur Klärung Ultraschalluntersuchung in der Klinik!

✚ Sofortmaßnahmen

Kliniktransport, wobei die Patientin liegen soll. Die Beine der Frau übereinander schlagen und still liegen lassen. Nichts zu essen und zu trinken geben, da evtl. Narkose und Operation nötig werden. Sauerstoff atmen lassen.

Noch während des Transports sollte im Falle einer starken Blutung von dritter Seite in der Klinik angerufen werden, damit dort Vorbereitungen für eine möglichst rasche Hilfe getroffen werden können. Dabei telefonisch voraus Blutgruppe und Rhesus-Faktor angeben (im Mutterpass vermerkt).

▬▬ *Vorzeitige Lösung der Plazenta*

Bedeutung. Nach Stoffwechselerkrankungen (Niere), nach Geburt des ersten Zwillings, nach Unfällen, bei zu kurzer Nabelschnur oder nach Abgang von reichlichen Fruchtwassermengen kann es ebenfalls jenseits des 5. Schwangerschaftsmonats zu Unterleibsblutungen kommen. Auch diese Blutungen sind entweder nur leicht, mittelstark oder auch stark. Ebenso wie beim Vorliegen des Mutterkuchens mit Blutung muss man auch bei der vorzeitigen Lösung wissen, dass der Zustand der Frau und des Kindes immer lebensbedrohlich ist, auch wenn es nach außen nur leicht blutet. Gefahr der inneren Verblutung!

Wenn sich der Mutterkuchen ganz oder teilweise von der Gebärmutterinnenwand abgelöst hat, wird das Kind von einem mangelhaften Gas- und Stoffaustausch betroffen. Die Mutter kann sich nach innen verbluten, da es auch hierbei zum Einriss von Blutgefäßen kommt. Als weitere Folge können Blutgerinnungsstörungen (Verbrauchskoagulopathie) auftreten, die nur unter intensiver klinischer Behandlung und Blutübertragungen beherrscht werden können.

Symptome. Blutung nach außen leicht oder stark. In seltenen Fällen kann die Blutung fehlen. Starke Druckempfindlichkeit des Bauchs bei vorsichtigem Betasten von außen. Oft bretthartc, schmerzhafte Gebärmutter mit Dauerkontraktion (Wehensturm). Bereits ausgebildeter oder drohender Schockzustand mit Blässe der Haut, kaltem Schweiß, schwachem und beschleunigtem Puls. Ultraschalluntersuchung!

✚ Sofortmaßnahmen

Unverzüglich Kliniktransport. Die Frau horizontal lagern. Höchste Dringlichkeitsstufe. Telefonanruf in der Klinik von dritter Seite, während der Transport bereits läuft. Nichts zu essen und nichts zu trinken geben, Sauerstoff anbieten! Kaiserschnitt-Bereitschaft.

Bewusstlosigkeit in der Schwangerschaft

> Keineswegs immer harmlos. Aus Sicherheitsgründen am besten Kliniktransport und Notarzt rufen.

Bewusstlosigkeit kann in der Schwangerschaft isoliert – ohne – oder im Zusammenhang mit Krampfzuständen auftreten.

Bewusstlosigkeit in der Schwangerschaft ohne Krämpfe

Eine Bewusstlosigkeit in der 2. Hälfte der Schwangerschaft ohne Krampfzustände und ohne Blutungen kann gelegentlich auftreten als „orthostatisches Kreislaufversagen" oder als „Supine-hypotensive-Syndrom" (V.-cava-Kompressionssyndrom), selbstverständlich auch bei Herzkranken, Zuckerkranken, schwersten Thromboembolien oder auch bei Leber- und Nierenversagen und Gehirnerkrankungen. Auch die Blutungen in der Schwangerschaft führen bei starkem Blutverlust schließlich zur Bewusstlosigkeit.

✚ Keine Blutung nach außen:
  • orthostatisches Kreislaufversagen,
  • Supine-hypotensive-Syndrom (V.-cava-Kompressionssyndrom),
  • schwere Allgemeinleiden wie Herz-, Leber-, Nierenversagen, Zuckerkrankheit, Lungenembolie, Gehirnerkrankungen.
✚ Mit oder ohne äußere Blutung:
  • geplatzte Eileiterschwangerschaft (Tubarruptur),
  • vorzeitige Lösung des Mutterkuchens (Plazenta).
✚ Mit Blutung nach außen:
  • Vorliegen des Mutterkuchens (Placenta praevia).

> **!** Bei allen Formen von Bewusstlosigkeit ohne Krampfzustände, ohne Genitalblutungen, und ohne dass Allgemeinerkrankungen bekannt sind, muss zumindest sofort eine flache Seitenlagerung der Schwangeren erfolgen und ein Arzt gerufen werden. Bei Aussetzen der Atmung sofortige Wiederbelebung (S. 34).

Sind außerdem Allgemeinerkrankungen bekannt, wie Herz-, Zucker-, Leber- oder Nierenleiden, so sollte bei Zuständen von Bewusstlosigkeit in der Schwangerschaft umgehend ein Kliniktransport in flacher Seitenlagerung erfolgen.

Orthostatisches Kreislaufversagen

Bedeutung. Nach langem Stehen, bei warmen, sommerlichen Temperaturen oder nach körperlicher Überanstrengung kann es insbesondere bei niedrigem Blutdruck und bei Blutarmut zu Kreislaufstörungen kommen, die sofort wieder beseitigt werden müssen, wenn Mutter und Kind keinen Schaden nehmen sollen. Im Allgemeinen klingen die Störungen nach Horizontallagerung sofort wieder ab. Immerhin können diese Zustände aber bis zur Bewusstlosigkeit führen.

Symptome. Kurzatmigkeit, Schwäche, Schwindelgefühl mit oder ohne Kopfschmerzen, Übelkeit, schließlich kalter Schweiß, blasse Gesichtshaut, Teilnahmslosigkeit bei vollem Bewusstsein oder Bewusstlosigkeit (Ohnmacht), spontane Bevorzugung der horizontalen Lage, Puls schwach.

✛ Sofortmaßnahmen

Flache Seitenlagerung. Wenn die Symptome nicht sofort nach der Lagerung abklingen, muss an innere Blutungen gedacht werden (vorzeitige Plazentalösung). Dann Arzt rufen.

Supine-hypotensive-Syndrom (V.-cava-Kompressionssyndrom)

Bedeutung. Tritt nur auf, wenn eine Schwangere längere Zeit auf dem Rücken gelegen hat. Durch einfaches Drehen auf die Seite sofort zu beseitigen. Übelkeit und evtl. Ohnmacht aus vollem Wohlbefinden heraus täuschen schweren Blutverlust vor.

Ursachen. Bei fortgeschrittener Schwangerschaft kann das Gewicht der Gebärmutter mit Inhalt einen erheblichen Druck auf die untere Hohlvene (V. cava) ausüben. Dadurch kommt es zu einem verminderten venösen Rückstrom des Blutes zum Herzen.

Symptome. Leicht daran zu erkennen, dass diese Art der Ohnmacht oder drohenden Bewusstlosigkeit nur bei liegenden Schwangeren in Rückenlage auftritt. Sonst die gleichen Symptome wie beim orthostatischen Kreislaufversagen (s. o.).

✛ Sofortmaßnahmen

Flache Seitenlagerung und Arzt rufen.

Bewusstlosigkeit in der Schwangerschaft mit Krämpfen

> Lebensgefahr! Kliniktransport eilt! Gummikeil zwischen die Zähne, Sauerstoff, Seitenlagerung, Notarztruf.

Hierher gehören in erster Linie die lebensgefährliche Eklampsie (nur ab 6. Schwangerschaftsmonat möglich) und erst mit weitem Abstand die sehr viel selteneren Krampfanfälle mit Bewusstlosigkeit bei Epilepsie oder anderen Erkrankungen des Gehirns.

> **!** Zustände von Bewusstlosigkeit in der 2. Hälfte der Schwangerschaft mit Krampfzuständen sind immer lebensbedrohlich für Mutter und Kind. Liegender Transport in das nächste größere Krankenhaus ohne Zeitverlust unter Überwachung der Kranken durch eine Begleitperson ist notwendig. Höchste Dringlichkeitsstufe.

Eklamptische Anfälle

Von eklamptischen Anfällen werden in erster Linie die Frauen befallen, die die Schwangerenvorsorgeuntersuchungen nicht regelmäßig durchführen ließen. EPH-Gestosen sind Risikoschwangerschaften, die heute möglichst in einem geburtshilflich-perinatologischen Zentrum mit Neugeborenen-Intensivstation überwacht und behandelt werden sollten.

> **!** Die eklamptischen Anfälle bedeuten höchste Lebensgefahr für Mutter und Kind. Sie sind fast immer vermeidbar durch eine sachgemäße, fachärztliche Schwangerschaftsüberwachung, da sie regelmäßig ein Vorstadium durchlaufen, die Präklampsie. Wird eine solche Präklampsie fachgerecht behandelt, so kommt es gar nicht erst zu eklamptischen Anfällen, von wenigen Ausnahmen abgesehen.

Bedeutung. Eklamptische Anfälle treten erst in der 2. Schwangerschaftshälfte auf. Vielfach gehen ein Anstieg des Blutdrucks, Eiweißausscheidung im Urin und eine Wasseransammlung (Ödeme) in den Beinen, manchmal auch im Gesicht, voraus. Häufig sehen die Frauen also ausgesprochen aufgedunsen aus. Zugrunde liegt ein Krampfzustand des Blutgefäßsystems, oft auf der Basis eines Nierenversagens, ohne dass den

Frauen oder den Angehörigen immer etwas von einer Nierenerkrankung bekannt sein muss.

Die Ausdrücke „Eklampsie" und „Präeklampsie" werden heute meist durch die Bezeichnung EPH-Gestose ersetzt. Damit sind die 3 Hauptsymptome Ödem (E = edema), Proteinurie (P, Eiweißausscheidung im Urin) und Hypertonus (H, Blutdruckanstieg) angesprochen. Eine sehr gefährliche Variante der EPH-Gestose ist das HELLP-Syndrom: Zusätzlich Leberbeteiligung (Schmerzen im rechten Oberbauch) und Blutgerinnungsstörungen (niedrige Thrombozytenzahlen). Lebensgefahr für Mutter und Kind! Die Diagnostik erfolgt in der Frauenklinik. Intensivüberwachung!

Eine zu starke Wasseransammlung im Organismus (Ödembildung) liegt dann vor, wenn die werdende Mutter während der Schwangerschaft mehr als 10–12 kg zugenommen hat. Sie darf in den letzten Monaten höchstens 1 kg in 14 Tagen an Gewicht zunehmen.

Zur Verhütung einer EPH-Gestose sind diätetische Maßnahmen wichtig: salzarme Kost und bei starker Gewichtszunahme Einschränkung der Flüssigkeitszufuhr (Vermeiden von Suppen!). Kommt es dennoch zum Blutdruckanstieg, zur Ödembildung und/oder zur Eiweißausscheidung im Urin, so ist die Klinikeinweisung nötig, um eklamptischen Anfällen vorzubeugen und das Kind vor dem Absterben im Mutterleib zu retten.

In vielen Fällen wird die Entbindung vor dem errechneten Endtermin – etwa in der 37./38. Schwangerschaftswoche – notwendig.

Symptome: Vorzeichen eines eklamptischen Anfalls (drohende Eklampsie) sind:
+ Kopfschmerzen,
+ Augenflimmern,
+ Sehstörungen,
+ Ohrensausen,
+ Übelkeit, Erbrechen,
+ Schwindel, Schläfrigkeit.

Der Anfall selbst äußert sich durch plötzliche, extreme Unruhe, die in krampfartige Zuckungen, dann in eine Starre der gesamten Muskulatur übergeht. Verdrehen der Augen und grimassenhaft verändertes Gesicht. Gleichzeitig Eintritt einer tiefen Bewusstlosigkeit. Da es auch zum Atemstillstand kommt, verfärbt sich die Haut blau (Zyanose). Die Muskelstarre dauert etwa 30 Sekunden und geht dann in krampfhafte, schlagende Bewegungen über. Erst dann folgt das Wiedereinsetzen der Atmung und eine Phase langsamer Entspannung im Zustand immer noch fehlender Ansprechbarkeit. Der vor den Mund tretende Schaum ist oft infolge von

Verletzungen der Zunge oder der Mundschleimhaut mit Blut vermischt. Langsames Erwachen mit starker Benommenheit.

+ Sofortmaßnahmen

Der nächste lebensgefährliche Anfall kann in wenigen Minuten folgen, deshalb mit höchster Dringlichkeitsstufe liegender Transport in das nächste größere Krankenhaus. Eine Begleitperson hat darüber zu wachen, dass sich die Frau im Falle eines weiteren Anfalls auf dem Transport nicht selbst verletzen kann. Falls vorhanden, mit Einsetzen eines Anfalls Gummikeil zwischen die Zähne schieben, um Zungenbiss zu vermeiden, Sauerstoffatmung. Bei Atemstillstand Mund-zu-Mund-Beatmung im Wechsel mit Herzdruckmassage. Ist zufällig ein Arzt in der Nähe, diesen als Begleiter für den Transport bitten. Jedoch keine Verzögerung eintreten lassen.

Epileptische Anfälle

Bedeutung. Auch die epileptischen Anfälle gehen mit Bewusstlosigkeit und Krampfzuständen ähnlich den eklamptischen Anfällen einher. Sie nehmen während der Schwangerschaft nicht selten an Häufigkeit und Stärke zu. Eine nervenärztliche Überwachung und ggf. auch medikamentöse Behandlung zur Verhütung von Anfällen ist daher erforderlich. Die Auswahl der Medikamente muss besonders sorgfältig getroffen werden, um Fehlbildungen des Kindes zu vermeiden.

Symptome. Die Unterscheidung einer Eklampsie von einer Epilepsie ist wegen der äußerlichen Gleichartigkeit des Krampfgeschehens einem Laien nicht möglich. Sofern vonseiten der Angehörigen berichtet wird, dass Krampfanfälle schon vor dem Auftreten der Schwangerschaft beobachtet wurden, sofern Narben nach alten Zungenbissen vorhanden und weder Blutdruckerhöhungen noch Wasseransammlungen an den Beinen oder im Gesicht aufgetreten sind oder krankhafte Urinbefunde erhoben wurden, ist weniger an eine Eklampsie als vielmehr an eine Epilepsie zu denken.

+ Sofortmaßnahmen

Die Erste Hilfe braucht nicht in langwierigen Überlegungen darüber zu bestehen, ob es sich um einen epileptischen oder eklamptischen Anfall handelt. Die Unterscheidung hat die Klinik zu treffen. Auch bei Verdacht auf Epilepsie ist genauso zu verfahren, wie beim eklamptischen Anfall bereits beschrieben: Kliniktransport, höchste Dringlichkeitsstufe. Begleitperson. Sauerstoff.

Vorzeitiger Blasensprung

> Infektionsgefahr, Gefahr des Nabelschnurvorfalls, Kliniktransport liegend.

Hier sei erwähnt der „vorzeitige Blasensprung" und das Platzen der Fruchtblase in der 2. Hälfte der Schwangerschaft vor Einsetzen der Wehentätigkeit.

Bedeutung. Dieses Ereignis führt dazu, dass nun die Geburtswege eröffnet sind. Es kann bei falschem Verhalten zur Infektion der Mutter und zum Nabelschnurvorfall kommen, Letzteres eine gefährliche Komplikation für das Kind (Abb. 9.2).

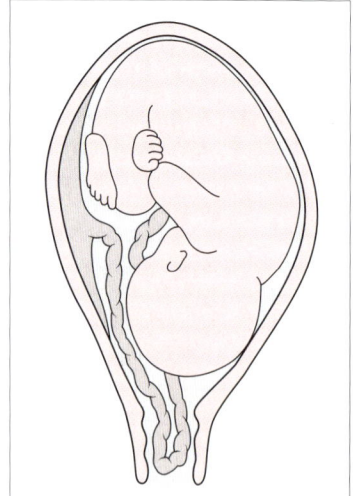

Abb. 9.2 Nabelschnurvorfall mit Kompression der Nabelschnur durch den Kopf des Kindes als eine der möglichen Komplikationen nach vorzeitigem Blasensprung. Drohender Kindstod. Bei noch lebendem Kind sofortige Schnittentbindung! (nach v. Jaschke)

Symptome. Kommt es bei einer hochschwangeren Frau ohne Wehen plötzlich zum Einnässen, wobei klare oder grünlich gefärbte Flüssigkeit in kleineren oder größeren Portionen abgeht, so ist damit der Verdacht auf einen vorzeitigen Blasensprung gegeben. Gemeint ist das Platzen der Fruchtblase, in der sich das Kind im Mutterleib befindet. Die Fruchtblase liegt in der Gebärmutterhöhle und enthält reichlich Fruchtwasser, das sich nun entleert.

✚ Sofortmaßnahmen

Sofort waagerechte Lagerung. Sterile, d.h. peinlichst saubere Vorlage und Hebamme oder Arzt rufen. Sonst nichts tun. Keine besondere Eile erforderlich, solange keine Wehen aufgetreten sind. Die Frau darf ohne Erlaubnis eines Arztes nicht mehr aufstehen (Gefahr des Nabelschnurvorfalls!). Ergibt sich im weiteren Verlauf die Notwendigkeit eines Transports in die Klinik, so muss dieser liegend erfolgen. Der Arzt sollte keine Wehenmittel geben.

Rechtzeitige Geburt

> Bei Mehrgebärenden mit Fruchtwasserabgang und Wehen kann die Geburt unmittelbar bevorstehen. Kliniktransport eilt!

Eine Spontangeburt ist nur möglich, nachdem sich der Muttermund geöffnet hat. Hierzu müssen regelmäßige Wehen eingesetzt haben. Im Allgemeinen dauert es beim ersten Kind 6–12 Stunden nach Wehenbeginn, bis das Kind geboren wird. Sofern es sich um die Geburt des zweiten, dritten usw. Kindes handelt, kann allerdings die gesamte Geburt doppelt so rasch oder noch schneller ablaufen („überstürzte Geburt). Also: Niemals steht eine Geburt unmittelbar bevor, ohne dass die werdende Mutter über Wehenschmerzen klagt; und niemals kann die Geburt des ersten Kindes von der Schwangeren „verschlafen", d.h. nicht schon Stunden vorher bemerkt werden. Dagegen ist es durchaus möglich, dass „Mehrgebärende" von der Geburt überrascht werden und keine Zeit mehr finden, weite Wege bis zur nächsten Klinik zurückzulegen. Dementsprechend sind es in erster Linie die Mehrgebärenden, die auf einem Transatlantikflug, bei Schiffspassagen oder auf Reisen zu Lande gelegentlich Laienhilfe in Anspruch nehmen müssen. Dies gilt besonders für Frauen, die wegen eines mangelhaften Verschlusses des inneren Muttermundes schon eine oder mehrere Fehlgeburten hinter sich haben.

Wehen

„Senkwehen". Wehen gibt es in stark abgeschwächter Form auch schon in den letzten Monaten der Schwangerschaft, insbesondere in den letzten Wochen, ohne dass deshalb die Geburt unmittelbar bevorstünde. Diese „Schwangerschafts-" oder „Senkwehen" sind daran zu erkennen, dass sie nur leicht sind und nur in Abständen von einer halben Stunde oder noch seltener auftreten.

Geburtswehen. Regelmäßige Wehen sind erkennbar daran, dass sich der Leib der Mutter alle 5–10 Minuten verhärtet, um sich dann nach 1/2–1 Minute wieder zu entspannen. Diese Kontraktion der Gebärmuttermuskulatur geht mit einem mehr oder weniger starken, aber immer vorhandenen, ziehenden Schmerz einher, der meist im Rücken beginnt, um sich auf dem Höhepunkt der einzelnen Wehe über den gesamten Unterbauch auszudehnen. Mit Abklingen der Wehe flaut auch der Schmerz wieder ab, bis der Vorgang nach wenigen Minuten von neuem beginnt.

Bevorstehende Geburt

Immer bedeutet die in kürzester Frist zu erwartende Geburt so lange eine Gefahr, wie keine ärztliche oder Hebammenhilfe vorhanden ist. Eine solche ist daher auf schnellstem Wege anzustreben.

Symptome. Neben kräftiger Wehentätigkeit kündigt sich die unmittelbar bevorstehende Geburt meist durch eine verstärkte Unruhe der Gebärenden an. Sie klagt über ein starkes Spannungsgefühl im Dammbereich, stöhnt leise oder stößt gar Angstschreie aus, wenn sie sich hilflos sich selbst überlassen fühlt. Ist der kindliche Kopf bereits von außen her im Scheideneingang sichtbar, so kann kein Zweifel mehr darüber bestehen, dass es nun im Laufe der nächsten Viertel- oder halben Stunde, bei Mehrgebärenden auch in wenigen Minuten, zur Geburt kommen wird.

Merke:
Am besten sollte die Gebärende unverzüglich die nächste Klinik aufsuchen. Nur wenn es absolut unmöglich ist, noch rechtzeitig den Arzt oder die Hebamme hinzuzuziehen, ist die Erste Hilfe durch Laien gerechtfertigt. Das muss und wird immer eine Ausnahme sein. Die folgenden Ausführungen beziehen sich daher ausschließlich auf diese

sehr seltenen Notsituationen, wie sie speziell bei See- und Luftreisen oder in abgelegenen Gegenden auftreten können.

✚ Sofortmaßnahmen

Ruhe bewahren! Wirklich helfen kann nur der, der das allgemeine Durcheinander sicher und bestimmt mit ruhiger Überlegung und wenigen, aber notwendigen Handgriffen in eine geordnete Szenerie verwandeln kann.

Flache Horizontallagerung der Mutter, saubere, möglichst keimfreie Tücher als Unterlage. Falls vorhanden, sterile Gummihandschuhe anziehen und abwarten! Die Abb. 9.**3** und Abb. 9.**4** demonstrieren den Geburtsmechanismus bei der normalen Geburt und geben Hinweise, wie der kindliche Kopf und danach der Rumpf herauszuleiten sind. Nicht zu stark ziehen! Schonende Behandlung!

▬▬▬ *Durchtritt des Kopfes*

Das Kind wird im typischen Normalfall mit Hilfe der Wehenkraft von selbst geradezu herausgepresst. Die dabei eintretende starke Dehnung des mütterlichen Dammes kann zu einem Dammriss führen. Je nach dem Grad eines Dammrisses handelt es sich um eine weniger wichtige, gut zu heilende Begleiterscheinung oder aber auch um eine sehr unangenehme Komplikation.

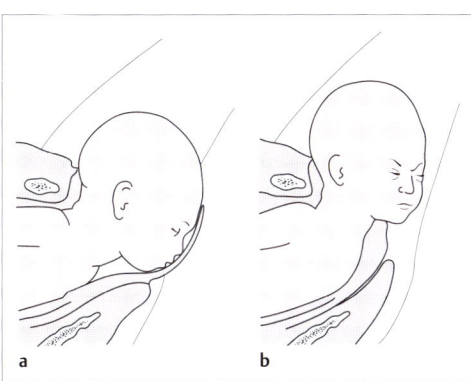

Abb. 9.**3a** u. **b** Geburt des kindlichen Kopfes (nach Martius).

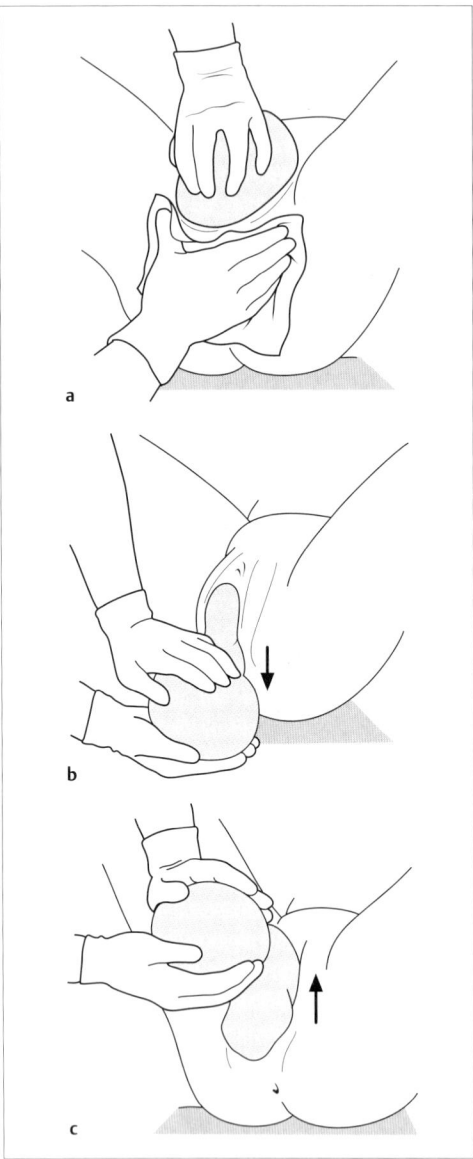

Abb. 9.**4a–c** Demonstration des Dammschutzes (nach Martius).

a Der kindliche Kopf wird je nach Bedarf mit der linken Hand zurückgehalten oder mit der rechten der linken Hand entgegengedrängt. Man sollte dabei versuchen, den Kopf langsam austreten zu lassen und von seitlich her das Gewebe zur Mitte zu drängen.

b Entwicklung der vorderen Schulter.

c Entwicklung der hinteren Schulter. Der Kopf wird angehoben.

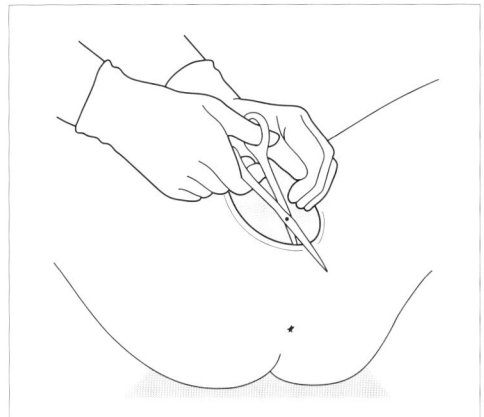

Abb. 9.**5** Der Damm-
schnitt verhindert ein
unkontrolliertes Ein-
reißen des Dammes und
reduziert den auf den
kindlichen Kopf einwir-
kenden Druck des müt-
terlichen Weichteilge-
webes (nach Pschyrem-
bel). Diese Maßnahme
darf nur ein Arzt durch-
führen.

Zur Verhütung von Dammrissen macht man in der klinischen Geburtshilfe großzügig Gebrauch von entlastenden Dammschnitten (Epi-
siotomien), die ein unkontrolliertes Einreißen des Dammes verhindern
(Abb. 9.**5**). Dieser Eingriff darf jedoch von Laien **nicht** vorgenommen werden. Umso wichtiger ist das Bemühen um den Dammschutz.

Wie die Abb. 9.**4a** demonstriert, kommt es darauf an, den kindlichen
Kopf langsam, d.h. innerhalb von 15–30 Sekunden, Millimeter für Millimeter über den Damm nach außen passieren zu lassen, während die Gebärende aufgefordert wird, nur noch leicht nach unten zu drücken. Die
Hebamme steht im Allgemeinen rechts neben der Mutter, die linke Hand
hält den Kopf zurück, die rechte lässt die Haut des Dammes langsam über
ihn hinweg gleiten oder sucht das noch nicht geborene Kinn des Kindes,
um es bei Bedarf leicht anzuheben.

Wird die Haut des Dammes blutleer, verfärbt sie sich blass, so ist mit
dem Auftreten eines Dammrisses zu rechnen.

Durchtritt des Körpers

Nach dem Durchtritt des kindlichen Kopfes folgen die Schultern und
dann der übrige Rumpf. Man neigt den Kopf des Kindes nach abwärts, bis
die vordere Schulter geboren ist (Abb. 9.**4b**), und winkelt dann den Kopf
etwas nach oben ab, bis die hintere Schulter und der übrige Körper des
Kindes ebenfalls geboren sind (Abb. 9.**4c**).

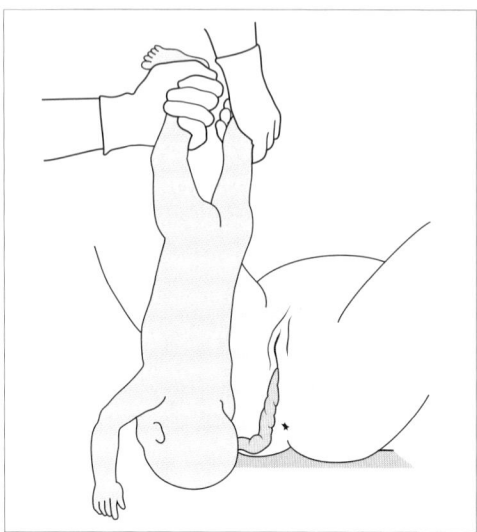

Abb. 9.**6** Kopfhänge-
lage des Neugeborenen.
Fruchtwasser und
Schleim sollen aus dem
Mund des Kindes ent-
fernt oder ausgehustet
werden. Dies wird durch
die Kopfhängelage
begünstigt. Gefahr
der Aspiration mit
Lungenentzündung bei
Nichtbeachtung (nach
Martius).

Erstversorgung des Neugeborenen. Zunächst hält man das Neugeborenen mit dem Kopf nach unten in „Kopfhängelage" (Abb. 9.**6**), indem
man es an den Fußgelenken fasst, bis Fruchtwasser und Schleim aus dem
Mund des Kindes mit einem keimfreien Tupfer ausgewischt oder – falls
möglich – abgesaugt wurden. Danach wird das Neugeborenen horizontal
zwischen den Beinen der Mutter gelagert. Es kann nun in aller Ruhe auf
dem hier ausgebreiteten sauberen, am besten sterilen, weißen Leinentuch abgewartet werden ohne abzunabeln, bis die bereits benachrichtig-
te Hebamme oder der Arzt eintreffen. Damit das Kind keinen Wärmeverlust erleidet, muss es mit einem möglichst keimarmen oder keimfreien
Leinentuch und darüber einem Kissen zugedeckt werden, jedoch so, dass
die Luftwege frei sind. Kommt die Atemtätigkeit des Kindes zunächst
nicht in Gang, so spielt dies keine Rolle, solange es noch eine rosige Hautfarbe hat.

Abnabeln. Sollten weder Arzt noch Hebamme innerhalb von etwa
10 Minuten eintreffen können, oder zeigt das Kind eine blasse oder bläuliche Verfärbung der Haut, so wird nach Möglichkeit unter streng sterilem Vorgehen die Nabelschnur etwa 10 cm vom Bauchnabel des Neugeborenen entfernt mit 2 keimfreien Klemmen fest abgedrosselt oder mit
einem möglichst sauberen, am besten keimfreien, festen Band abgebun-

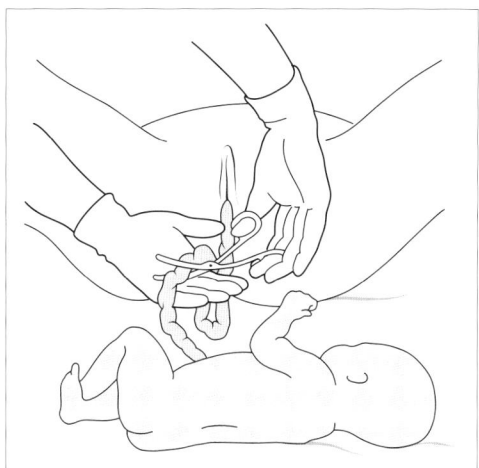

Abb. 9.**7** Vorläufiges Abnabeln des Kindes, nach Möglichkeit dem Arzt oder der Hebamme überlassen. Beschreibung s. Text (nach Martius).

den und dann zwischen den Klemmen bzw. Bändern mit einer sterilen Schere durchtrennt (Abb. 9.**7**). Dazu müssen normalerweise ebenfalls keimfreie Gummihandschuhe getragen werden, um eine Nabelinfektion zu verhüten, die für das Neugeborene tödlich verlaufen kann. Die Nabelschnur muss so fest abgeklemmt sein, dass es nicht blutet. Nach dem Abnabeln sollte das Kind von selbst atmen oder schreien. Wenn das nicht der Fall ist, insbesondere wenn das Kind blass oder blau aussieht, so muss es „wiederbelebt" werden, am besten durch den Notarzt.

Wiederbelebung des Neugeborenen. Die Wiederbelebung des Neugeborenen geschieht in ähnlicher Weise wie beim Erwachsenen (S. 34). Wenn irgend möglich, so sollten zunächst aus Mund und Luftröhre des Neugeborenen etwa noch vorhandene Schleim- und Fruchtwasserreste abgesaugt und sodann eine Mund-zu-Mund-zu-Nase-Beatmung durchgeführt werden. Damit die Zunge nicht nach hinten sinkt und die Luftröhre verlegt, wird der Kopf des Neugeborenen mit einem Finger leicht nach hinten überstreckt. Die anzuschließende Ausatmungsphase wird durch Druck mit der Hand auf den kindlichen Brustkorb erzeugt ($^1/_2$ Sekunde lang) und stellt zugleich eine Herzdruckmassage dar. Diese künstliche Beatmung sollte bis zu 30 Minuten konsequent fortgesetzt werden, falls eine spontane und genügende Atemtätigkeit des Kindes nicht früher einsetzt. Die Herzdruckmassage erfolgt im unteren Sternumdrittel unmittelbar unterhalb der Linie zwischen den beiden Brustwarzen. Der Thorax wird mit beiden Händen von vorne umfasst und mit den beiden Daumen komprimiert. Die Kompressionstiefe beträgt ein Drittel des Thoraxdurchmessers. Alternativ kann auch mit 2 Fingern von vorn auf den Brustkorb bei Lagerung auf einer harten Unterlage mit einer Frequenz von mehr als 120/Minute gedrückt werden. Das Verhältnis Beatmung : Herzmassage beträgt 1 : 3.

Sobald die Atmung des Kindes wieder zu einer rosigen Hautfarbe geführt hat und regelmäßig erfolgt, wird das Kind in die nächste Kinderklinik gebracht. Erscheint der Weg bis dahin zu weit, so wird es unverzüglich in das nächstgelegene Krankenhaus eingeliefert. Diese Forderung gilt auch für Neugeborene, die bei der Geburt sofort anfingen, kräftig zu schreien und einen gesunden Eindruck machten. Erst in der Kinderklinik sollten die endgültige Versorgung des Nabels und etwa notwendige Blutuntersuchungen des Kindes aus der Nabelschnur erfolgen. Die Plazenta (Mutterkuchen, Nachgeburt) in die Klinik mitschicken!

Nachgeburtsperiode

Sobald das Kind geboren ist, beginnt die Nachgeburtsperiode. Während dieser Zeit, gewöhnlich zwischen 10–30 Minuten, kommt es zu einer Blutung bis zu normalerweise 400 ml, die anzeigt, dass sich der Mutterkuchen (Plazenta) anlässlich einer kräftigen Wehe von der Gebärmutterwand „gelöst" hat. Er kann dann mit einer weiteren kräftigen Wehe und Mitpressen der Mutter nach außen ausgestoßen werden. Dabei werden mit der Nachgeburt auch die Eihäute geboren.

> Niemals sollte ein Laie nach der Geburt des Kindes ohne zwingende Veranlassung auf den Leib der Mutter drücken (Credé-Handgriff, Abb. 9.**8**), etwa in dem Bestreben, die Nachgeburt herauszupressen.

Nachgeburtliche Blutung

✚ Sofortmaßnahmen

Ist keine Blutstillung möglich, so muss mit beiden Händen gleichzeitig mit einer sterilen Mullkompresse oder Ähnlichem von oben gegen die Gebärmutter und von unten gegen das äußere Genitale gedrückt werden, und zwar mit äußerster Kraft, um die Mutter bis zum Eintreffen in einer Klinik oder bis zum Erscheinen des Arztes vor dem Verblutungstod zu retten (Fritsch-Handgriff, Abb. 9.**9**).

Aber auch, wenn die Nachgeburt ohne Schwierigkeiten und ohne Blutung geboren worden ist, gehört die Mutter umgehend in die Betreuung eines

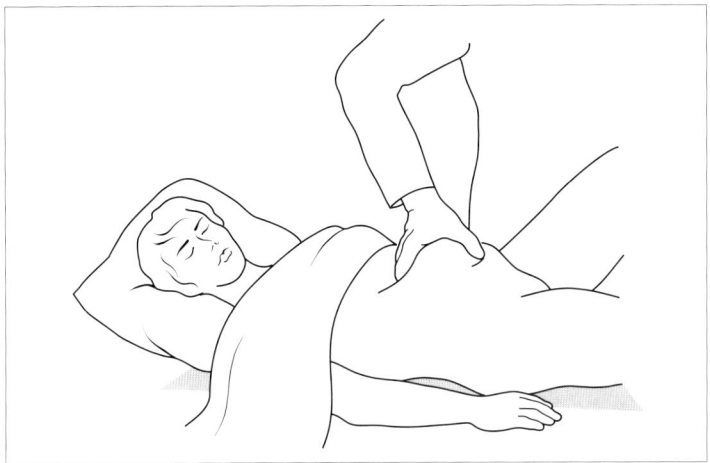

Abb. 9.**8** Credé-Handgriff. Nur bei starken Blutungen in der Nachgeburtsperiode oder nach Geburt der Plazenta ist der Crede-Handgriff auch von einem Laien anzuwenden, sofern Arzt oder Hebamme noch nicht zur Stelle sind. Durch vorsichtiges Massieren wird eine Wehe angerieben und dann ein gleich bleibend kräftiger Druck nach schräg unten ausgeübt. Die Gebärmutter wird durch die Bauchdecken hindurch in der dargestellten Weise gefasst, d.h. kräftig komprimiert (nach Stoeckel).

Abb. 9.**9** Fritsch-Handgriff. Blutet es auch nach der Geburt der Plazenta in bedrohlicher Weise, so ist mit der linken Hand die Gebärmutter kräftig gegen die rechte Hand zu drücken, die mit einem sauberen Tuch so fest wie möglich gegen das äußere Genitale drückt (nach Martius).

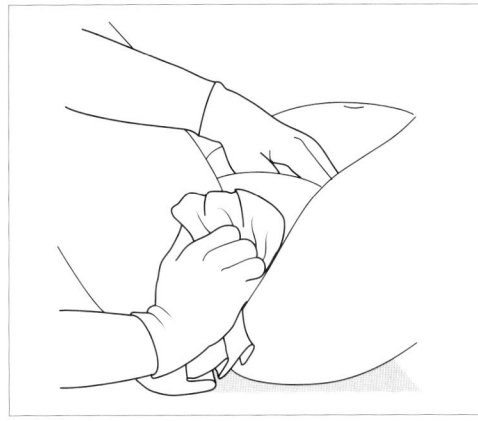

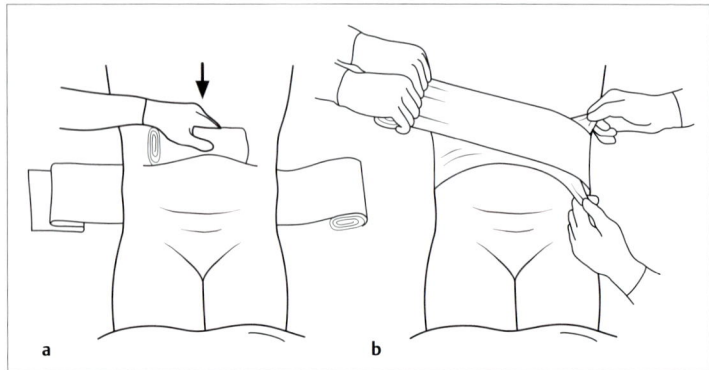

Abb. 9.**10a** u. **b** Nach der Geburt vermag ein kunstgerecht angelegter Kompressionsverband den Blutverlust der Mutter einzuschränken (nach Stoeckel).

Arztes oder einer Hebamme, denn es besteht immer noch die Gefahr stärkster Nachblutungen (Atonie). Man kann in einem solchen Fall nach Geburt der Plazenta einen Kompressionsverband anlegen, wie die Abb. 9.**10** demonstriert.

Dammriss-Blutung

Sowohl bei Dammrissen als auch bei Einrissen der Scheide und des Muttermundes kommt es im Augenblick der Geburt des Kindes – also sofort – zur Blutung, die gelegentlich recht stark sein kann.

✚ Sofortmaßnahmen

Fritsch-Handgriff und ärztliche Hilfe! Kliniktransport.

Besondere Geburtssituationen

Frühgeburt

Frühgeburten möglichst verhüten! Bei auftretenden Wehen Klinik aufsuchen, wehenhemmende Medikamente, Bettruhe.

Es gilt alles, was bereits gesagt wurde, in gleicher Weise, jedoch ist es noch dringender notwendig, im Augenblick der Geburt schonend vorzugehen, falls sich die Geburt nicht mehr aufhalten lässt.

> **!** Transport des frühgeborenen Kindes ohne Zeitverlust in die nächste Kinderklinik durchführen. Unter keinen Umständen Wärmeverluste eintreten lassen! Das Frühgeborene ist sehr kälteempfindlich. Notarztwagen, Kinderarzt, Transportinkubator!

Zwillinge

> Besondere Gefahren in der Schwangerschaft, bei der Geburt und in der Nachgeburtsperiode. Kliniktransport.

Sollte nach der Geburt eines Kindes ein zweites (Zwillings-) Kind in der Gebärmutter liegen, so ist dies praktisch nur von einem Arzt oder einer Hebamme rechtzeitig zu erkennen. Der Laie wird von der Geburt des zweiten Zwillings immer überrascht werden. Sie erfolgt im Allgemeinen 5–30 Minuten nach der Geburt des ersten Kindes. Bei Zwillingen kommt es relativ häufig zu Lageanomalien, also zu Querlagen oder Beckenendlagen („Steißlagen"), ferner auch relativ häufig zu Frühgeburten. Die Zwillingskinder sind deshalb besonders gefährdet und bedürfen ebenfalls dringend kinderklinischer Versorgung, sobald ein Transport möglich ist. Der Mutter drohen v.a. lebensgefährlich starke Nachblutungen (Atonie!).

Beckenendlage

> Bei Fruchtwasserabgang mit Wehen Kliniktransport eilig!

Bei Beckenendlagen (im Volksmund „Steißlagen") drohen immer auch dem Kind besondere Gefahren, z.B. Hirnschäden, sodass heute in vielen Fällen eine Kaiserschnittoperation notwendig wird.

Von einer Beckenendlage spricht man dann, wenn bei der Geburt nicht zuerst der Kopf, sondern das Beckenende – der Steiß – des Kindes, ein Bein oder beide Beine geboren werden. Überrascht werden kann man von einer solchen Geburt praktisch nie bei Frauen, die ihr erstes Kind erwarten, analog zur Schädellage.

Da sowohl der Mutter als auch dem Kind außerhalb einer Entbindungsabteilung besondere Gefahren drohen, ist in jedem Fall ein eiliger Kliniktransport anzustreben. Dazu ist auch dann noch Zeit, wenn das Kind erst gerade in der Tiefe der Scheide sichtbar ist. Man sollte während des Transports die Mutter immer wieder energisch auffordern, nicht nach unten zu pressen und zu drücken, sondern tief durchzuatmen, um die Geburt hinauszuzögern. Notfalls kann versucht werden, das Beckenende des Kindes kräftig zurückzudrängen, also hochzuschieben, bis die Klinik erreicht ist. Voraussetzung dafür ist aber, dass der Steiß noch nicht geboren ist.

✚ Sofortmaßnahmen

Sind eine Klinik, ein Arzt oder eine Hebamme wirklich nicht mehr rechtzeitig erreichbar, so bleibt dem Laien in diesen Ausnahmefällen nur die Möglichkeit – falls vorhanden – mit sauberen, am besten sterilen Handschuhen das Kind zunächst locker zu halten, bis der Nabel gerade sichtbar wird. Mit Einsetzen der nächsten Wehe wird die Mutter aufgefordert, nun mit aller Intensität nach unten zu pressen, sodass das Kind mit einer einzigen Wehe geboren wird.

Vom Einsetzen dieser Wehe bis zur Beendigung der Geburt dürfen nicht mehr als 4 Minuten Zeit verstreichen, denn nach Sichtbarwerden des Nabels tritt nun der kindliche Kopf in das Becken hinein und klemmt die Nabelschnur und damit die Sauerstoffzufuhr zum Kind ab. Gelingt es nicht, von diesem Moment ab in wenigen Minuten die Geburt zu beenden, so erstickt das Kind. Dennoch sollte der kindliche Kopf besonders langsam und vorsichtig über den Damm geleitet werden, damit es nicht zu den gefürchteten Hirnblutungen beim Kind oder zu Dammrissen bei der Mutter kommt. Auch darf am Rumpf des Kindes nicht etwa fest gezogen werden, da sonst die Gefahr besteht, dass die Arme hochschlagen und das Kind letztlich durch Nabelschnurkompression infolge Geburtsstillstandes absterben kann. Das Hinausleiten des Kindes zeigt Abb. 9.**11**. Eine Hilfsperson muss im Bedarfsfall während der letzten (entscheidenden) Wehe vom Kopfende der Mutter her auf den Bauch nach unten drücken, um die Geburt des Kindes zu erleichtern (Entwicklung nach Bracht).

Als Komplikationsgefahren für die Mutter sind Rissblutungen und Infektionen zu nennen.

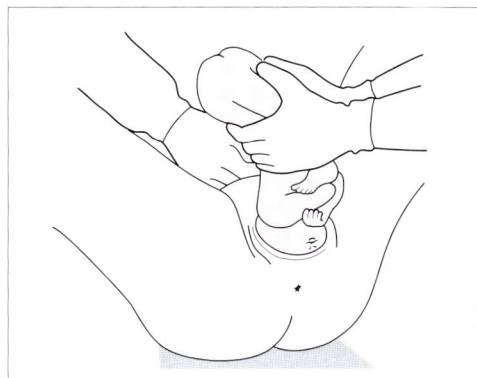

Abb. 9.**11** Entwicklung einer Beckenendlage nach Bracht.

Querlage

Die Querlagen spielen in der Ersten Hilfe nur indirekt eine Rolle: Sie sind ausschließlich durch operatives ärztliches Vorgehen zu behandeln, nie jedoch von einem Laien. Von einer Querlage spricht man dann, wenn das Kind nicht in Längsrichtung, sondern quer im Mutterleib liegt und deshalb nicht durch das mütterliche Becken hindurchtreten kann. Daher, wird man weder den Kopf noch den Rumpf des Kindes in der Scheide liegen sehen. Dies bedeutet, dass keine Zeichen für eine unmittelbar bevorstehende Geburt erkennbar sind. Man wird deshalb bei Wehen oder bei vorzeitigem Blasensprung von selbst den richtigen Entschluss fassen und den sofortigen Kliniktransport vorbereiten. Die Diagnose „Querlage" kann vom Laien wohl kaum gestellt werden. Bleibt eine Querlage sich selbst überlassen, so kommt es schließlich zur Zerreißung der Gebärmutter (Uterusruptur) mit Verblutungstod der Mutter und Kindstod! Besondere Eile ist geboten, wenn eine Hand des Kindes nach außen vorgefallen ist (Armvorfall).

Gebärmutterzerreißung (Uterusruptur)

> Vorsicht bei vorausgegangenem Kaiserschnitt: Spätestens mit Wehenbeginn Klinik aufsuchen.

Ursachen. Nach früheren Operationen an der Gebärmutter – speziell nach Kaiserschnitten – kann es durch die starke Dehnung der Gebärmutter zur Zerreißung ihrer Wand, meist im Bereich der alten Narbe, und in wenigen Minuten zur Verblutung nach innen kommen. Sollte die erforderliche operative Klinikbehandlung nicht sofort durchführbar sein, so ist mit dem Tod von Mutter und Kind zu rechnen. Warnsymptome, die auf die bevorstehende Zerreißung hinweisen würden, gibt es in diesem Fall nicht („stille Ruptur" oder „Narbenruptur").

Eine andere Form von Uterusrupturen verläuft mit Warnsymptomen („Überdehnungsruptur"). Sie kann auftreten bei Querlagen, bei engem Becken und anderen Zuständen. Sie kündigt sich längere Zeit vorher an durch Unruhe, schnellen Puls, starke Schmerzen der Frau, v.a. bei Druck auf den Unterleib, und einen „Wehensturm", d.h. durch außerordentlich kräftige und lang anhaltende Wehen (Zeichen der drohenden Uterusruptur). Auch hier kann nur die sofortige Klinikbehandlung helfen. Unmittelbare Todesgefahr für Mutter und Kind (Verblutungstod, Abb. 9.**12**).

Symptome. Es werden also 3 Formen der Uterusruptur mit unterschiedlichen Symptomen unterschieden:

✚ Drohende Ruptur:
   - zunehmende Wehentätigkeit bis zum Wehensturm,
   - Schmerzen über dem Schambein,
   - Hochsteigen des Zusammenziehungsringes des Gebärmutter,
   - Unruhe und Angst der Frau.

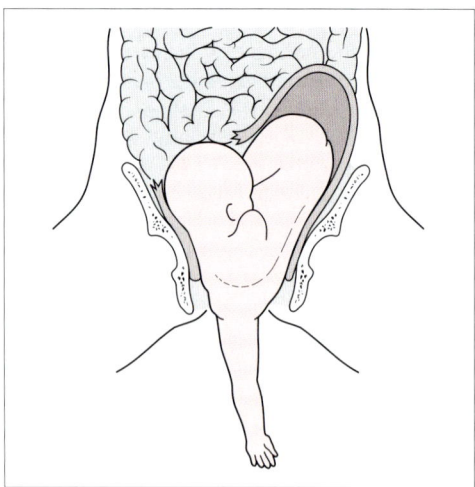

Abb. 9.**12** Die Uterusruptur kann nach früheren Operationen an der Gebärmutter (Kaiserschnitt) oder bei Überdehnung auftreten. Unmittelbare Todesgefahr (Verblutung). Die Abbildung zeigt eine eingetretene Ruptur bei Querlage mit Armvorfall (nach Stoeckel).

+ Eingetretene Ruptur: Die Zeichen der eingetretenen Ruptur entsprechen allen Zeichen einer schweren Blutung: Blässe, Schweißausbruch, rasch eintretende Ohnmacht und Pulslosigkeit und schließlich Tod. Außerdem:
  • schlagartige Beendigung der Wehentätigkeit,
  • akuter Schmerz an der Gebärmutter oder über dem Schambein,
  • Abwehrspannung der Bauchdecke,
  • Höhertreten des vorangehenden Kindsteiles.
+ „Stille" Ruptur:
  • keine typischen Rupturzeichen,
  • sekundäre Wehenschwäche,
  • Geburtsstillstand,
  • unklarer Schockzustand.

Eine Frau, die eine Operation an der Gebärmutter hinter sich hat, sollte deshalb niemals außerhalb einer Klinik entbinden. Sie muss in den letzten Wochen ihrer Schwangerschaft selbst dafür sorgen, dass sie mit Wehenbeginn oder bei vorzeitigem Blasensprung sofort die Entbindungsabteilung aufsuchen kann.

Wochenbett

Schonung! Mutterschutz! Entzündungsgefahr, deshalb Verhütung von Unterleibsinfektionen.

Das Wochenbett umfasst einen Zeitraum von 8 Wochen nach der Geburt. Im Wochenbett können die verschiedensten Komplikationen auftreten. Im Allgemeinen wird nur ein Arzt oder eine Hebamme in der Lage sein zu helfen. Diese müssen immer benachrichtigt werden, sobald Beschwerden, Blutungen oder Fieber bestehen. Erste Hilfe kann notwendig werden bei folgenden Zuständen:

+ Blutungen im Wochenbett,
+ Lungenembolie,
+ Ohnmachtszustände,
+ Eklampsie nach der Geburt,
+ Wochenbettpsychose.

Blutungen im Wochenbett

! Blutungen im Wochenbett können in seltenen Fällen so stark sein und so plötzlich einsetzen, dass unverzüglich ein Krankenhaustransport in die Wege geleitet werden muss. – Notarztruf!

Ursachen. Atonie, Plazentareste, Blutgerinnungsstörungen, Nahtdehiszenzen, Tumoren

+ Sofortmaßnahmen

Flache Lagerung der Frau mit übereinander geschlagenen Beinen. Falls noch möglich, eisgefüllte Gummiblase auf den Bauch legen. Ist ein Arzt ohne Zeitverlust erreichbar, diesen verständigen, damit er für den Transport eine Blut stillende Injektion (Wehenmittel) durchführen und schon unterwegs eine Auffüllung des Kreislaufs mit Blutersatzmitteln vornehmen kann.

Lungenembolie

Es handelt sich fast immer um ein akut auftretendes Ereignis, oft nach dem ersten Aufstehen oder während des Toilettengangs. Gefährdet sind Frauen mit Krampfadern, die längere Zeit im Bett liegen mussten, Wöchnerinnen, die fiebern und solche, die stark blutarm sind. Gefährdet sind aber auch Frauen, die bereits Thrombosen hinter sich haben.

Bedeutung. Unmittelbare Todesgefahr.

Symptome. Leichte oder starke Schmerzen bei der Atmung. Evtl. auch Luftnot, im Extremfall Todesangst und äußerste Unruhe. Diese Symptome sollten zumindest daran denken lassen, dass eine Lungenembolie vorliegen könnte.

+ Sofortmaßnahmen

Ruhig lagern! Still liegen lassen! Die Frau darf in keiner Weise bewegt werden. Das nächste Blutgerinnsel (Thrombus), das sich sonst lösen und mit dem Blut in die Lungen verschleppt werden könnte (Embolus), vermag tödlich zu sein. Notarztruf. Falls möglich, Sauerstoff atmen lassen. Niemals selbstständig ohne Arzt einen Transport in die Klinik veranlassen. Der Arzt wird den Kliniktransport erst nach medikamentöser Vorbehandlung durchführen lassen.

Ohnmachtszustände

Liegen keine Herz-, Zucker-, Leber-, Gehirn- oder Nierenleiden vor, so sind Ohnmachtszustände nach der Geburt im Allgemeinen Folge eines stärkeren Blutverlusts bei der Entbindung mit so bedingter, noch nicht überwundener „Kreislaufschwäche". Gelegentlich ist die Ohnmacht Zeichen einer inneren Blutung, wobei es auch nach innen in die Gebärmutter hinein bluten kann, ohne dass man davon außen etwas bemerkt. Entwicklung der typischen Schocksymptomatik.

Symptome. Blässe der Haut, schwacher, schneller Puls, Schweißausbruch, Kurzatmigkeit, evtl. Bewusstlosigkeit.

✚ Sofortmaßnahmen
Sofort Verständigung eines Arztes! Ist dies nicht möglich, sofort Transport in die Klinik! Dringlichkeitsstufe je nach Symptomatik. Sauerstoff atmen lassen.

Eklampsie nach der Geburt

Siehe Abschnitt „Eklamptische Anfälle" (S. 227). Das dort geschilderte Zustandsbild kann in seltenen Fällen auch erstmals im Wochenbett auftreten. Die Erste Hilfe entspricht derjenigen bei eklamptischen Anfällen während der Schwangerschaft.

Wochenbettpsychose

Jedes Wochenbett stellt für die Mutter eine erhebliche organische und auch psychische Belastung dar. Es kann dabei zu psychischen Entgleisungen bis zu erheblichen Unruhezuständen kommen.

✚ Sofortmaßnahmen

Verständigung eines Arztes; bis zu seinem Eintreffen Überwachung der Kranken.

9.3 Frauenkrankheiten

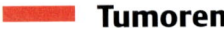 **Tumoren**

> Einmal jährlich gynäkologische Vorsorgeuntersuchung ab 20. Lebensjahr dringend empfehlenswert.

Unter den verschiedenen, teils gut-, teils bösartigen Geschwülsten, die in der Frauenheilkunde eine Rolle spielen, sollen an dieser Stelle nur wenige genannt werden, da alle anderen für die Erste Hilfe von weniger großem Interesse sind.

Stielgedrehter Eierstocktumor

Bedeutung. Stielgedrehte Eierstocktumoren (Ovarialtumoren, Abb. 9.**13**) können in jedem Lebensalter auftreten. Unter der „Stieldrehung" eines Tumors versteht man die Drehung des die Blutgefäße enthaltenden Tumorstiels um die eigene Achse. Der Ovarialtumor kann sich durch plötzliche Bewegungen seiner Trägerin (Hüpfen, Bücken, Strecken, Tanzen) um sich selbst drehen, Sein hochgradig schmerzempfindlicher Bauchfellüberzug wird damit stark gereizt, der Blutabfluss aus dem Tumorgebiet wird behindert, evtl. auch die Blutzufuhr gestört.

Daher tritt ein plötzlicher, außerordentlich intensiver Schmerz ein. Es kommt infolge des plötzlichen, sehr starken, kolikartigen Schmerzes im Unterleib u.U. zu ohnmachtsähnlichen Zuständen „wie ein Blitz aus heiterem Himmel", ohne dass die Betroffene vorher irgendwelche Erkrankungen oder Beschwerden gehabt haben muss.

Symptome. Charakteristisch sind das Plötzliche des Geschehens aus völligem Wohlbefinden heraus, die ruckartige Bewegung, die die Stieldrehung auslöst (Tanzen, Hausarbeit) und die kolikartigen, intensiven Schmerzen, die bis zu schockähnlichen Zuständen mit Blässe der Haut,

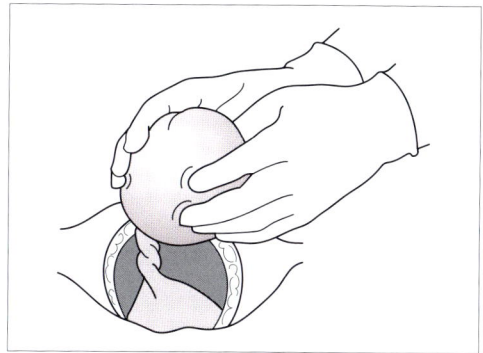

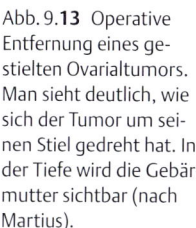

Abb. 9.**13** Operative Entfernung eines gestielten Ovarialtumors. Man sieht deutlich, wie sich der Tumor um seinen Stiel gedreht hat. In der Tiefe wird die Gebärmutter sichtbar (nach Martius).

schnellem schwachen Puls und Benommenheit führen können. Gelegentlich ist der Schmerz so stark, dass sich die Betroffene geradezu auf dem Boden wälzt.

✚ Sofortmaßnahmen

Die Kranken müssen auf schnellstem Wege in eine Klinik transportiert werden, besonders dann, wenn ein Arzt nicht sofort erreichbar ist.

Zwar ist die Operation eines stielgedrehten Ovarialtumors keinesfalls in wenigen Minuten, sondern erst innerhalb der nächsten Stunden erforderlich, aber dieses Krankheitsbild kann leicht mit einem anderen akuten und unmittelbar lebensbedrohlichen Ereignis verwechselt werden, nämlich der geplatzten Eileiterschwangerschaft (S. 251). Eine solche führt innerhalb kürzester Frist zum inneren Verblutungstod, wenn nicht sofort operiert wird. Da die Unterscheidung dieser beiden Zustände einem Laien nicht möglich ist, sollte die Klinikeinweisung sofort veranlasst werden.

Tumorblutung

Bei Menstruationsblutungen, die länger als 7 Tage dauern, bei Blutungen zwischen 2 Menstruationen oder bei Blutungen, die sich nach den Wechseljahren zeigen, sollte immer der Frauenarzt aufgesucht werden. Das gilt auch für jede Art von blutigem Ausfluss. Nur in seltenen Fällen können solche Blutungen so stark sein, dass sie Erste Hilfe erfordern (s. „Blutun-

gen", S. 250). An dieser Stelle sei auf die Möglichkeit der Krebsvorsorge-
untersuchungen einmal jährlich hingewiesen. Sie können bei nieder-
gelassenen Frauenärzten durchgeführt werden. Sie dienen der Krebs-
früherkennung und führen daher zu besseren Heilungschancen.

▰▰▰ Entzündungen

> Entzündungen führen nicht selten zur Kinderlosigkeit. Vorbeugend
> einwandfreie Hygiene, besonders während gynäkologischer Blutun-
> gen.

Entzündungen gehen im Allgemeinen mit Schmerzen und meist auch mit
Fieber einher, also immer mit Zeichen, die die Konsultation eines Arztes,
speziell eines Frauenarztes, erforderlich machen.

Für die Erste Hilfe haben entzündliche Unterleibserkrankungen nur
dann Bedeutung, wenn sie mit einer Harnverhaltung oder einem Nierenversagen (mangelhafte Urinausscheidung), gelegentlich auch, wenn sie
mit einer Darmlähmung (Ileus) einhergehen (aufgetriebener Bauch, letz-
ter Stuhl vor 2–3 Tagen oder noch früher, kein Abgang von Winden). Diese Patientinnen müssen umgehend einer klinischen Behandlung zugeführt werden. In diesem Zusammenhang seien v.a. die lebensbedrohlichen, entzündlichen Folgen einer Abtreibung erwähnt! Jede Frau, bei der
eine Schwangerschaft unterbrochen wurde, sollte innerhalb weniger
Stunden einer klinischen Behandlung zugeführt werden, falls sich Komplikationen einstellen.

Auch nach Anwendung von Intrauterinpessaren („Spirale") zur
Schwangerschaftsverhütung kommt es relativ häufig zu entzündlichen
Reaktionen der Unterleibsorgane.

▰▰▰ Blutungen in der Frauenheilkunde

> Bei allen gynäkologischen Blutungen im fortpflanzungsfähigen Alter
> an Eileiterschwangerschaften und Unterleibskrebs denken.

Blutungen nach außen. Zu den Blutungen nach außen zählen diejenigen bei Fehlgeburten, bei Eileiterschwangerschaften, bei gut- oder bösartigen Geschwülsten im Unterleib, die Blutungen nach Verletzungen

(Pfählungsverletzungen, Verletzungen durch Geschlechtsverkehr) und schließlich die funktionellen Blutungen bei Eierstockschwäche im jugendlichen Alter oder in den Wechseljahren. Die Behandlung bleibt dem Arzt oder der Klinik überlassen. Die Dringlichkeit des Kliniktransports richtet sich nach dem Allgemeinzustand der Frau, nicht etwa nur nach der Stärke der von außen sichtbaren Blutung, da es gleichzeitig auch nach innen bluten kann.

Blutungen nach innen. Die Blutungen nach innen sind für den Laien entweder gar nicht oder nur indirekt erkennbar. Blutungen nach innen sind für die Erste Hilfe also in erster Linie ein diagnostisches Problem. 2 Krankheitsbilder stehen im Vordergrund: Die Eileiterschwangerschaft mit ihren unmittelbar lebensbedrohlichen Folgeerscheinungen und gelegentlich auch die Blutung nach innen beim Eisprung (Follikelsprung).

Eileiterschwangerschaft

Bedeutung. Sofern sich eine junge Schwangerschaft auf dem Wege vom Eierstock bis zur Gebärmutter unterwegs im Eileiter (Tube) festsetzt und nun hier wächst (Eileiterschwangerschaft, extrauterine oder Tubargravidität), muss es im weiteren Verlauf je nach Einnistungsstelle des befruchteten Eies im Eileiter zum Ausstoßen der Frucht aus dem Eileiter (Tubarabort) oder zur Zerreißung dieses sehr schmalen und zarten Gebildes (Tubarruptur) kommen. Dabei kommt es immer auch zum Einriss von Blutgefäßen und zu Blutungen nach innen in die Bauchhöhle hinein.

> Bei der geplatzten Eileiterschwangerschaft (Tubarruptur) treten arterielle, außerordentlich starke Blutungen auf, die schon innerhalb kürzester Frist, d.h. innerhalb von 1/2 oder 1 Stunde, gelegentlich auch erst später, zum Tod der Frau führen können. Eine Blutung nach außen kann fehlen oder auch nur schwach sein.

Der Tubarabort verläuft weniger dramatisch (Abb. 9.**14**).

Symptome. Es kann sein, dass die Betroffene nichts von dem Vorliegen einer Schwangerschaft weiß. Es kann gelegentlich sogar vorkommen, dass die Menstruation nicht ausgeblieben ist, und dennoch eine Eileiterschwangerschaft vorliegt. Trifft man also auf eine Frau im gebärfähigen Alter, die akut unter den Zeichen einer inneren Blutung verfällt, so sollte

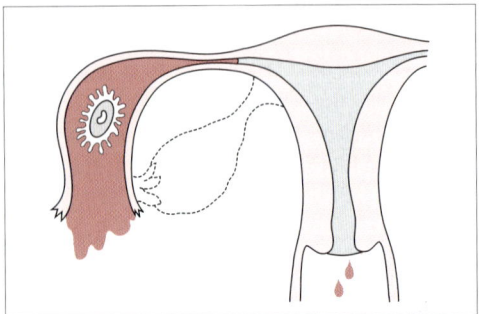

Abb. 9.**14** Eileiterschwangerschaft rechts im Zustand der Fehlgeburt (Tubarabort), wobei während der Ausstoßung der Frucht eine leichte bis mäßige Blutung in die Bauchhöhle stattfindet. Würde die Frucht die Eileiterwand zerreißen (Tubarruptur), so käme es sofort zur schweren inneren Blutung mit akuter Lebensgefahr und Schockzustand. Dabei ist es möglich, dass es nach außen hin nicht blutet. Dargestellt sind die aufgeschnittene Gebärmutter mit oberem Scheidendrittel, der oval geformte Eierstock und der mit Blut gefüllte Eileiter der rechten Seite (nach Martius).

mit höchster Dringlichkeitsstufe der liegende Transport in die Klinik vorgenommen werden. Als diagnostische Hinweise genügen: Schwindel oder Ohnmacht, schwacher, schneller Puls, Blässe und kalter Schweiß, also die Symptome eines Schocks. Schmerzen im Unterleib können vorhanden sein, können aber auch durchaus fehlen oder infolge der Schocksymptome nicht voll empfunden werden. Es kann außerdem leicht nach außen bluten. Man lasse sich aber durch diese leichte Blutung nicht täuschen, die Blutung nach innen kann dennoch äußerst stark sein.

✚ Tubarabort: Hinweise – nicht obligat:
  - meist Ausbleiben der Regelblutung seit 6–8 Wochen,
  - Schwangerschaftstest positiv (meist bekannt!),
  - schwache Blutung,
  - einseitiger, wehenartiger Unterbauchschmerz,
  - Kollapsneigung.

✚ Tubarruptur: Hinweise – nicht obligat:
  - meist Ausbleiben der Regelblutung seit 6–8 Wochen,
  - plötzlicher, extrem starker Unterleibsschmerz,
  - Schulterschmerz! (durch Reizung eines Zwerchfellnervs),
  - Bauchdecke hart gespannt,
  - schnelle Verschlechterung des Allgemeinzustandes mit Schockentwicklung.

+ Sofortmaßnahmen

Kliniktransport! In diesem Fall drängt die Zeit wirklich zur höchsten Eile. Nicht erst auf herbeigerufenen Arzt warten. Sauerstoff einatmen lassen. Sofern ein Arzt an Ort und Stelle ist, wird er schon während des Transports ein Blutersatzmittel infundieren. Telefonische Vorausbenachrichtigung der Klinik durch dritte Personen, während der Transport unterwegs ist.

Blutung nach innen bei Follikelsprung

Bedeutung. Der Eisprung erfolgt im Allgemeinen etwa 14 Tage vor der nächsten zu erwartenden Regelblutung. In seltenen Fällen kann es auch dabei zum Einriss von Blutgefäßen kommen und damit zur Blutung nach innen. Eine Blutung nach außen kann fehlen oder nur spurenweise beobachtet werden.

Symptome und Sofortmaßnahmen wie bei der Eileiterschwangerschaft (s.o.). Beide Zustände können vom Laien nicht voneinander unterschieden werden.

Verletzungen

Keine Erste Hilfe möglich. Arzt hinzuziehen.

10 Kinder

Atemnot und Erstickungsanfälle können bei Kindern durch verschiedene Fehlbildungen und Erkrankungen insbesondere durch Krupp und Pseudo-Krupp verursacht werden. Die Ursache kann meist nicht sofort geklärt werden. Die Erste-Hilfe-Maßnahmen unterscheiden sich nicht von denen bei Erwachsenen mit Atemproblemen (S. 38, schnelle Einlieferung in ein Krankenhaus).

Früh- und Neugeborene mit Störungen der Vitalfunktion sollten nur vom Notarzt mit einem Transportinkubator verlegt werden. Nur dadurch wird der gefährliche Wärmeverlust verringert und die hygienische Sicherheit des Kindes während des Transports gewährleistet.

Krampfanfälle treten im Kindesalter häufiger auf. Besonders hohe Temperaturen führen nicht selten zu „Fieberkrämpfen". Hohes Fieber bei Säuglingen und Kleinkindern ist gefährlich, da dadurch ein hoher Flüssigkeitsverlust verursacht wird, den die Regulationsmechanismen des Körpers nur kurze Zeit kompensieren können. Bei Temperaturen über 39°C droht bereits Gefahr durch Kreislaufversagen. Übelkeit und Erbrechen treten auf, die Kinder verfallen, der Puls wird stark beschleunigt, der Blutdruck sinkt. Atem- und Herzbeschwerden treten auf, die Haut verliert ihre Elastizität. *Behandlung:* ausreichende Flüssigkeitszufuhr und Fieber senkende Maßnahmen wie z.B. Wadenwickel. Abwaschen des Körpers mit Franzbranntwein; dies darf nur im warmen Zimmer erfolgen. Die Krämpfe bei Kleinkindern können außer durch Fieber natürlich auch durch epileptische Anfälle, Hirnverletzungen und Vergiftungen ausgelöst werden. In all diesen Fällen ist die Krankenhauseinweisung erforderlich.

11 Kleinere ärztliche Maßnahmen

Im Folgenden werden einige Maßnahmen besprochen, die eigentlich Aufgabe eines Arztes oder geschulten medizinischen Personals sind. In besonderen Notfällen, z.B. auf einer Skihütte, die stundenweit vom nächsten Dorf entfernt ist, kann jedoch auch einmal ein erfahrener Helfer in die Lage kommen, einen dieser Eingriffe ausführen zu müssen – sofern das benötigte Material zur Verfügung steht.

Magenaushebung

Immer wenn der Verdacht besteht, dass jemand eine Überdosis Tabletten eingenommen hat oder dass verdorbene Nahrungsmittel (Fisch, Konserven, Pilze) gegessen wurden, sollte so schnell wie möglich der Magen entleert werden, um wenigstens die Aufnahme noch im Magen befindlicher Giftstoffe zu verhindern. Am einfachsten macht man das so, dass man den Patienten zum Erbrechen bringt, indem man ihm mit einem Löffelstiel oder mit dem Finger kräftig auf den Zungengrund drückt. Gelingt dies nicht und ist der Patient noch nicht bewusstlos, dann bleibt nur noch die Magenaushebung. Dabei muss ein 1–1,5 cm dicker Schlauch durch den Mund über die Speiseröhre in den Magen eingeführt werden. Bei tief Bewusstlosen steht häufig der Kehldeckel offen, sodass man mit dem Schlauch in die Luftröhre statt in die Speiseröhre gerät, der Patient wird dann blau und man hört bei der Ausatmung Luft aus dem Schlauch herauspfeifen. In diesem Falle muss der Schlauch sofort wieder herausgezogen und neu eingeführt werden. Da die Speiseröhre hinter der Luftröhre liegt, muss der Schlauch an der hinteren Rachenwand entlanggleiten (Abb. 11.1).

Der Abstand von den Zähnen bis zum Mageneingang beträgt beim Erwachsenen etwa 40 cm. Wenn man den Schlauch also 45–50 cm weit einführt, liegt er im Magen. Meist kommt sofort Mageninhalt heraus. Auf das Ende des Schlauches wird ein Trichter aufgesetzt, den man mit etwa 1/2 Liter lauwarmem Wasser füllt. Der Trichter wird nun angehoben, sodass das Wasser in den Magen einläuft. Wenn der Trichter fast leergelaufen ist, wird er so weit gesenkt, bis er sich unterhalb des Patienten befin-

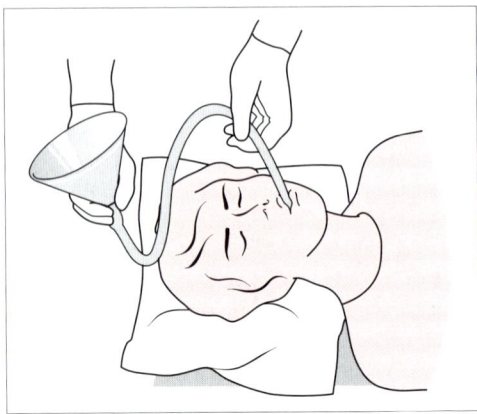

Abb. 11.**1** Magenaushe-berung: Ein dicker Ma-genschlauch wird durch die Speiseröhre in den Magen eingeführt. Am Ende des Schlauches wird ein Trichter ange-schlossen.

det. Nach dem Heberprinzip läuft jetzt das Wasser mit dem Mageninhalt in den Trichter ein. Der Trichter wird entleert und neu mit Wasser gefüllt. Das wird so lange wiederholt bis das Wasser klar zurückkommt.

+ Gefahren:
- Einfüllen von Wasser in die Lungen, Aspiration und Erstickung.
- Einfüllen von zu viel Wasser in den Magen und dadurch Hinunter-spülen von Giftstoffen in den Darm.

Katheterisierung

Bei älteren Männern kommt es durch Altersumbau zu einer Vergröße-rung der unter dem Blasenausgang liegenden Vorsteherdrüse (Prostata). Dadurch wird in fortschreitendem Alter die Urinentleerung in zuneh-mendem Maße behindert. Wird nun durch kalte Getränke oder Alkohol die Blase noch zusätzlich gereizt, so kann eine totale Harnsperre eintre-ten. Da die Nieren aber immer weiter Urin ausscheiden, wird die Blase sehr stark gefüllt, wodurch extreme Unterbauchschmerzen hervorgeru-fen werden. Hier hilft nur eine künstliche Blasenentleerung über einen Katheter.

Wenn kein steriler Katheter vorhanden ist, kann man einfach mit ei-ner sterilen Spritze mit dicker Nadel oberhalb des Schambeines genau in

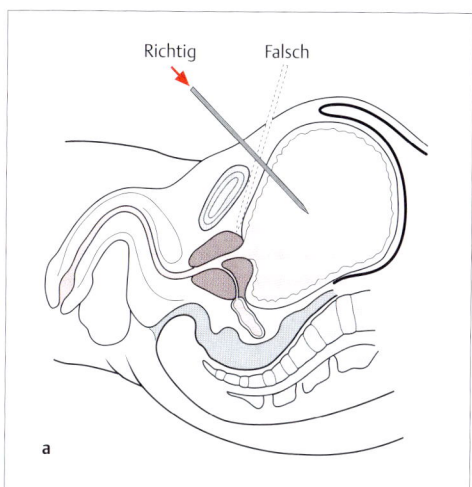

Abb. 11.**2a** Kapillar-
punktion der Harnblase.

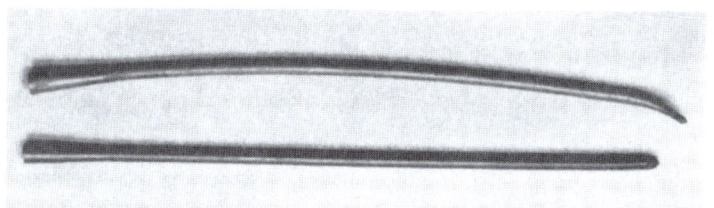

Abb. 11.**2b** Blasenkatheter. Oben: Tiemann-Katheter, unten: Nelaton-Katheter.

der Mittellinie senkrecht in die Tiefe in die Blase hineinstechen und häufig 1–1,5 Liter Urin langsam absaugen (Abb. 11.**2a**). Die Blase sollte niemals vollständig entleert werden, da es sonst zu Blutungen aus der er-
schlaffenden Blasenwand kommt. Ist ein steriler Blasenkatheter vorhanden (es gibt im Handel steril abgepackte Einmalkatheter), dann wird
nach Reinigen der Eichel der Katheter entweder mit sterilen Handschuhen oder unter Zuhilfenahme einer sterilen Pinzette vorsichtig in die Blase eingeführt. Es gibt Katheter mit ausgezogener Spitze (Tiemann-Katheter) und mit stumpfer Spitze (Nelaton-Katheter). Für den wenig Erfahrenen kommt nur der Nelaton-Katheter infrage, da er weniger leicht die
Harnröhrenwand durchbrechen und Verletzungen verursachen kann
(Abb. 11.**2b**).

+ Gefahren:

- Mangelnde Sterilität, Einschleppung von Keimen in die Blase.
- Verletzung der Harnröhre mit Blutungen.
- Zu schnelle Urinentleerung, dadurch Entlastungsblutung aus der Blasenwand.

Luftröhrenschnitt

Bei Insektenstichen in den Rachen und bei Verätzungen können die Schleimhäute in wenigen Minuten so stark anschwellen, dass keine Luft mehr in die Luftröhre gelangt. Am häufigsten kommt diese Verletzung zustande, wenn aus einer Dose oder einer Flasche getrunken wird, in der sich eine Wespe befindet. Ein sofortiger Transport ins Krankenhaus ist erforderlich, wobei man dem Patienten am besten einen Eiswürfel in den Mund gibt oder ihn schluckweise eisgekühlte Flüssigkeit trinken lässt, um die Schwellung zu verzögern. Ein Chirurg kann durch Luftröhrenschnitt den Unglücklichen vor dem Ersticken bewahren. Der Schildknorpel (am weitesten vorragender Teil des Kehlkopfs), der den Adamsapfel bildet, ist bei den meisten Menschen gut zu tasten. Unterhalb des Schildknorpels tastet man den Ringknorpel und bei mageren Menschen darunter die Luftröhrenknorpel. Mit Daumen und Zeigefinger der linken Hand wird die Luftröhre fest gefasst, wobei die Haut gespannt wird. Mehrere Helfer müssen dabei den Verletzten festhalten, damit der Kopf, den man über ein Kissen im Nacken weit nach hinten neigt, sich nicht bewegt. Dann schneidet man mit einem scharfen spitzen Messer zunächst quer durch die Haut und dann senkrecht in der Tiefe unterhalb des Ringknorpels in die Luftröhre oder besser, wenn man sie tasten kann, zwischen dem den 1. und 2. Luftröhrenknorpel (Abb. 11.**3**). Sobald die Luftröhre eröffnet ist, dringt die Luft pfeifend in die entstandene Öffnung. Ein weiterer Helfer muss also mit einem Bleistift oder dergleichen bereit stehen, den er sofort in das entstehende Loch schiebt, um es offen zu halten. Geschieht das nicht, so legen sich die Schnittränder durch den entstehenden Sog aneinander und es kann keine Luft in die Lungen eindringen, der Patient ist verloren. Nach erfolgtem Luftröhrenschnitt muss der Patient liegend in ein Krankenhaus zur sachgemäßen Versorgung mit einer Kanüle (Abb. 11.**4**) gebracht werden. Der Helfer muss während der ganzen Fahrt ins Krankenhaus die Luftröhre offen halten.

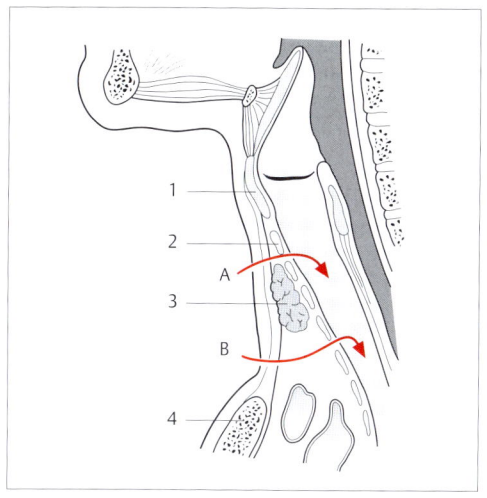

Abb. 11.**3** Luftröhrenschnitt (Tracheotomie):
1. Schildknorpel, 2. Ringknorpel, 3. Isthmus der Schilddrüse, 4. Brustbein.
A. Oberer Luftröhrenschnitt durch den ersten Knorpelring der Luftröhre direkt unterhalb des Ringknorpels und oberhalb des Isthmus der Schilddrüse.
B. Unterer Zugang zur Luftröhre. Bei der Nottracheotomie auf jeden Fall zu vermeiden.

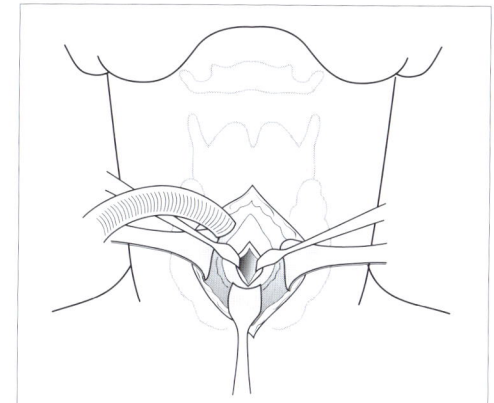

Abb. 11.**4** Luftröhrenschnitt in der Klinik. Die Luftröhre ist freigelegt und mit Haken auseinander gezogen. Eine Trachealkanüle wird von der linken Bildseite her eingeführt.

+ Gefahren:

- Blutung, Eindringen von Blut in die Lungen.
- Verletzung des Schildknorpels, danach kommt es zu einer nicht mehr zu behebenden Sprachstörung.
- Unterlassen der Offenhaltung des Schnittes.
- Verletzung der Schilddrüse und dadurch starke Blutung.

„Needling". Eine relativ ungefährliche Notlösung ist auch das sog. „Needling" (Abb. 11.**5**). Dabei werden 3–4 dicke Punktionskanülen zwischen Schildknorpel und Ringknorpel (also unterhalb des Adamsapfels) seitlich in einem Winkel von etwa 45° in die Luftröhre eingestochen und dadurch genügend Lufteintritt ermöglicht, um den Patienten vor dem Erstickungstod zu bewahren. Selbst wenn eine Kanüle durch ein Gefäß oder die Schilddrüse gestochen wurde, erfolgt bei dieser Methode keine Blutaspiration. Etwa 4 größere Kanülen erlauben eine ausreichende Atmung.

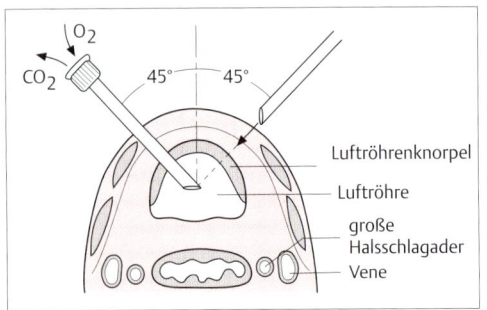

Abb. 11.**5** Bei drohendem Erstickungstod empfiehlt sich das ungefährliche „Needling" (nach Schmid).

▬▬ Entfernung von Fremdkörpern aus der Luftröhre

Kinder, weniger häufig auch Erwachsene, nehmen immer wieder Geldstücke, Pfeifen und Ähnliches in den Mund, die dann plötzlich in die Luftröhre geraten und nicht mehr herausgebracht werden können. Bei Erwachsenen können durch unvorsichtiges Sprechen beim Essen manchmal Knochenstückchen oder Speiseteile in die Luftröhre geraten. Sofort tritt Atemnot und Erstickungsgefühl auf.

Der Helfer tritt hinter den Patienten, beugt dessen Oberkörper so weit nach vorne, dass der Kopf nach unten hängt und löst durch kräftige Schläge mit der flachen Hand auf den Rücken zwischen die Schulterblätter Hustenstöße aus, die das steckengebliebene Hindernis herausbefördern können (Abb. 11.**6**). Anschließend in Kopf-tief-Lage den Fremdkörper aus Mund- und Rachenraum entfernen. Kinder hebt man an den Beinen hoch, sodass der Kopf nach unten hängt und schüttelt sie kräftig oder schlägt mit der flachen Hand auf den Rücken. Eine weitere Möglichkeit der Fremdkörperentfernung aus den Luftwegen ist der sog. Heimlich-Handgriff (s. Kapitel „Wiederbelebung" und Abb. 5.**20b**).

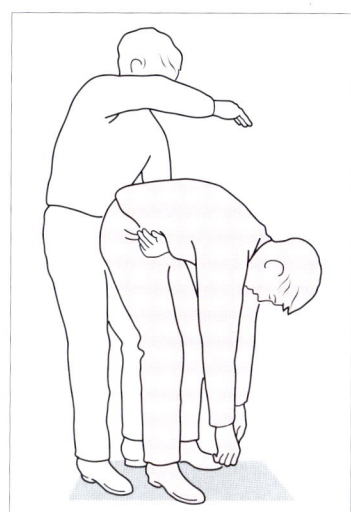

Abb. 11.**6** Entfernung von Fremdkörpern aus der Luftröhre. Der Patient wird vornüber gebeugt und durch kräftige Schläge auf den Rücken zu Hustenstößen angeregt.

Entfernung von Fremdkörpern aus dem Auge

Die Entfernung von Sandkörnchen oder Staubteilchen unter **Unterlid** gelingt meist leicht, indem man das Unterlid nach unten zieht und den Fremdkörper mit feuchter Watte oder dem Zipfel eines sauberen Taschentuchs vorsichtig heraustupft. Reiben am Auge sollte vermieden werden, da dadurch der Fremdkörper nur weiter ins Gewebe einmassiert wird und stärkere Schmerzen verursacht.

Befindet sich der Fremdkörper unter dem **Oberlid,** lässt man den Patienten nach unten blicken und zieht das Oberlid an den Wimpern über das Unterlid herunter (Abb. 11.**7**). Beim Wiederzurückgleiten des Oberlides bleibt der Fremdkörper meist am Unterlid hängen.

Gelingt die Entfernung des Fremdkörpers auf diese Weise nicht, so lässt man den Verletzten das Auge schließen und drückt ein Streichholz fest auf die Basis des Lides und klappt das ganze Lid nach oben über dieses Streichholz um. Wenn der Verletzte nun nach unten blickt, kommt der ganze obere Bindehautsack zur Darstellung und der Fremdkörper kann entfernt werden (Abb. 11.**8**).

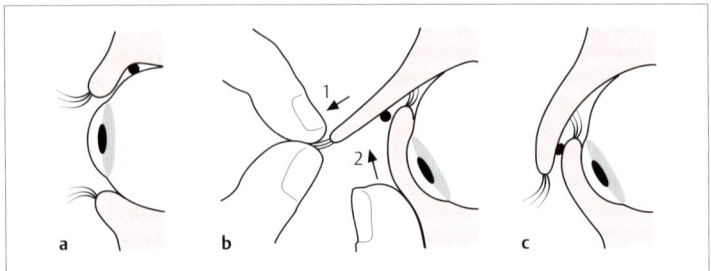

Abb. 11.**7a–c** Entfernung von Fremdkörpern unter dem Oberlid durch das Herabziehen des Oberlides an den Wimpern.

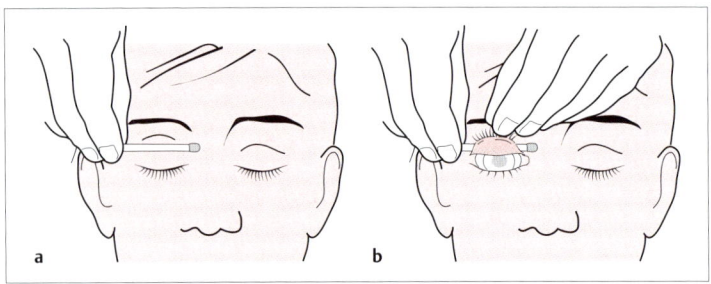

Abb. 11.**8a** u. **b** Entfernung von Fremdkörpern unter dem Oberlid durch Umklappen des Oberlides über ein Streichholz und Abtupfen des Fremdkörpers mit einem Wattebausch oder dem angefeuchteten Zipfel eines Taschentuches.

Fremdkörper wie Metall-, Stein- oder Holzsplitter, die in den Augapfel eingedrungen oder auf der Hornhaut festgebrannt (Funken beim Schleifen von Metall) sind, dürfen nur vom Augenarzt entfernt werden. Ebenso gehören die gefürchteten Tintenstiftverletzungen in die Behandlung des Augenarztes. In diesen Fällen wird lediglich ein nicht drückender Augenverband angelegt.

12 Kleiner Verbandkurs

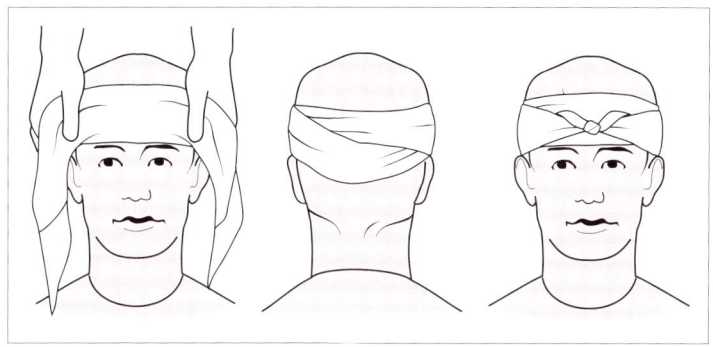

Abb. 12.**1** Provisorischer Stirnverband mit dem Dreiecktuch.

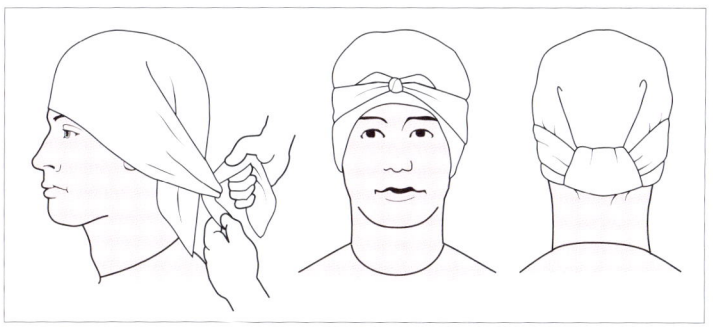

Abb. 12.**2** Provisorischer Kopfverband mit dem Dreiecktuch.

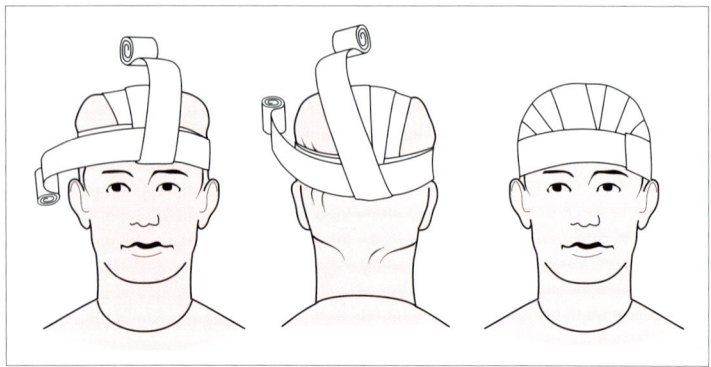

Abb. 12.**3** Fachgerecht angelegter Kopfverband.

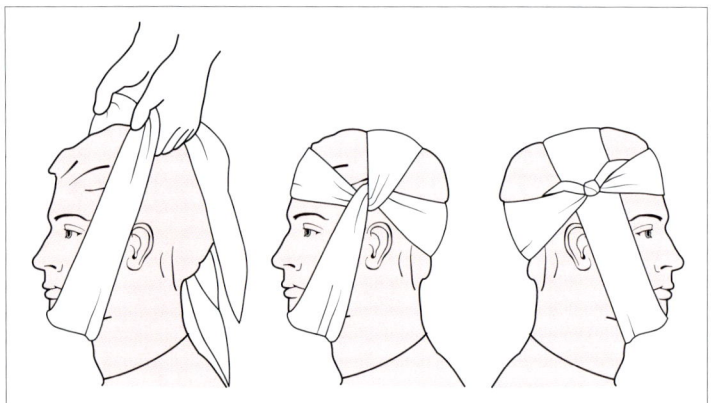

Abb. 12.**4** Anlegen einer Kinnschleuder zur Ruhigstellung von Unterkieferbrüchen mit einem Dreiecktuch.

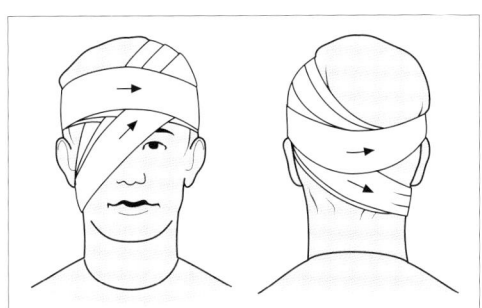

Abb. 12.**5** Einseitiger Augenverband.

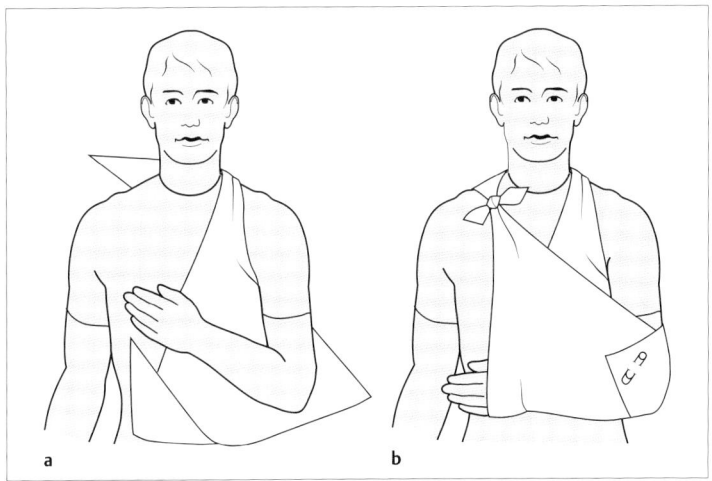

Abb. 12.**6a** u. **b** Anlegen einer Mitella (Schultertragtuch).

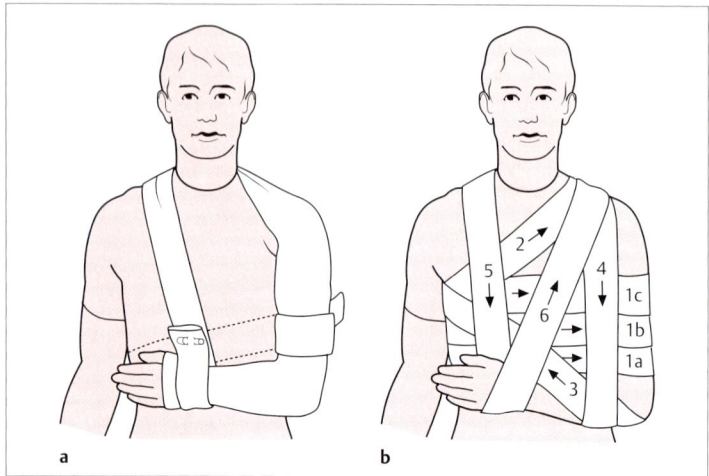

Abb. 12.**7a** u. **b** Gilchrist- und Desault-Verband.

a Gilchrist-Verband mithilfe eines Tubegazeschlauches. Es wird Schlauchverband in der Länge von 3 Patientenarmlängen verwendet, in dem an den Drittelpunkten Löcher zum Durchstecken von Arm und Hand geschnitten werden.

b Desault-Verband zur Ruhigstellung des Oberarms und Schultergelenks mit elastischen Binden.

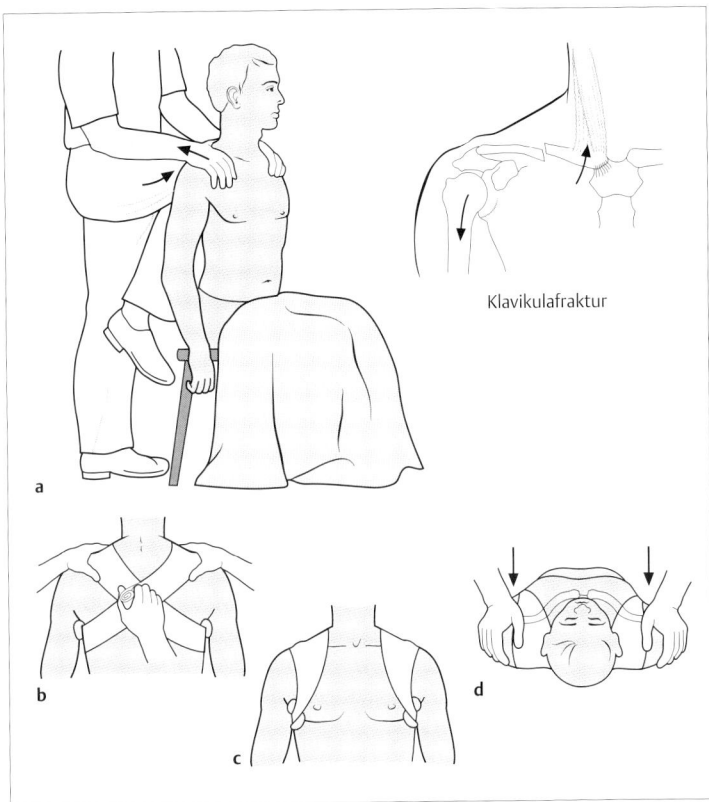

Klavikulafraktur

Abb. 12.**8a–d** Rucksackverband. Anlegung bei Klavikulafraktur. Der Verband sorgt für eine ausreichende Immobilisierung und gestattet sofortiges Herumgehen und freien Gebrauch der Arme (nach Compere).

a Reposition durch Zug an den Schultern nach hinten, während das Knie des Helfers zwischen die Schulterblätter gedrückt wird.

b Schultern werden zurückgedrückt, während der Achtertouren-Tubegazeschlauch-verband angelegt wird.

c Beachte die Polster in der Axilla.

d Schultern werden zurückgedrückt, während der Schlauchverband angezogen wird. Beachte ein dickes Polster zwischen den Schulterblättern.

Jeder Verband an Extremitäten ist, wenn irgend möglich, mit einer Zellstoffbinde zu unterlegen, da es bei zu straff sitzenden Verbänden leicht zu venöser Stauung, arterieller Abschnürung oder Nervenschädigung kommen kann.

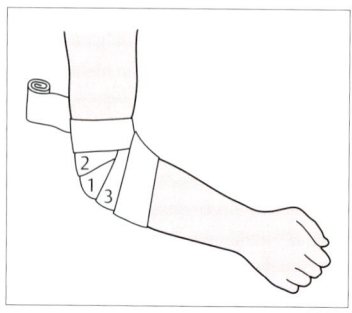

Abb. 12.**9** Auswärts gerichteter Verband im Achtergang am Ellbogen.

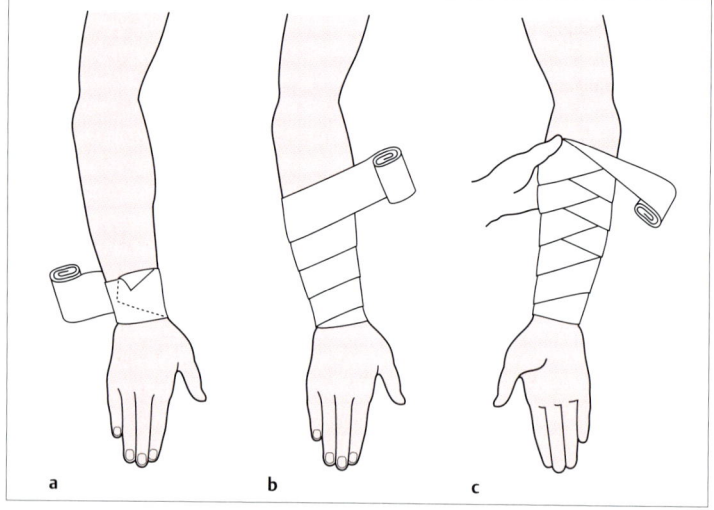

Abb. 12.**10a–c** Anlegen eines Unterarmverbandes.
a Anwickeln
b Spiralgang
c Wickeln mit Umschlag

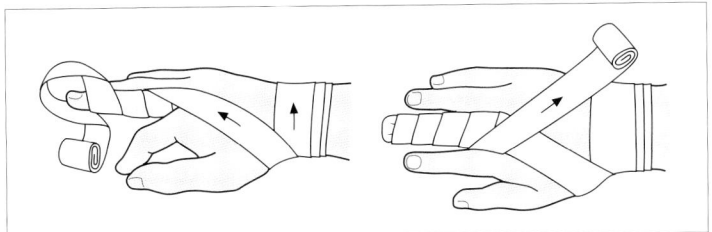

Abb. 12.**11** Anwickeln eines Fingerverbandes.

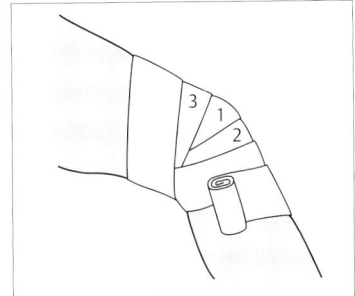

Abb. 12.**12** Auswärts gerichteter Achterverband am Knie.

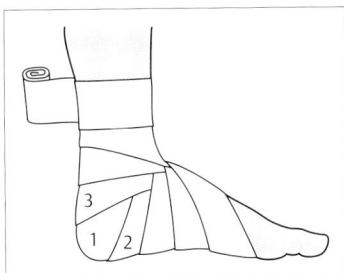

Abb. 12.**13** Auswärts gerichteter Achterverband am Fuß, im Kreisgang beendet.

13 Medikamenten-Notdienst

In zahlreichen größeren und kleineren Orten des Bundesgebietes existiert ein Medikamenten-Notdienst. Er steht an Wochenenden und Feiertagen während der Dienstzeit des ärztlichen Notdienstes zur Verfügung. Wenn jemand nicht in der Lage ist, sich selbst ein vom ärztlichen Notdienst verschriebenes Medikament in der oft weit entfernt Dienst habenden Apotheke zu beschaffen, dann holt der Medikamenten-Notdienst in der Wohnung des Patienten das Rezept ab, beschafft das Medikament und liefert es aus. Die Dienst habenden Apotheken geben Auskunft, ob ein solcher Medikamenten-Notdienst an Ihrem Ort zur Verfügung steht.

14 Rettungshubschrauber-Stützpunkte

Überblick über die Rettungshubschrauber-Stützpunkte

Die Stationen können nicht direkt angerufen werden, da die Noteinsätze der Hubschrauber von den örtlichen Leitstellen koordiniert werden (Notrufnummer 110).

Bei Hubschrauberlandung sich nie dem Hubschrauber nähern, solange die Rotorblätter noch laufen.

Stützpunkte der Luftrettung in Deutschland	Hubschrauber werden gestellt von:
„Christoph E 1" – **Aachen/Würselen**	ADAC-Luftrettung
„Christoph 49" – **Bad Saarow**	Bundeswehr
„Christoph 20" – **Bayreuth**	ADAC-Luftrettung
„Christoph 31" – **Berlin**	ADAC-Luftrettung
„Christoph 13" – **Bielefeld**	Katastrophenschutz-Verwaltung ADAC
„Christoph 35" – **Brandenburg**	Katastrophenschutz
„Christoph 6" – **Bremen**	ADAC-Luftrettung
„Christoph 38" – **Dresden**	Katastrophenschutz
„Christoph 9" – **Duisburg**	Katastrophenschutz-Verwaltung ADAC
„Christoph 12" – **Eutin**	Katastrophenschutz-Verwaltung ADAC
„Christoph 2" – **Frankfurt**	Katastrophenschutz
„Christoph 45" – **Friedrichshafen**	DRF
„Christoph 28" – **Fulda**	ADAC-Luftrettung
„Christoph 44" – **Göttingen**	DRF
„Christoph 47" – **Greifswald**	DRF
„Christoph 34" – **Güstrow**	Katastrophenschutz
„Christoph 29" – **Hamburg**	Bundeswehr
„Christoph 4" – **Hannover**	Katastrophenschutz-Verwaltung ADAC
„Christoph 32" – **Ingolstadt**	ADAC-Luftrettung
„Christoph 70" – **Jena**	ADAC-Luftrettung

Stützpunkte der Luftrettung in Deutschland	Hubschrauber werden gestellt von:
„Christoph 43" – **Karlsruhe**	DRF
„Christoph 7" – **Kassel**	Katastrophenschutz
„Christoph 23" – **Koblenz**	ADAC-Luftrettung
„Christoph 17" – **Kempten**	Katastrophenschutz-Verwaltung ADAC
„Christoph 3" – **Köln**	Katastrophenschutz-Verwaltung ADAC
„Christoph 61" – **Leipzig**	IFA
„Christoph 41" – **Leonberg**	DRF
„Christoph 5" – **Ludwigshafen**	Katastrophenschutz-Verwaltung ADAC
„Christoph 8" – **Lünen**	Katastrophenschutz-Verwaltung ADAC
„Christoph 36" – **Magdeburg**	Katastrophenschutz
„Christoph 77" – **Mainz**	ADAC-Luftrettung
„Christoph Murnau" – **Murnau**	ADAC-Luftrettung
„Christoph 1" – **München**	ADAC-Luftrettung
„Christoph Westfalen" – **Münster**	ADAC-Luftrettung
„Christoph 48" – **Neustrelitz**	Bundeswehr
„Christoph 37" – **Nordhausen**	Katastrophenschutz
„Christoph 27" – **Nürnberg**	DRF
„Christoph 18" – **Ochsenfurt/Würzburg**	DRF
„Christoph E 2" – **Rheine**	ADAC-Luftrettung
„Christoph 42" – **Rendsburg**	DRF
„Christoph 16" – **Saarbrücken**	ADAC-Luftrettung
„Christoph 26" – **Sanderbusch**	ADAC-Luftrettung
„Christoph 71" – **Senftenberg**	ADAC-Luftrettung
„Christoph 25" – **Siegen**	ADAC-Luftrettung
„Christoph 15" – **Straubing**	ADAC-Luftrettung
„Christophorus Europa 3" – **Suben**	ÖAMTC und ADAC-Luftrettung
„Christoph 60" – **Suhl**	DRF
„Christoph 14" – **Traunstein**	Katastrophenschutz-Verwaltung ADAC
„Christoph 19" – **Uelzen**	ADAC-Luftrettung
„Christoph 22" – **Ulm**	ADAC-Luftrettung
„Christoph 11" – **VS-Schwenningen**	DRF
„Christoph 10" – **Wittlich**	ADAC-Luftrettung
„Christoph 30" – **Wolfenbüttel**	ADAC-Luftrettung
„Christoph 46" – **Zwickau**	DRF

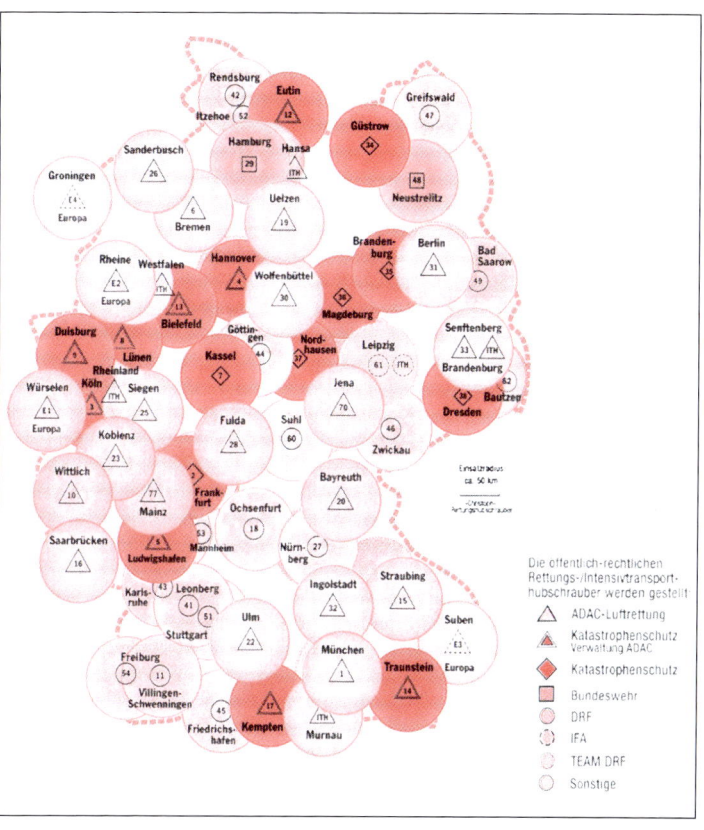

Die öffentlich-rechtlichen
Rettungs-/Intensivtransport-
hubschräuber werden gestellt

△ ADAC-Luftrettung

△ Katastrophenschutz
Verwaltung ADAC

◆ Katastrophenschutz

▢ Bundeswehr

◯ DRF

◌ IFA

◯ TEAM DRF

◯ Sonstige

Einsatzradius
ca. 50 km

Rendsburg 42
Eutin 12
Itzehoe 52
Greifswald 47
Güstrow 34
Sanderbusch 26
Hamburg
Hansa 29
ITH
Groningen (14)
Europa
Bremen 6
Uelzen 19
Neustrelitz 48
Rheine E2
Westfalen ITH
Europa
Hannover 4
Wolfenbüttel 30
Brandenburg 28
Berlin 31
Bad Saarow 49
Duisburg 8
Bielefeld 11
Göttingen
Magdeburg 36
Nordhausen 37
Senftenberg
Leipzig 61 ITH
33 ITH
Lünen
Rheinland
Würselen E1
Köln ITH
Siegen 25
Kassel 7
Jena 70
Brandenburg 62
Dresden 48
Bautzen
Europa
Koblenz 23
Fulda 28
Suhl 60
Zwickau 46
Wittlich 10
Frankfurt 2
Bayreuth 20
Mainz 77
Ochsenfurt 18
Saarbrücken 16
Ludwigshafen 5
Mannheim 53
Nürnberg 27
Karlsruhe 43
Leonberg 41
Ingolstadt 12
Straubing 15
Stuttgart 51
Ulm 22
Suben E3
Europa
Freiburg 54
Villingen-Schwenningen 11
München 1
Traunstein 14
45
Kempten 17
Murnau ITH
Friedrichshafen

15 Fremdwörterverzeichnis

A

Adnexe	Anhangsgebilde von Organen des menschlichen Körpers
Adsorption	Bindung von Gasen oder gelösten Stoffen
Alveolen	Lungenbläschen
Amenorrhö	Ausbleiben bzw. Fehlen der Monatsblutung
Anus	After
Apoplexie	Schlaganfall
Arrhythmie	unregelmäßiger Herzschlag oder Puls
Arterie	vom Herzen wegführende Schlagader
Aspiration	Ansaugen von Luft, Gasen, Flüssigkeit oder festen Stoffen in die Luftröhre
Azidose	Zustand bei abnormaler Vermehrung von Säuren im Blut oder Gewebe

B

Bradykardie	verlangsamter Herzschlag
Bronchien	Äste der Luftröhre

D

Defibrillation	künstliche Beseitigung des Herzkammerflimmerns durch Stromstoß
Diabetes mellitus	Zuckerkrankheit
Diastole	rhythmische Erweiterung des Herzens

E

Eklampsie	Schwangerschaftsvergiftung mit Krämpfen
Elektrolyte	elektrischen Strom leitende Stoffe
Endometrium	Schleimhaut der Gebärmutterinnenwand
Enzyme	Eiweißkörper zur Bewirkung eines Stoffwechselvorgangs
Epidermis	Oberhaut, äußere Zellschicht der Haut
Epilepsie	Fallsucht
Episiotomie	Scheidendammschnitt

Erythrozyt	rotes Blutkörperchen
Extrauteringravidität	Bauchhöhlenschwangerschaft

F

Fermente	Eiweißkörper zur Bewirkung eines Stoffwechselvorgangs
Follikel	Zellhülle der im Eierstock herangereiften Eizelle

G

Gel	gallertartiger Niederschlag einer Lösung
Gravidität	Schwangerschaft

H

Hämolyse	Auflösung der roten Blutkörperchen
Hämorrhagie	vermehrte Blutung
Herzinfarkt	Unterbrechung der Blutzufuhr in den Herzkranzgefäßen
Herztamponade	Ausfüllung des Herzbeutels mit Blut
Hirnödem	Gehirnschwellung
Hypoglykämie	stark herabgesetzter Zuckergehalt des Blutes
Hypophyse	Hirnanhangdrüse
Hypoxie	Sauerstoffmangel im Gewebe

I

idiopathisch	selbstständig, von anderen Krankheiten unabhängig
Ileus	Darmverschluss
Implantation	Einpflanzung in das Gewebe, z.B. der befruchteten Eizelle in die Gebärmutterschleimhaut
Intubation	Einführung eines Schlauches in die Luftröhre

K

Karotis	die große, am Kehlkopf vorbeiführende Halsschlagader
kgKG	Kilogramm Körpergewicht
Klimakterium	Wechseljahre der Frau
Kohabitation	Beischlaf
Koma	tiefe Bewusstlosigkeit
Kompression	Druck
Kontraktion	Zusammenziehung, z.B. eines Muskels

L

Latenzzeit	Zeit zwischen Ansteckung und Ausbruch der Infektionskrankheit
Lungenödem	Lungenschwellung

M

manuell	von Hand, mit der Hand
Menstruation	Monatsblutung
Mydriasis	Pupillenerweiterung

O

Ödem	Schwellung eines Organs
orthostatischer Kollaps	Schwächeanfall bei langem Aufrechtstehen
Osmose	Übergang von Flüssigkeiten durch eine halbdurchlässige Scheidewand
Ovar	Eierstock
Ovulation	Eisprung (Ausstoßung der reifen Eizelle)

P

Placenta praevia	vor den inneren Muttermund verlagerter Mutterkuchen
Plasma	Blutflüssigkeit ohne Blutkörperchen
Pneumothorax	Ansammlung von Luft im Brustfellraum
profuse Blutung	nicht lokalisierte, starke Blutung

R

Radialis	Kurzbezeichnung für die Speichenschlagader

S

Spasmus	Krampf der Muskulatur
Spermie	männliche Samenzelle
Stethoskop	Hörrohr
Stridor	pfeifendes Atemgeräusch bei Verengerung der oberen Luftwege
Suizid	Selbstmord
symptomatisch	nur zum Krankheitsbild, nicht zur Krankheitsursache gehörende krankhafte Veränderung
Synkope	Ohnmacht bei Kreislaufschwäche
Systole	rhythmisches Zusammenziehen des Herzmuskels

T

Tachykardie	beschleunigte Herztätigkeit
Temporalis	Kurzbezeichnung für die Schläfenschlagader
Tetanus	Wundstarrkrampf
Thromboembolie	Blutpfropfembolie
Thrombose	Blutpfropfbildung
Toxin	Giftstoff
Tracheotomie	Luftröhrenschnitt
Tube	Eileiter
Tubenruptur	Riss des Eileiters

U

Urämie	Harnvergiftung
Ureter	Harnleiter
Urethra	Harnröhre
Uterus	Gebärmutter

V

Vagina	Scheide
Vene	zum Herz führende Blutader

Z

Zervix	Gebärmutterhals
Zyanose	blaurote Verfärbung der Lippen und Fingernägel
Zyklus	Zeit vom 1. Tag der Monatsblutung bis zum Beginn der nächsten

Sachverzeichnis